로컬푸드
Eat Here

브라이언 핼웨일 지음
김종덕·허남혁·구준모 옮김

이후

EAT HERE
Homegrown Pleasures in A Global Supermarket
Copyright ⓒ 2004 Worldwatch Institute
All rights reserved.
Korean translation copyright ⓒ 2006 by E-Who(Siwool) Publishing Co.
Korean translation rights arranged with Worldwatch Institute through EYA(Eric Yang Agency).

이 책의 한국어판 저작권은 EYA(에릭양 에이전시)를 통한 Worldwatch Institute 사와의 독점계약으로 도서출판 이후(시울)에 있습니다.
저작권법에 의하여 한국 내에서 보호를 받는 저작물이므로 무단전재와 복제를 금합니다.

로컬푸드

지은이 | 브라이언 헬웨일
옮긴이 | 김종덕, 구준모, 허남혁
펴낸이 | 이명회
펴낸곳 | 도서출판 이후
편   집 | 김은주, 신원제, 유정언
마케팅 | 김우정
표지 디자인 | 서진

첫 번째 찍은 날 | 2006년 10월 26일
다섯 번째 찍은 날 | 2012년 4월 30일

등   록 | 1998. 2. 18(제13-828호)
주   소 | 121-754 서울시 마포구 동교동 165-8 엘지팰리스 1229호
전   화 | 대표 02-3141-9640 편집 02-3141-9643 팩스 02-3141-9641

ISBN 89-92325-02-9 03500

옮긴이

김종덕 ― 서울대학교 사회학과에서 문학박사 학위를 받았고, 현재 경남대학교 심리사회학부 사회학 교수로 있다. 저술과 번역을 통해 맥도날드화, 슬로푸드 개념을 소개했고, 최근에는 농업위기와 먹거리 문제의 해법으로 지역식량체계에 관심을 기울이면서, 로컬푸드시스템연구회에서 다른 학자들과 함께 공부와 연구를 하고 있다. 저서로는 『원조의 정치경제학』(1997), 『농업사회학』(2006 개정판), 『슬로푸드 슬로라이프』(2003) 등이 있고, 옮긴 책으로는 『맥도날드 그리고 맥도날드화』(2003 개정판), 『슬로푸드』등이 있다. 홈페이지: http://www.kyungnam.ac.kr/~jdk

허남혁 ― 대구대학교 사회교육학부 지리교육전공 박사과정 및 강사(농업 및 환경지리학)로 있으면서, 한국가톨릭농민회 안동교구본부의 비상임정책연구위원과 로컬푸드시스템연구회 간사를 맡고 있다. 근대화 이후 역사적으로 현대 자본주의와 신자유주의 시대에 자연이 어떻게 생산되고 소비되고 있는가, 혹은 자연과 사회가 어떻게 신진대사 해오면서 물, 에너지, 먹거리 같은 자연의 흐름이 유지되어 왔는가 ― 정치생태학적 관점 ― 에 관심이 있고, 주로 먹거리와 농업의 문제를 사례로 살펴보고 있다. 옮긴 책에 『굶주리는 세계』(2003), 『녹색사상사』(2004), 『녹색희망』(2002), 『래디컬 에콜로지』(2001), 『자연과 지식의 약탈자들』(2000)이 있다. 홈페이지: http://hurjeong.zetyx.net

구준모 ― 서울대 사회학과를 졸업했고, 환경동아리 씨알에서 활동했다. 공부를 더 할 계획이고, 대안세계화를 지향하는 여러 사회 운동에 관심이 있다.

일러두기

1. 인명·지명·작품명은 될 수 있는 한 '외래어 표기법'(1986년 1월 문교부 고시)과 이에 근거한 『편수자료』(1987년 국어연구소 편)를 참조해 표기했으나, 주로 원어에 근접하게 표기하는 것을 원칙으로 삼았다. 단, 국내에 전혀 알려져 있지 않거나 잘못 알려진 경우가 아니라면 이미 널리 알려진 표기법은 그대로 사용했다.

2. 본문에서 읽는이의 이해를 돕기 위해 간단한 설명이나 덧붙이고 싶은 말이 있을 경우에는 괄호 안에 적어뒀다. 단, 옮긴이가 덧붙인 경우 '―옮긴이'라고 명기했다.

3. 단행본·전집·정기간행물 등에는 겹낫쇠(『』)를, 논문·논설·단편 등에는 홑낫쇠(「」)를, 영화·연극·방송 등에는 단꺾쇠(< >)를 사용했다.

4. 단체명은 단꺾쇠(<>)를 사용했으나 중복되는 경우는 표기하지 않았다.

5. food라는 용어는 대부분 '먹거리'라고 옮겼다. 일반적으로 식량이나 식품이라는 말을 많이 쓰고 있으나, 식량은 양적인 측면만을 뜻하고 식품은 가공된 먹거리만을 뜻하는 경향이 있어 두 뜻 모두를 함축하지 못하는 단어들이다. 흔히 '먹을거리'라는 단어가 표준어라고 하여 사용되고 있지만 단어의 경제성으로 볼 때 그리 좋은 단어는 아니라고 판단된다. '먹거리'라는 말은 문법에 맞지 않아 표준어는 아니라고 하지만 사회적으로 널리 쓰이고 있으며(국문법에 부합한다는 의견도 존재한다) 여러 측면에서 더 바람직한 표현이라 판단되어 이 책에서는 부득이한 경우를 제외하고는 모두 '먹거리'로 옮겼다.

예전에 사람들은 캔자스에서 먹거리를 길렀네.
지금은 달에서 길러서 생으로 먹고자 하네.
심지어는 우리 집 텃밭이 위법이 되는 그런 날이 올 거라는 걸 난 알고 있네.

밥 딜런, "유니언 선다운", 『이단자들Infidels』(1983) 앨범 중에서

차 례

머리말 ▪ 8
옮긴이의 말 ▪ 12

1장 한 바구니에 모두 담은 달걀: 농업의 위기와 지역 먹거리 ▪ 19
    세계 곳곳의 도전: 노르웨이 오슬로

2장 대륙을 넘나드는 상추: 먹거리 이동 거리의 증대와 그 결과 ▪ 45
    세계 곳곳의 도전: 하와이의 마우이 섬

3장 월마트 효과: 먹거리 다국적 기업들의 독점화 ▪ 69
    세계 곳곳의 도전: 이집트 카이로

4장 그 많던 농민들은 모두 어디로 갔나?: 농업과 농민의 위기 ▪ 87
    세계 곳곳의 도전: 케냐 나이로비

5장 먹거리 불모지에 꽃을 피우기: 도시의 먹거리 되살리기 ▪ 109
    세계 곳곳의 도전: 브라질 벨로리존테

6장 시장을 되찾아오기: 지역 먹거리 시장의 확대 가능성 ▪ 139
    세계 곳곳의 도전: 미국 워싱턴 주 밴쿠버

7장 농경지를 고르게 만들기: 지역 먹거리와 공공영역의 임무 ▪ 173
    세계 곳곳의 도전: 미국 매사추세츠 주 사우스디어필드

8장 나폴리 시대가 열리다: 지역 먹거리와 슬로푸드 운동 ▪ 187
　세계 곳곳의 도전: 미국 뉴욕 주 이스트햄튼

9장 지역 먹거리가 개인들에게 보편화될 때 ▪ 201

부록 ▪ 227

1. 더 알아보기
　1-1. 농민장터 ▪ 228
　1-2. 우리나라 먹거리 이동 거리(푸드 마일) ▪ 230
　1-3. 전 세계 농식품 분야 독점 현황 ▪ 231
　1-4. 대구의 지역식량체계 실험 ▪ 234
　1-5. 학교급식: 우리나라 로컬푸드의 첫걸음 ▪ 237
　1-6. 슬로푸드 ▪ 243
　1-7. 기업의 사회적, 환경적 책임과 지역 먹거리 ▪ 245
　1-8. 일본의 지산지소(地産地消) 운동 ▪ 248

2. 더 볼 만한 책들 ▪ 250
3. 지역 먹거리 관련 웹사이트 목록 ▪ 254
4. 로컬푸드의 등장 배경과 향후 제도화의 가능성 ▪ 258
5. 내가 할 수 있는 일 ▪ 271

머리말

　　이 책은 지역 먹거리(local food)를 먹는 것 — 멀리 떨어진 농기업이 아니라 근처의 농가와 상점에서 먹거리를 구하는 것 — 이 당신의 건강과 농민, 나아가 지구를 위해 어떤 측면에서 좋은지에 대해 쓰고 있다. 이 책의 실마리는 1998년 가을, 미시시피 주의 면화 농민에게서 갑작스런 요청을 받으면서 시작되었다. 그는 유전자조작(GM) 작물에 대한 내 글을 보면서 공감을 느꼈다고 했다. 또한 그는 주체할 수 없을 정도로 시간이 남아돌았는데, 그 해 수확을 끝내서 그렇기도 했지만 그것이 그의 마지막 수확이기 때문이었다.

　　그는 종종 나를 불편하게 했던 공격적이고 분노 섞인 목소리로, 수많은 풍작 — 이때는 겨우 본전을 맞추고— 과 수많은 흉작 — 이때는 빚의 수렁으로 더 깊이 빠져드는— 을 견뎌왔다고 말했다. 수천 헥타르의 땅에서 농작물을 재배하기 위해서는 수십만 달러에 달하는 투자가 필요했고 중장비와 독성 화학 물질 사용에 따른 부상의 위험도 있었다. 이처럼 현대적인 농업이 주는 여러 가지 스트레스는 그의 건강과 가정생활을 파괴했고 "그의 영혼을 잠식했다"고 말했다.

　　그의 이야기가 아무리 복잡하다 하더라도 한 가지는 분명했다. 즉 "그

놈들"에게 책임이 있다는 것이다. "그 놈들"은 바로 자신의 면화를 가치 이하로 사들이는 거대 기업이거나 유전자조작 종자와 제초제를 "(농민의) 지불 능력 이상의 가격으로" 판매하는 기업들을 가리켰다. 때로는 "농민을 팔아먹는" 지방 정치인이거나, 아니면 똑같은 일을 하는 "워싱턴의 관료들"이기도 했다. 이런 이야기와 그 뒤에 계속된 많은 대화는 농민으로 살아가는 것이 왜 그렇게 어려운 일이 되었는지, 그리고 제4세대 농민과 마찬가지로 많은 농민들이 왜 자기 땅을 팔고 있는가에 대한 나의 관심을 자극시켰다.

2년 후에 나는 잡지 『월드워치』(2000년 9·10월호)에 실린 "농민들은 전부 어디로 사라졌는가"라는 글에서, 전 세계 농민들을 멸종 위기로 만들고 있는 경제적, 사회적, 정치적 동력을 기술하고자 했다. 그 글에 대해 농민과 환경주의자, 그리고 의식 있는 시민들은 글이 주는 메시지가 분명 암울하긴 하지만 감사하다는 반응을 보였다. 그러나 개인적으로 그 글은 일시적인 만족을 제공해줄 뿐이었다.

나는 전 세계의 먹거리 무역, 규모의 경제, 농기업의 독점, 그리고 농민의 자살 현상에 대해 더 많이 이해하게 되었지만 가능한 해결책을 보여주기 위해서 인내심을 갖고 좀 더 기다렸다. 기다림 끝에 나온 해결책은 농민과 농민들로부터 먹거리를 사는 사람들 사이의 거리를 단축시키는 것이었다. 농민들의 수는 점점 줄어갔지만, 점점 더 많은 사람들은 어디에서 어떻게 자신들의 먹거리가 길러지는지 더욱 깊이 있고 자세하게 알 수 있기를 갈망했다. 해마다 농민장터의 숫자는 급증했다. 슬로푸드 운동은 회원수가 배가되었다. 요리사들은 제철 요리가 일시적인 열풍에서 표준으로 정착되는 데 기여했다.

먹거리가 과거보다 더 멀리 이동함에 따라 지역 먹거리 운동이 현재의 정세를 바꾸는 데 기여할 것이라는 신호들이 일찍부터 나타났다. 처음에는 인근 농민들을 지원하고자 시작된 운동이 지금은 신선한 농산물에 관심 있는 도시민, 녹색 공간을 보전하려는 환경주의자, 그리고 자신의 아이들이 먹는 것에 관해 자세하게 알고자 하는 부모들에 의해 발전되고 있다. 2002년 11월 나는 이런 운동에 대해, 그리고 왜 사람들이 이에 참여하고자 하는지를 보여주기 위하여 "집에서 기른 먹거리: 글로벌 시장 속에서 지역 먹거리의 사례"라는 제목의 <월드워치연구소> 보고서를 출간했다.

농민들에 대한 원래 글들과 마찬가지로, 이 보고서는 전 세계 보통 사람들이 자신들의 지역 먹거리가 나오는 원천을 되찾기 위해 무슨 일들을 하고 있는지 보여주는 사례들을 풍부하게 제공하는 데 신경을 썼다. 링컨(미국 네브래스카 주), 나이로비(케냐), 나폴리(이탈리아), 오슬로(노르웨이) 같이 얼핏 보기엔 서로 멀리 떨어져 있는 지역 사회들이 나를 열광적으로 지지해줬을 뿐 아니라 새로운 농민장터, 농지 트러스트, 지역 먹거리 학교급식, 그리고 농민들을 알게 되면서 이들을 보호하기 위해 사용하는 여러 다른 전술들에 대한 이야기도 들을 수 있었다. 이 운동이 대형 슈퍼체인(우리나라의 대형 마트와 동네 슈퍼마켓의 중간 크기 정도의 규모로, 전국적이거나 전 세계적인 체인망을 통해 운영되는 매장들을 일컬음—옮긴이)과 학교급식, 심지어는 패스트푸드 체인들로 확산되고 있으며, 이것으로 전 세계 먹거리 사슬을 움직이는 동력을 재편할 수 있다는 신호들이 만들어지고 있었다.

이 책은 이런 운동을 서술하기 위한 나의 노력과, 지역 먹거리를 먹어야 할 당위성을 제시하고 있다. 나는 이런 이야기가 부모와 농민들, 요리사, 환경주의자, 음식 사업가, 그리고 쇼핑하고 레스토랑에 가는 일반 대중들과 함께 공명하길 바란다.

그 이야기는 분명 나를 움직였다. 이 책을 위한 조사 활동은 우리의 먹거리가 길러지는 곳에 더 가까워지고자 하는 시도와 내가 2년 전에 도시에서 나올 때 시작한 개인적인 여정이 겹쳐져 있다. 우리는 뉴욕 시 롱아일랜드 이스트엔드(뉴욕 시의 브루클린이 롱아일랜드의 서쪽 끝에 있고, 이곳에서 약 100킬로미터 동쪽으로 길게 뻗은 섬의 동부 지방―옮긴이)에 있는, 과거에 고래를 잡아 생활하던 마을에 정착했다. 이 마을은 3세기 이상 바다에서 물고기를 잡고 들판에서 곡식을 수확해온 곳이다. 텃밭을 가꾸고 우리 이웃들과 익숙해지며 오래된 지역 사회에 뿌리내리고자 노력하면서, 급등하는 부동산 가치에 직면하여 지역 먹거리 원천을 보전하는 일이 느끼는 절망을 우리는 이해할 수 있었다. 그러나 우리는 때때로의 성공이 우리의 노력을 가치 있는 것으로 만들어준다는 것을 똑똑히 알고 있다.

2004년 8월
뉴욕 주 새그하버
브라이언 햴웨일

옮긴이의 말

사람은 먹지 않고서는 살 수 없다. 우리가 음식을 먹는 것은 옷을 입는 것과는 차원이 다르다. 사람이 살아가는 데 있어 음식이 가장 중요함에도 불구하고, 오늘날 일상생활에서 음식은 너무 가볍게 여겨지고 있다. 가족이 모여 식사하는 일이 많이 줄어들었고, 바쁘다는 이유로 운전을 하면서 음식을 먹거나 컴퓨터 자판을 두드리면서 식사를 때우기도 한다. 먹거리를 생산하고, 음식을 만드는 사람들에 대한 존경과 감사도 사라졌다. 먹거리를 1차적으로 생산하는 농민들은 그들이 흘린 땀과 노력에 비해 사회적으로 대접을 받지 못하고 있다.

대부분의 사람들이 음식에 대해 진지하게 생각하지 않기 때문에 음식이 어떻게 생산되었고, 어떤 과정을 거쳐 수송되었으며, 어떻게 조리되었는지를 잘 알지 못한다. 사람들은 그저 자신의 필요에 따라, 편리함에 따라 대부분 미리 만들어진 음식을 그냥 먹는다. 나쁜 먹거리 때문에 건강, 환경 등에 많은 문제가 생기고 있음에도 불구하고, 사람들의 음식에 대한 관심은 인색한 편이다. 많은 사람들은 생활의 불필요한 부분에 돈을 쓰는 것에 대해서는 아깝게 여기지 않는 반면, 음식에 대한 지출은 가급적 줄이려고 한다.

음식에 대해 조금만 생각해보면, 음식이 온갖 문제투성이라는 것을 알 수 있다. 좋은 먹거리보다는 나쁜 먹거리가 지배적이다. 누가 어떤 과정을 거쳐 생산했는지 전혀 알 수 없는 정체불명의 먹거리, 유전자조작 먹거리, 생산 과정과 수송 과정에서 농약과 방부제 등이 대량 살포된 농약범벅 먹거리, 입에서는 달고 고소하지만 몸에는 나쁜 먹거리가 곳곳에 널려 있다. 이런 먹거리는 광고, 전문가들의 충고, 화려한 포장 등으로 우리의 생활 속에 들어오며 대부분의 소비자들은 무방비 속에 이런 먹거리를 섭취하고 있다.

소비자들이 어떤 먹거리를 소비하느냐는 그 먹거리의 생산과 직결된다. 소비자가 알건 모르건 나쁜 먹거리를 먹게 되면, 생산자와 유통업자에게 나쁜 농업을 부추기는 결과를 가져온다. 따라서 나쁜 먹거리는 섭취자의 건강을 망치는 것에 그치지 않고 지구환경에도 부정적으로 작용한다. 반면에 좋은 먹거리의 섭취는 개인에게 좋을 뿐만 아니라 농민들로 하여금 좋은 먹거리 생산을 고취하고, 지속 가능한 농업을 통해 지구환경에도 긍정적으로 기여한다. 이처럼 소비자의 음식 취향이나 선택이 개인의 문제를 넘어 지구환경에까지 영향을 미치게 된다.

이번에 번역한 이 책은 나쁜 먹거리, 그리고 그와 연계된 나쁜 농업이 지배하는 현실에서 그 대안을 모색하고 있다. 이 책의 지은이 브라이언 핼웨일(Brian Halweil)은 미국 워싱턴 소재 월드워치연구소의 선임연구원으로 산업화된 농업과 먹거리에 대해 연구하고 많은 글을 써왔다. 그의 관심은 산업형 농업의 사회적·생태적 결과, 유기농, 유전자조작, 기아, 물 부족에 이르기까지 매우 폭 넓다. 그는 이 책을 통해 나쁜 농업과 나쁜 먹거리가 왜 문제가 되는지를 구체적인 실례를 통해 입증하고, 나쁜 농업과 나쁜 먹거리에 대한 대안을 제시하고 있다. 이 책에서 제시하는 메시지가 우리

나라 농민들이 직면한 영농 위기, 도시 소비자들이 겪고 있는 먹거리 위기, 그리고 그런 위기에 대한 사회적인 차원에서의 제도적이고 운동적인 대응과 관련하여 시사하는 바가 크다고 생각되어 이 책을 번역하게 되었다. 아래에서는 이 책의 내용을 간단히 소개함으로써 독자들의 이 책에 대한 이해를 높이는 데 도움을 주고자 한다.

 이 책은 1장에서 농업 세계화의 위험에 대한 경고로 시작한다. 일상생활에서 너무나도 평범한 진리, 그리고 오늘날은 주식 투자가들에게도 경구가 되고 있는 "달걀을 한 바구니에 담지 말라"로 농업의 세계화를 경고하고 있다. 기본적으로 상이한 자연 조건(기후, 토양, 위도)과 각 지역의 상이한 문화와 밀접한 관련이 있는 농업을 세계화한다는 것이 얼마나 무모한가를 보여주고 있다. 2장에서는 텃밭에서 소량으로 재배되던 상추가 세계화 속에서 국제적으로 생산되고, 국제적으로 이동하는 현실을 밝히고 있다. 농기업들(agribusiness)에게는 이런 과정이 이윤을 낳는 과정이지만, 이를 이용하는 소비자들은 결국 환경 비용까지 부담해야 한다는 것을 지적한다. 이어서 3장에서는 지역까지 영업망을 늘려온 월마트 효과를 조명한다. 소비자들에게 싼 가격에 공산물 및 농산물을 공급하는 월마트가 농민들 간에 경쟁을 부추기고, 농민의 수익을 저하시키고, 지역의 소규모 상점을 문닫게 함으로써, 월마트가 지역 사회와 지역 경제에 부정적으로 작용하고 있음을 실증적으로 보여준다. 4장에서는 가족농의 소멸을 다루고 있다. 공장의 효율성 논리를 농업에 도입한 산업형 농업 아래에서 가족농은 규모를 늘리고 보다 많은 생산을 하지만, 농민의 수익이 저하되어 결국 도산하게 되고 탈농할 수밖에 없다는 것을 다루고 있다.

 이 책의 전반부가 현대 농업과 먹거리 현실에 대한 문제제기를 다루고 있다면, 후반부는 전 세계에서 일고 있는 산업화된 농업 및 먹거리 문제에 대한 대응을 다루고 있다. 그중에 하나가 5장에서 다루고 있는 도시 농업이다. 세계 전역에서 점점 주목을 받고 있는 도시 농업은 도시민들에게 많은 일자리와 기회를 제공하고 있다. 또 도시의 식량공급, 취약층의 식량보장에 기여하고, 도시 경관에도 이롭게 작용한다. 그리고 6장과 7장에서는 곡물메이저나 식품산업이 주도하는 농산물 시장의 대안으로 농민들이 만들고 주도하는 농민장터 사례를 조명하고 있다. 농민들이 벤처 기업이나 가공 센터 등을 공동으로 만들어 공동으로 이용하고, 지역의 병원, 학교 등 급식소에 지역 농산물을 이용하도록 하여 지역 농산물의 수요를 창출하고, 소비자 먹거리 협동조합이나 공동 구매 클럽 운영을 통해 지역 농업을 발전시키는 사례를 다루고 있다. 또 농민 수취 수익이 줄어드는 원인이 유통 마진이 크다는 점에 있다는 것에 착안하고, 농민들이 도시에 자신들이 농산물 상점을 세우고 운영하는 사례를 자세히 소개하고 있다. 캐나다 토론토에서 많은 성과를 내고 있는 식량정책협의회의 활동, 그리고 지역식량체계를 재건하는 데 필요한 정책적 과제도 제시하고 있다. 8장에서는 이탈리아에서 시작된 슬로푸드 운동, 그리고 소비자의 중요성도 자세히 다루고 있다. 슬로푸드 운동이 단지 패스트푸드에 대한 반대에서 그치지 않고 미각의 회복, 소멸되는 종의 복원, 지역 먹거리의 중요성과 다양성에 주력하는 운동임을 보여준다.

　이 책의 미덕은 많은 지역 먹거리, 지역식량체계의 구축과 관련된 전 세계의 선도적인 사례들을 풍부하게 다루고 있다는 점이다. 이 사례들은 소비자들에게 먹거리에 대한 관심을 새롭게 할 뿐만 아니라, 특히 우리나라에서 이런 관심을 제도적인 차원의 행동으로 전환한다고 할 때 취할 수 있는 전략에 대한 아이디어를 다양한 행위자들(정부와 지방자치 단체, 농민과 먹거리 사업체들)에게 제공할 것이다.

지은이가 이 책에서 제안한 것처럼 우리는 아무거나 먹지 말고, 우리로부터 가까운 곳에서 생산된 지역 먹거리를 먹어야 한다. 그것은 우리 몸에도 좋을 뿐만 아니라 가족농 농민을 지키고, 수천 년 내려온 농업과 농업 관련 문화를 유지하는 길이다.

조금만 생각해보면, 먹거리의 생산자인 농민과 먹거리의 소비자인 도시민이 서로 다른 이해관계가 아니라 같은 이해관계를 가지고 있고, 같은 배를 탄 것으로 볼 수 있다. 농업이 위기에 처할 때 소비자의 먹거리 안전이 담보될 수 없다. 반대로 농민들이 지속 가능한 농업, 그리고 얼굴을 가진 먹거리를 생산하면 소비자들은 안전한 먹거리에 접근할 수 있다. 그렇다면 소비자들은 농민이 지속 가능한 농업을 할 수 있도록 지원하고, 농민들은 그런 지원에 보답하여 얼굴을 가진 먹거리를 생산해야 한다. 이런 관계가 개인적인 수준이 아니라 조직적 수준, 제도적 수준에서 이루어지는 것이 지역식량체계이다. 나쁜 먹거리가 지배적이고 우세한 가운데 많은 소비자들은 광고, 전문가 의견 등에 의해 나쁜 먹거리를 좋은 먹거리로 착각하거나 아예 문제를 알지 못하는 음식 문맹이 되고 있다. 이 책은 소비자들이 소극적인 구매자에서 의식과 책임을 가진 소비자인 음식 시민(food citizen)이 될 것을 요청하고 있다.

독자들이 이 책을 통해 지역 먹거리의 중요성, 농민의 영농에 대한 관심과 지원의 필요성, 그리고 소비자의 먹거리 선택이 지구 환경에 중요한 의미를 갖는다는 것을 알게 되기 바란다. 위기에 처한 농업 문제를 농민과 소비자가 함께 풀어야 한다. 농민보다 많은 힘과 자원을 가진 소비자가 우리 농업에 적극적으로 관심을 갖고, 농민들과 연대하고 책임 의식을 가져야 한다. 소비자들이 농민과 함께 한다면, 우리 농업을 살리고 안전한 먹거리를 먹을 수 있다. 우리 자신도 자신이지만 우리의 미래 세대를 이제 의도적으로 이 책을 읽고 지역 먹거리를 선택하길 바란다. 하지만 무엇보다도 이런 소비자들의 의식적인 선택을 지원하고 제도적으로 장려할 수 있는 정부와 지자체, 시민단체 등 공공부문에서 이를 뒷받침하는 제도와 정책, 그리고 운동을 마련해야 할 것이다.

    번역은 서문과 6장, 9장 일부를 허남혁이, 1장과 7장, 8장을 김종덕이, 2장에서 5장까지와 9장 일부를 구준모가 담당했다. 책의 말미에 독자들의 이해를 돕기 위해 제공한 추가적인 정보들은 허남혁이 그 책임을 맡았다. 아울러 이 부분의 집필에 도움을 주신 분들에게 감사를 드린다. 마지막으로, 인문사회과학서적 출판이 어려운 시기에 우리 농업과 안전한 먹거리에 대해 지속적인 관심을 갖고 이 책의 출판을 기꺼이 응해주신 도서출판 이후에게 옮긴이들의 뜻을 모아 감사의 마음을 전한다.

2006년 9월 30일
옮긴이 전체를 대표하여 김종덕 씀

1장

한 바구니에 모두 담은 달걀

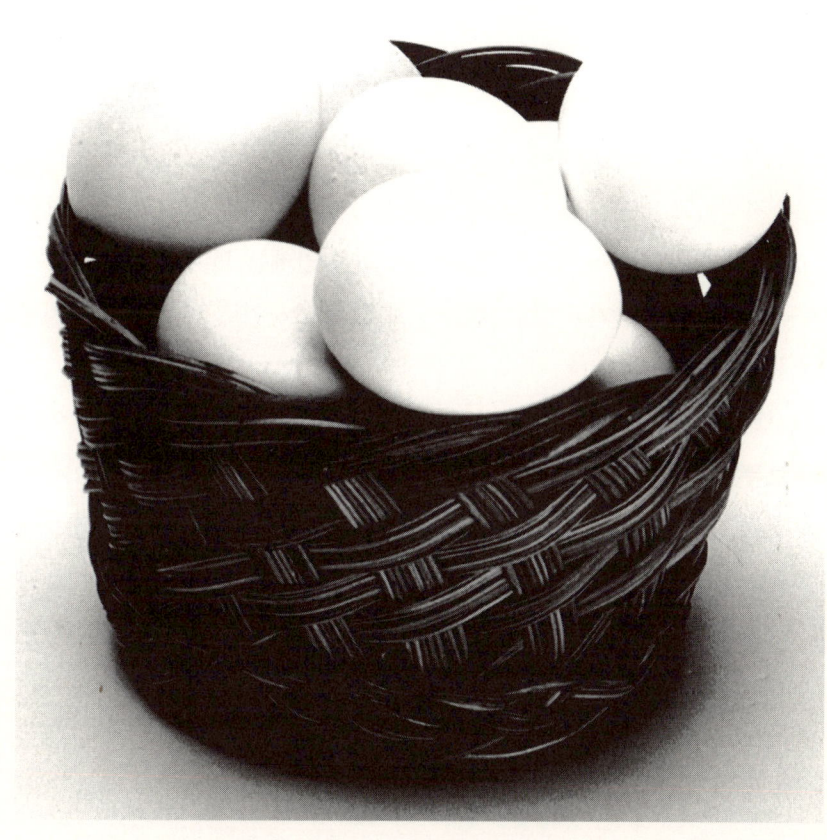

존 엘리스는 웃고 있지만, 실제로는 혼란 상태다. 대부분의 네브래스카 주 농민들이 흉작으로 폐업 직전 상태이고, 그 자신도 너무 혁신적이며 논쟁적이어서 미래를 보장할 수 없는 사업에 투자하고자 농기구와 농지의 대부분을 방금 팔았기 때문이다.

"다른 새로운 아이디어처럼, 당신은 많은 저항과 회의에 부딪힐 것이다"라고 엘리스는 되뇌었다. 갈색 머리카락, 우람한 어깨, 깊은 주름의 얼굴이지만 상냥한 말씨를 가진 엘리스는, 네브래스카 주 링컨 시내에 현대적으로 재개발된 헤이마켓 구역에서 다른 농민 동료와 함께 문을 연 식료품 가게 입구에 서 있다. "안녕하세요. 도움이 필요하시면 말씀하세요"라고 가게를 들어서는 두 젊은 부인에게 말한다. 주변에 네브래스카의 젊은이들이 모이는 커피숍, 미니 맥주 양조장, 갤러리, 골동품 가게, 요가원 등이 자리하고 있는 센터빌 농민장터는 예전에 농기계 공장이었던 창고 속에 자리하고 있다. 건물 벽면에 큰 흰색 글씨로 쓴 "후버 제조사—트랙터, 탈곡기, 콤바인"이 아직도 선명하다. 건물 안에는 15미터가 넘는 나무 기둥들이 천정을 받치고 있고, 벽돌이 보이는 벽 사이로 5미터짜리 아치형 창문들이 있다.

냉장고에 들어 있는 병들과 진열장에 있는 병들을 자세히 보면, 이곳이 보통 식료품 가게가 아님을 금방 알아챌 수 있다. 식탁의 음식이 이전보다 훨씬 더 먼 거리에서 오는 요즘, 이 가게는 거의 전적으로 네브래스카 주에서 재배되고 가공된 식료품들로 진열장이 채워져 있다. 새로 개조된 나무 횃대에는 네브래스카 커쉬톤에서 만든 옥수수 젤리와 블루베리 잼 병들이 놓여 있다. 헨더슨에서 만든 달걀 파스타, 마퀘트에서 생산된 유기농 아마 후레이크, 해바라기씨, 그리고 뜨겁고 차가운 각종 시리얼 등도 있다. 역시 마퀘트에서 생산된 절인 콩과 밀알 샐러드, 브랜치드 오크 호수에서 가져온 야생초와 꽃들, 그레트나에서 만든 말린 허브, 헤이스팅스에서 만든 엉클 슬래피 바비큐 소스, 요크에서 온 대황뿌리와 아스파라거스 등이 보인다. 냉장고에는 타조고기, 양고기, 오리알 등은 물론이고 다진 쇠고기, 베이컨, 닭다리 및 기타 정육점에서 파는 것들에 이르기까지 대도시 최고 수준의 정육점에 버금가는 진열품들로 가득 차 있다.

그리고 이 모두는 네브래스카 가족농들이 기른 것이다. 센터빌을 소유, 경영하고 있는 엘리스와 그의 농민 동업자는 대부분의 품목들을 인근 생산자로부터 찾을 수 있었다. 중서부 지역에서 재배할 수 없는 커피, 올리브유, 오렌지 같은 것들은 농민들로부터 직접 구입한 것만 비치한다. 그러나 대부분의 물건들은 "우리가 스스로 할 수 있는 것"이라고 엘리스는 말한다.

수많은 희망과 생계가 달려 있는 이 새로운 사업이 전적으로 자발적인 것은 아니었다. 이 가게에서 물건을 파는 다른 농민들과 마찬가지로 엘리스는 관행농업의 낙오자이다. 그 이야기는 매우 익숙한 것이다. 그의 가족은 수십 년 동안 요크 카운티 근방에서 콩과 옥수수 농사를 지었으나 해마다 소득은 점점 줄어들었다. 영농 비용은 상승했지만 곡물 가격은 떨어졌다. 농장은 손해를 만회하려는 헛된 노력으로 인해 점점 더 많은 부채의 늪에 깊숙이 빠져들었다. 반면에 농촌은 텅 비었고, 남아 있던 주민들은 다른 곳에서 먹거리를 사게 되었다. "옥수수와 콩만으로는 살 수 없다"고 그는 말했다. "우리는 실제로 점점 더 무너졌다. 많은 사람들이 물려받은 농장을 팔았다." 엘리스 가족도 그랬다.

이곳에서만 그런 것은 아니었다. 가까운 미네소타 주에서의 연구는 옥수수와 콩에서 나오는 수익의 대부분이, 농민들이 주 밖으로 곡물을 선적한 이후 과정 — 값싼 옥수수 시럽을 음료수에 첨가하여 단 맛을 내는 식품 기업, 저렴한 콩을 일등급 쇠고기로 바꾸어내는 육류업자 등— 에서 발생한다는 것을 보여주었다. 지역 주민들이 다른 주에서 재배된 먹거리에 수억 달러를 지출함에도 불구하고 농민들은 도산했다. 그 결과 먹거리의 이동 거리는 이전보다 더 길어졌고, 농민들이 생산한 먹거리가 생산지에서는 거의 소비되지 않았다.

들판에서 보이는 외관상의 풍성함이 실제 땅 위에서는 빈곤으로 나타난다. 미국의 곡창 지대를 관통하는 80번 고속도로를 달려보면 도산한 산업과 황폐해진 지역 사회, 단조로워진 경관을 상징하는 수없이 버려진 옥수수 사일로, 낙농장, 도살장, 통조림 공장, 농가들을 볼 수 있다.

이것이 센터빌 농민장터의 핵심이다. "먹거리 사업에 있어서 커다란 수익은 곡물 재배가 아니라 판매 과정에서 발생한다"고 전 위스콘신 대학교 농경제학자이자 지금은 센터빌의 고문으로 활동하는 컨설턴트 래리 스와인(Larry Swaine)은 말한다. "따라서 이 부분을 통제해야 한다. 왜 우리가 가게를 가지고 이익의 전부를 농민에게 돌아오도록 하면 안 되나?" 농민들에게 아직도 "규모를 더 키우든가 아니면 그만 두든가"라고 말하는 동료들과는 반대 입장을 가진 그는 중서부 지역 전역에서 농민들이 소규모 낙농 시설을 세워 인근 지역 주민들에게 치즈, 아이스크림, 초콜릿 우유를 직판하는 것을 돕고 있다. 그는 미국 소비자의 80~90퍼센트가 소규모 지역 업체에서 재배, 가공, 판매하는 제품을 선호한다는 조사 결과를 지적했다. 그는 센터빌이 수년 내에 농촌 지역에서 큰 인기를 얻을 수 있는 굉장한 아이디어라고 생각한다.

지역 먹거리는 농민과 소비자 양자 모두에 명백한 장점이 있다. 여름 동안 매주 몇 시간만 여는 전통적인 농민장터와는 달리 센터빌은 1년 365일 문을 연다. 농민들은 판매대를 지키지 않아도 되며, 다만 일주일에 한

번 물건을 보충하면 된다(농민들은 진열대 공간에 대해 연회비를 지불하고, 센터빌은 그들의 매출에 대해 수수료를 받는다). 농민장터는 장을 보는 소비자들이 농민과 직접 마주할 수 있도록 해주고, 대형 슈퍼체인처럼 다양한 식료품을 제공해 원스톱 쇼핑이 주는 편리함을 동시에 누릴 수 있게 해준다. 자녀를 위해 유기농 우유를 사러온 젊은 부부, 파스타 소스를 만들기 위해 넝쿨째 익은 토마토를 찾는 대학생, 인근 식당에서 쓸 여러 가지 식재료를 사는 주방장 등이 오늘 장터에 나와 있다. 배달을 마친 후 많은 농민들은 가게를 다니며 샘플을 나눠주고, 소비자들과 대화를 나눈다.

캔자스 주 휘튼에서 엠리치 가족 목장을 경영하면서 30마리 소가 생산한 우유와 아이스크림을 센터빌에서 팔고 있는 케이 엠리치(Kay Emrich)는 "우리는 시장을 찾고 있었고, 앨리스가 사실상 우리를 도와주었다"고 말한다. 네브래스카 주 풀러튼 인근에서 소를 키우는 일곱 가구로 구성된 협동조합인 <노스스타 네이버스>의 짐 크노픽(Jim Knopik)은 센터빌에서의 매출이 현재 수입의 두세 배를 쉽게 넘을 것이라고 내게 말한 바 있다. 플래트 센터에 있는 범블레비 농장의 하우스에서 벌로 수분하는 토마토와 호박을 재배하는 리치와 릴라 브룩은 생산물을 일 년 내내 센터빌에서 판매할 수 있다. "우리는 이걸 굉장히 고맙게 생각해요"라고 브룩 부인이 말한다. 일요일에 인근 헤이마켓 농민장터에서 온 농민들은 식당, 고급 식료품 상점, 심지어 대형 슈퍼체인에까지 물건을 판매하는 엘리스에게 팔고 남은 물건을 맡기고 간다. 오픈 하비스트라는 자연식품 가게, 매기스 베지랩스라 불리는 식재료 공급상, 그리고 힐리스 고급 식료품점 모두 브룩의 토마토를 가져간다. 링컨 시 외곽에 있는 하이비 마트는 네브래스카에서 재배한 유기농 곡물을 가져가며, 엠리치의 우유에 관심을 보이고 있다.

엘리스는 링컨 상공회의소가 준비한 개소식 행사장에서 고객들이 가게로 밀려들어오자 소리쳤다. "우리는 모든 생산자들을 알고 있습니다. 생산물의 대부분은 160킬로미터 이내에서 온 것들입니다. 농민들은 직접 농산물을 가져올 수 있습니다. 우리는 지역민들에게 먹거리를 공급할 수 있기를 바랍니다." 이름이 함축하듯이 센터빌 농민장터의 목표는 링컨 도심에서 주민들을 위한 식료품 가게가 되는 것이다. 역사적인 선례도 있다. 네브래스카 사람들이 말을 타던 100년 전에, 헤이마켓은 농민들이 도시민들에게 말먹이 사료를 팔기 위해 오던 곳이다. 오늘날 엘리스와 그의 동료들은 링컨 주민들이 매년 먹거리에 지불하는 5억 달러를 바라보고 있다. "링컨 주변의 농민들이 그 돈의 1퍼센트만 가져갔어도 좀 더 나았을 것"이라고 그는 말한다.

"이것이 바로 모델"이라고 스와인은 주장한다. "그들이 이 가게를 올바로 운영할 때, 다른 이들도 그것을 가능하게끔 한다." "우리는 월마트와 경쟁할 수 없어 일을 잃은 모든 소규모 농민장터에 희망을 줄 수 있다"라고 엘리스는 덧붙인다. "전국에 있는 다른 대형 슈퍼체인보다 더 많은 먹거리를 파는 월마트와는 대조적으로 우리는 그 원산지를 추적할 수 있는, 복제품이 아닌 진품을 가지고, 가슴으로 이곳에 왔다"라고 엘리스는 말한다.

하지만 가슴이 성공을 보장하지 않는다. 엘리스는 센터빌에 돈, 시간, 땀 그 이상을 투자해왔다. 그의 부인과 딸도 이곳에서 일하며, 많은 농민들은 가게가 자리를 잡은 후에 받을 것으로 기대하면서 물건을 기부했다. 가게는 개척자처럼 첫 겨울에 살아남았으나 반만 채운 저장실처럼 적은 부분으로 느껴졌다. 빵, 냉동 야채, 기타 주요 음식 품목들은 신뢰할 만한 공급원을 갖고 있지 못하다. 토마토, 호박은 말할 것도 없고 겨울철에는 선반에 식료품이 거의 없다. 광고는 여전히 센터빌 농민장터가 지탱할 수 없는 비용이 든다. 다운타운에 살고 일하는 많은 사람들이 장터를 알지 못하기 때문에 가게에 사람들이 붐비는 것은 매우 드문 정도다(지난 크리스마스에 잘 알려진 연기자이자 가게 회원의 한 사람인 레드호크 너시(Redhawk Nursey)의 빌 호킨스(Bill hawkins)가 불을 밝힌 채 포장한 나무를 가게 앞에 정렬하고, 행인들을 위해 네브래스카산 호두를 구웠다). 미국 곡창 지대의 슬픈 역설 중에 하나는 그것이 너무 한 방향으로 앞서나가 그 지역에 공급할 능력의 상당 부분을 잃었다는 것이다. 그리고 센터빌 농민장터가 반대하는 것들은 링컨에서 먼 곳까지 가지 않아도 볼 수 있다.

지구 위를 뛰어다니는 먹거리

링컨의 서쪽에 28개의 먹거리 진열대가 있는 월마트 슈퍼 센터가 있다(이곳은 아마도 센터빌이 일 년 동안 하는 일보다 더 많은 일을 단지 몇 시간 내에 처리할 수 있을 것이다). 이 점포 또는 다른 월마트 점포의 경우, 수만 가지 품목 가운데 지역에서 재배했거나 가공한 품목을 발견하는 것은 거의 불가능하다. 이 가게의 가장 인기 있는 품목의 하나로 0.79달러에 판매 중인 "미국 냉동 상표 1위"의 뱅킷 샐리스베리 스테이크 텔레비전 디너를 살펴보자. 뱅킷 브랜드의 제조사인 콘아그라 푸드(ConAgra Foods)는 네브래스카 주 오마하에 본사가 있다. 하지만 165단어로 된 재료 리스트에서 어떤 재료의 원산지 표시를 확인하기란 매우 어렵다(몇 가지는 심지어 먹거리라고 말하기도 어렵다).

원산지가 알려지지 않은 익명의 먹거리는 가격이나 광고, 혹은 영양 정보 못지않게 원산지를 중요시하는 센터빌의 그것과는 정반대이다. 여전히 이 익명의 먹거리 공급망이 펼치는 거리를 훑어보려면 서쪽으로 수백 킬로미터나 더 가야 된다. 네브래스카 주의 노스플랫에 들어선 비행기 격납고 크기의 시설에는 미국 대평원 전역의 부엌 식탁으로 가게 될 과일, 채소, 육류, 우유 및 기타 먹거리들이 대형 냉장고, 숙성실, 포장 창고에 저장되어 있다. 로키 산맥을 끼고 있는 주들에서 급성장한 선도 시장을 목표로 하는 8만 제곱미터 크기의 월마트 지역 배송 센터가 80번 고속도로에 인접한 네브래스카 주의 링컨과 콜로라도 주 덴버 사이에 자리잡고 있다. 기계의 윙윙거리는 소리와 높은 천장으로 인한 울림은 전 세계에 걸쳐 식품을 운송하고, 그것이 도착할 때까지도 여전히 맛을 보증하는 데 필요한 거대한 규모의 시설이라는 느낌을 준다.

이곳을 전 세계 곳곳에서부터 출발해 장거리 운송으로 지친 먹거리들의 정류장으로 생각해보라. 미국의 먹거리 유통 역사를 연구한 스와인 교수는 "기본적으로 대평원에서 유통되는 모든 생산품들은 품질의 통제, 맛 및 외관 검사, 재고 정리 등 때문에 여기를 거쳐 가야만 한다"고 설명한다. "그리하여 링컨 교외에서 상추를 재배하는 농민이 링컨의 월마트에서 팔기를 원하면, 그 상추는 검사를 위해 먼저 노스플랫까지 300킬로미터를 운송되어야 하며, 그 다음에 링컨으로 다시 운송되어야 한다." 이렇게 하는 동안에 신선도가 떨어지는 것은 말할 것도 없고 연료를 소비하며 추가적인 도로 공간을 차지하게 된다.

눈에 띄는 이런 불합리성에도 불구하고, 이 대규모 배송 센터는 대형 슈퍼체인 경영진이나 도매상의 관점에서는 효율성 면에서 최고 수준의 혁신이라고 할 수 있다. 그러나 석유와 도로에 대한 보조금, 스모그와 지구 온난화 효과, 산업형 농장이 배송 센터에 공급하면서 야기하는 생태적 폐해, 기타 몇 가지 숨겨진 비용을 포함한다면 장거리 운송 식품의 "효율성"은 사라진다. 이들 비용이 포함되지 않았기 때문에—그 대부분은 소비자, 농민, 또는 대형 슈퍼체인이 직접 지불하지 않는다—결과적으로 먹거리 가격은 인위적으로 값싸게 만들어진 것이라고 할 수 있다.

먹거리가 지구를 항상 빠른 속도로 움직였던 것은 아니다. 예컨대 그리 오래되지 않은 1950년대에 링컨 그리고 기타 대부분의 다른 미국 도시에서 소비된 과일과 채소는 실제로 인근 농장에서 재배된 것이었다. 장거리 운송은 비실용적이었고 비용이 많이 들었다. 이후 수십 년 동안 일련의 관련 사건들이 이를 변화시켰다. 장거리 운송이 가능한 냉장 트럭이 개발되었고, 석유 가격은 떨어졌다. 연방 정부의 재정 지원으로 미국의 동부와 서부를 관통하는 고속도로가 개통되었다. 먹거리 가공 기술의 진전은 장기간 보관을 가능케 했다. 캘리포니아 채소 재배자들은 공격적으로 광고를 시작했다. 금세 미국인의 식단은 도처에서 온 먹거리에 의존하게 되었다. 시카고의 한 도매 시장 통계는 농장에서 식탁까지의 이동 거리가 농산물 킬로그램당 2,400킬로미터로 1980년대보다 25퍼센트 이상 늘어났음을 보여준다.

지역 농지의 중요성이 떨어지고 그 수익도 줄어들자 네브래스카와 인접한 주에서 수만 명의 농민들이 영향을 받았고 농촌 사회가 메말라갔다. 많은 농장들이 여러 필지로 분할되어 아스팔트로 뒤덮였다. 남은 농장들은 지역민들이 소비하는 여러 가지 농산물을 공급하는 것보다 멀리 떨어진 시장에 공급하고자 한두 가지 작물을 특화했고 그러면서 농촌 풍경의 다양성이 저하되었다. 지역 식료품 상인, 제빵업자, 지역 통조림 가공업자, 요리 서비스업자에 이르기까지 많은 먹거리 관련 종사자들은 소수의 전국적인 대기업들로 대체되면서 경제적 풍경의 다양성도 저하되었다.

멀리 이동하는 먹거리는 미국 그리고 세계의 여타 국가에서 일반적인 규범이 되었다. 아이오와 주에 사과 과수원이 있음에도 아이오와 주 데모인 마트에서 판매하는 사과는 중국에서 온 것이다. 페루가 다른 어느 나라보다도 다양한 종류의 감자를 가지고 있음을 자랑함에도 불구하고, 페루 리마의 마트에서 판매하는 감자는 미국에서 생산된 것이다. 사실상 농산물은 국제 상거래의 대부분을 차지하는 정도로까지 성장해왔다. 먹거리 국제무역액은 1961년 이후 3배 늘어난 반면, 국가 간에 운송된 먹거리의 양은 인구가 두 배 늘어난 기간 동안에 네 배나 늘었다(그림 1-1과 1-2를 보라).

심각한 사회적, 생태적 결과와 더불어 많은 경향들이 장거리 먹거리를 먹는 습관에 대한 반발을 낳았다. 그것은 시작한 지는 얼마 되지 않았지만 링컨과 그 밖의 지방에서 힘차게 태동하고 있는 지역 먹거리 운동이다. 링컨 인근 지역의 정치인들과 유권자들은 세금 공제, 보전권, 그리고 도로 건설을 줄이기 위해 대중교통을 강조하는 등 농지 보호를 위한 공세적 조치를 지지했다. 이런 문제에 관심을 가진 사람들의 일부는 농촌의 아름다움을 보전하려는 동기를 갖고 있지만, 지역 농지를 보존하자는 캠페인은 지역 사회에 연결된 농민들이 좀 더 책임 있는 농사를 짓는다는 가정에 의존하고 있다. 링컨 시 경계에 있는 36헥타르에 이르는 유기농 농장인 섀도브룩 농장의 소유주 차루스 로드에 의하면 "넓고 넓은 1.2헥타르의 대지들"은 70가구(수요가 많기 때문에 대기자 명단 제도를 시작했다)에 달하는 계약 회원에게 매주 공급할 먹거리를 생산할 뿐만 아니라, 대부분의 링컨 주민들이 마시는 물의 수원지인 오갈랄라 대수층 지역을 보호하고(농지는 팽창하는 개발지보다 더 많은 물을 함양하고 있다), 지하수에 화학물질이 흘러들어 가는 것을 막는 역할도 한다(섀도브룩은 일 년 내내 땅을 경작하고 있어서 토양 유실과 침식을 최소화한다).

농민들이 탈농을 계속한다면 농지 보호는 의미가 없기 때문에, 링컨의

〈그림 1-1〉 전 세계 농업무역액, 1961-2002

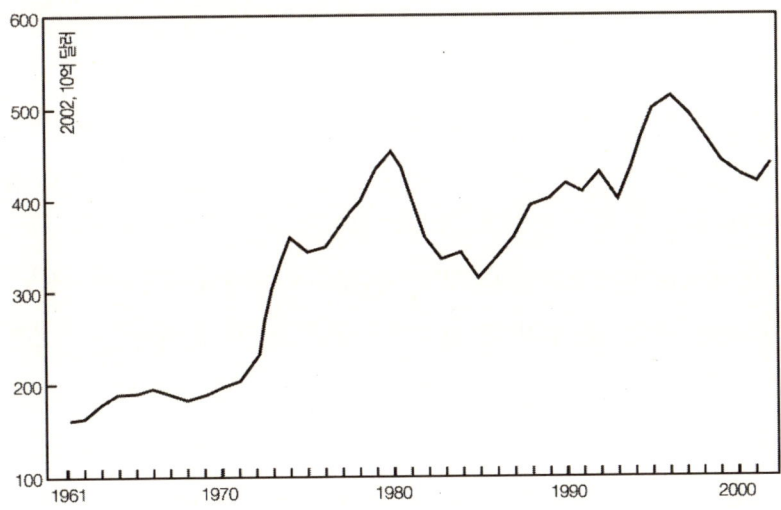

〈그림 1-2〉 전 세계 농업무역량, 1961-2002

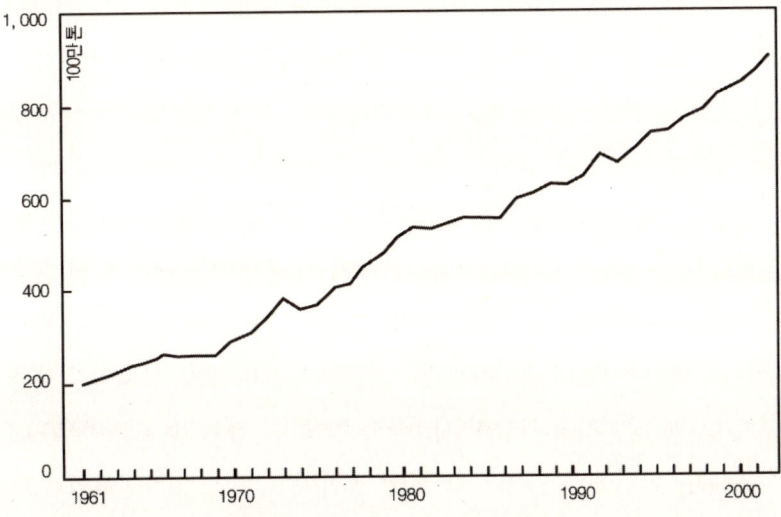

출처: 무역 가치와 규모는 UNFAO의 FAOSTAT Statistics Database, at apps.fao.org
2004년 9월 2일에 조정된 내용.

많은 주민과 단체들은 지역 농업 경제가 지속할 수 있도록 돕고, 동시에 농민과 이웃 도시민 간에 연대를 구축케 하는 센터빌 같은 지역 농민장터의 부흥을 돕고 있다. 이것은 시 반경 250킬로미터 내에 있는 50명의 생산자들이 주관한, 링컨의 물 저장탑(water tower)과 역에 인접한 거리에서 매주 열리는 활기찬 헤이마켓 농민장터로 갔던 최근의 여행을 통해 분명히 볼 수 있었다.

멀리서 보면 이 농민장터는 대화, 웃음, 음악, 먹거리 등에 대한 이야기를 하느라 웅성거리는 사람들로 붐비는 것처럼 보이는데, 이것은 노스플랫에 있는 월마트 배송 센터가 상징하는 먹거리 체제와는 사회적, 미학적으로 정반대라 할 수 있다(사회학자들은 농민장터의 사람들이 대형 슈퍼체인의 사람들보다 열 배나 많이 대화를 나눈다고 추정한다). 시식, 그리고 마주하는 정겨운 얼굴 말고도, "여기서 장을 보는 가장 중요한 이유는" 먹거리가 수천 킬로미터를 이동하고, 수십 번의 손을 거치게 되는 전형적인 먹거리 공급망과는 아주 대조적으로 "농민장터는 먹거리가 어디에서 왔는지를 즉각 알아차릴 수 있기 때문이다"라고 노스스타 네이버스의 크노픽은 말한다.

새로운 보고서들이 광우병, 유전자조작 작물, 박테리아 오염의 급박한 위험에 대해 논의하면 할수록 미국인들에게 이런 연결은 더욱 의미 있는 것이 된다(최근 박테리아 오염은 미국 역사상 최대 규모의 육류 리콜을 가져왔다). 헤이마켓에서 판매하는 농민, 텃밭 재배자, 교사, 도시민의 연합체인 <네브래스카 지속 가능한 사회>의 집행위원장인 폴 로르바우(Paul Rohrbaugh)는 "농민장터는 지난 30~40년 동안에 처음으로 주 전역의 소도시들에서 번창하고 있다"라고 말한다. 그는 분주한 농민장터에서 판매대를 얻지 못한 많은 농민들이 사탕옥수수, 토마토 또는 베이컨을 팔기 위해

주차장이나 골목길까지 임대하는 것으로 추산했다. 그는 "우리는 이를 오랫동안 장려해왔고, 함께하는 것을 보게 되니 기쁘다"고 말한다.

패스트푸드 점포가 번창하고 채소 판매자가 매우 드문 링컨의 빈곤지역에서 이들 농민들은 많은 주민들에게 신선한 과일과 채소를 구입할 수 있다는 희망을 주고 있다. 링컨의 저소득층을 돕는 지역 사회단체인 <링컨 행동>의 한 프로그램은 센터빌에서 물건을 사서 일주일에 네 번에 걸쳐 2,000여 가정에 과일, 채소, 생선을 나누어주고 이를 지역 사회의 공동 급식소에서 사용하도록 하기 위하여 자금을 모금했다. <시티 스프라우츠>라 불리는 한 단체는 네브래스카에서 가장 큰 도시인 오마하 시의 빈곤층과 흑인이 밀집해 있는 북부에서 교회들과 공동으로 농민장터를 시작했다. "이 많은 가정들은 건강한 먹거리, 특히 지역 먹거리의 공급이 이뤄지지 않고 있다"고 링컨 행동의 지역 사회 서비스 담당자인 니콜 누스가 말한다.

지난 몇 년 사이에 링컨 행동과 네브래스카 지속 가능한 사회의 도움으로 몇몇 지역 사회 텃밭이 주변 읍내에 등장했다. 이들 텃밭들은 지역 가게에서 요리에 필수적인 양념과 야채를 살 수 없는 아랍, 수단, 보스니아, 베트남, 러시아에서 온 이민자들과 난민들에게 특히 인기가 있다. 누스에 의하면 이민자들과 난민들은 당뇨, 높은 콜레스테롤, 비만 등 건강을 위협받는 상태에 놓여 있고 그들에게 이 텃밭이 도움이 될 것으로 희망한다. 방탄유리로 보호되는 주류 판매점에서 먹거리를 구매해왔던 링컨의 빈곤층들 일부에게 텃밭은 사람들을 모으고 사회화하는 안전한 공공장소가 되고 있다. 누스는 "텃밭이 이들에게 취미 활동이며 스트레스의 출구이자, 스스로 할 수 있다는 생각을 가져다준다"고 말한다.

이 지역의 농민들은 농민장터에 나와서 판매하고, 계약 회원들에게 매주 채소가 든 상자를 배달하며, 호텔과 음식점 및 대형 급식소에 공급하기 위해 최소한 12개의 판매조합으로 결속하고 있다. 네브래스카 주 콤스톡의 몇몇 가족 목장들은 공동으로 운영하는 음식점에서 쓸 소, 돼지, 닭을 키우는데, 이 음식점은 네브래스카 주에서도 전형적인 보수 성향의 이 지역에서 매우 인기 있는 장소가 되었다. 가족들은 또한 인근의 학교에 직접 만든 햄버거를 팔고 있다.

지역 먹거리에 대한 이런 관심은 거의 전염병 수준이다. 점점 더 많은 농민들이 지역 시장에 내놓기 위해 다양한 작물들을 재배할수록 학교 식당, 음식점, 공공 기관 및 가정의 식단에 지역 먹거리를 포함시키는 것이 점점 더 쉬워지고 비용도 줄어들 수 있다. 농민장터나 지역 사회 텃밭이 존재하고 있다는 자체가 많은 경우 주변 지역에 새롭게 만들어지는 것을 가능하게 하며, 지역 먹거리가 점점 더 확산될수록 이를 사용하는 제과점, 정육점, 유기농 매장, 먹거리 가공 공장 및 식재료 공급업체 등을 비롯하여 새로운 먹거리 사업체들이 생겨날 가능성은 더욱 커진다.

먹거리 민주주의의 등장

이것이 바로 지역 "먹거리 영역"(foodshed) — 지역 사회에 먹거리를 공급하는 땅과 사람과 사업체의 영역 — 을 재건하는 것이다. 따라서 이와 관련된 많은 활동과 일들 — 더 신선하고 맛있고 덜 가공된 식재료를 사용하는 요리사, 바쁜 소비자들에게 한 곳에서 다양한 농산물을 제공하는 농민, 주말 텅 빈 도심 주차장에서 열리는 농민장터 등 — 은 본질적으로 가치 있는 것이다.

하지만 이처럼 분명히 이로운 발전들은 지역 먹거리가 직면하고 있는 엄청난 장애물인 거대 농산업 먹거리 체제—경쟁을 짓밟는 거대 농기업들의 독점, 장거리 운송에 이로운 값싼 화석연료, 농민을 소비자와 연결될 필요가 없는 단순한 생산자로 보는 고치기 힘든 관념, 그리고 공장형 농장과 대형 슈퍼체인, 장거리 무역을 선호하면서 지역 농가나 농민장터, 협동조합을 경시하는 일련의 농업 정책—와 비교할 때 아직까지는 균형을 이루기엔 역부족이다. 이 책이 탐색하는 것은 먹는 한 가지 방식이 또 다른 방식과 서로 충돌하고 있는 먹거리 역사에서의 전환점이다.

먹거리의 장거리 운송은 대부분의 사람들이 잘 먹을 수 있는 유일한 방법으로 받아들이고 있는 현대 먹거리 체제를 규정하는 특징이 되었다. 이들에게는 열대 지방에서 재배된 진기한 먹거리를 맛보는 경이로움이 장거리 먹거리 체제가 갖는 가장 분명한 장점으로 보일 것이다. 값싸고 빠른 교통은 특히 거대 도시에 사는 사람들에게 여러 문화에 걸친 경험, 퓨전 음식, 그리고 먹거리 기행을 가능케 한다(뉴욕에서 성장한 나는 일본의 초밥, 텍사스-멕시코의 부리토, 인도 남부와 북부의 음식, 중국의 딤섬, 에티오피아의 메솝, 서아프리카의 푸푸, 파리의 정통 요리, 중동의 팔라펠, 그리스의 기로스, 러시아의 보르츠, 끝없이 많은 열대 과일, 채소, 허브, 양념 등 이 모든 것들을 우리 가족이 사는 아파트에서 몇 블록을 지나지 않고서도 접할 수 있었다).

그러나 인간의 다양성에 대한 향유와 먹거리의 전 세계적 동질화 사이에는 불가피한 긴장이 존재한다. 장거리 먹거리 체제는 구매하는 소비자들에게 일찍이 없었던 선택, 즉 언제든, 어느 장소에서든, 어떤 음식이든 선택하는 것을 가능케 한다. 동시에 이 놀랄 만한 선택에는 모순이 잠재되어 있다. 생태학자이자 작가인 게리 나브한(Gary Nabhan)은 "종종 지역 먹거리, 품종, 농업을 짓밟고 작동되는 초국적 기업의 자판기가 내는 소음 속에서 요리의 멜로디가 헤어 나오지 못하고 있다"고 의문을 제기했다. 전 세계적인 자판기가 제공하는 선택은 이루 헤아릴 수 없는 향기, 포장, 그리고 대체로 같은 성분을 재배합하여 판매하는 방식 등으로 이루어진, 일종의 환상이라 할 수 있다(수백 가지에 달하는 아침 식사용 시리얼을 보라). 항상 이용 가능하지만 대개 제철이 아닌 생산물의 맛에는 대체로 바람직한 것이 빠져 있다.

장거리 운송은 더 많은 포장, 냉장, 연료를 필요로 하고 엄청난 규모의 자원 낭비와 공해를 유발한다. 농민들은 이웃과 직접 거래하는 것이 아니라, 자신들이 극히 작은 부분을 이루고 있는 복잡한 원격 먹거리 공급망에 판매하고 거기에서 돈을 받는다. 먹거리 영역에 있는 이웃 간, 농민과 가공업자 간, 농민과 소비자 간의 전체적인 관계망은 이 과정에서 사라진다. 수출을 위해 생산하는 농민들은 종종 자신의 생산물을 외국 사람들에게 먹이기 위해 자신들이 희생되고 굶주린다는 것을 알게 되고, 제1세계와 제3세계에 사는 빈곤한 도시민들은 대형 슈퍼체인과 식료품 상점에 다다를 수 없는 지역에 살면서 건강한 먹거리를 선택하지 못하는 자신을 발견한다. 장거리 공급망이 가정하고 있는 효율성은 공급망의 양 끝에 있는 많은 사람들에게 영양실조를 야기하고 그들을 대접받지 못하도록 한다.

실제로 제철 먹거리가 아닌 것을 먹는 일 또한 건강에 해가 될 수 있다. 장거리 운송과 장기간 저장을 하는 농산물은 방부제와 첨가제에 의존하며, 농장에서 식탁에 이르는 여정에서 온갖 종류의 감염 위험에 노출된다. 2003년 9월 펜실베이니아 주에서 600명의 사람들이 멕시코 요리 레스토랑 체인인 칠리스에서 음식을 먹고는 앓기 시작했다. 이것은 미국 역사상 단일 원인으로 일어난 가장 큰 규모의 A형 간염이었다. 3명이 죽었다. 바로 몇 달 전에 일어난 같은 병의 발생, 그리고 식중독은 멕시코 거대 농장에서 온 녹색 양파와 관련이 있다. 감염이 식당(아픈 주방 종업원), 또는 농장(더렵혀진 하수 또는 관개용수), 아니면 이 둘 사이의 어느 지점에서 시작된 것인지 분명치 않다. 『뉴욕 타임스』는 분명한 것은 "사람들이 좀 더 신선한 농산물을 먹고, 그것을 일 년 내내 원했기 때문에 위생 기준이 덜 엄격한 나라들로부터 수입이 늘어나면서 질병이 크게 늘어났다"고 보도했다.

"한 바구니에 모든 달걀을 담지 말라"는 격언이 있다. 한때는 농민들이 알려준 것으로 사람들에게 자신들의 투자를 다양화하도록 경고하는, 그리하여 지금은 월가의 투자가와 벤처 자본가들에게 통용되는 상식이 된 말이다. 확고한 자유 무역 옹호자라고 하는 경제학자와 정치가들까지, 그리고 한 마리 닭이 방금 낳은 따뜻한 달걀을 꺼내본 적이 없었던 사람도 전 세계의 먹거리를 점점 더 줄어드는 장소에서 재배하는 것, 줄어드는 종류의 종자로 심는 것, 점차 줄어드는 수의 기업들이 통제하는 것이 매우 어리석다는 데에 동의한다. 그들은 심지어 이를 '재앙을 부르는 비법'이라고 말한다.

변화하는 세계 경제 구조가 환경, 건강, 그리고 삶의 행로에 영향을 미치는 것처럼, 우리가 먹는 먹거리의 성격 변화는 하나의 신호가 된다. 먹거리의 생산 장소와 방식, 식탁에까지 이르는 방법이 먹거리의 품질, 맛, 생명력에 크게 영향을 미친다. 먹거리는 우리와 밀착되어 있기 때문에 지역 먹거리 전통에 대한 위협은 때때로 강경하고 심지어는 폭력적인 반응을 촉발한다. "음식 제국주의"에 대항하기 위해 트랙터를 맥도날드 점포를 향해 정면으로 밀어붙인 프랑스의 목축인 조제 보베(José Bové)는 지역 먹거리 영역을 보호하고 장려하기 위한 초창기 세계 운동에서 잘 알려진 상징적인 인물이다. 이 운동은 농촌을 복구하고 가난한 국가들을 부유케 하며 안전한 먹거리를 도시에 보내고 잔디밭, 폐농지, 골프장을 지역 농장, 과수원, 텃밭으로 재생함으로써 농민과 땅을 연결하려는 운동이다.

내가 말할 수 있는 바로는, 센터빌 농민장터는 미국에 존재하는 그런 부류 중 하나이다(개념상 유사한 "농장상점"들이 유럽에서 폭증하고 있다). 아마도 그 때문에 존 엘리스와 그의 농민 동업자가 가끔 서로를 "군단"이라 부르고, 센터빌을 임무라고 부른다. 군사 용어에 빗댄 비유가 그다지 유쾌한 건 아니지만, 어떤 측면에서는 잘 들어맞는다. 엘리스는 진정으로 과두 독재로부터 권력을 빼앗아 일반 대중에서 되돌려 주는 혁명을 말하고 있다. 그러나 그에게 과두 독재 기구는 정부가 아니라 기업이다. 현대 먹거리 경관 속에서 크래프트, 몬산토, 아처 대니얼스 미들랜즈(ADM)가 먹거리 민주주의로 가는 길목을 가로막고 있다.

언뜻 보기에 "먹거리 민주주의"는 좀 과장된 표현이자 단어들을 어색하게 갖다 붙인 것처럼 여겨지기도 한다. 그러나 만일 당신이 먹거리 영역에서 권력관계가 존재하고 있음을 의심한다면, 프란시스 라페와 안나 라페가 『희망의 경계Hope's Edge』라는 책에서 언급한 요점을 한번 보라. 전형적인 대형 슈퍼체인점은 적어도 3만 가지 이상의 품목을 갖추고 있다. 그 과반수는 10개의 다국적 식음료 기업이 생산한 것이다. 그리고 대략 140명(남자 117명과 여자 21명)이 10개 회사의 이사진을 구성하고 있다. 달리 말해 당신이 전형적인 대형 슈퍼체인에서 보는 엄청나게 다양한 제품들은 여러 가지 선택을 가능케 하긴 하지만, 그 다양함의 대부분은 농업의 진정한 다양성보다는 브랜드가 많이 만들어졌기 때문이며, 또한 상이한 지역 작물들을 생산하는 수천 명의 상이한 농민들로부터 비롯된 것이 아니라 권력을 가진 소수의 경영진들이 이윤을 극대화하기 위해 전 세계적으로 표준화하고 또 선택한 것에 지나지 않는다.

　우리는 이런 제국주의적인 먹거리 경관에서 독립하고자 하는 선언을 볼 수 있게 되었다. 이들 중 몇몇은 조제 보베같이 그냥 돈키호테처럼 보일지도 모르겠다. 멕시코 와하카에서는 같은 우려를 공유했던 일군의 시민들이 역사적인 도시 한가운데에 신설하려는 새로운 맥도날드 매장을 막는 데 성공했다. 일 년 후 프랑스 활동가들이 맥도날드 동상을 인질로 삼고, 가면을 쓰고 권총처럼 생긴 바게트 빵을 눈 가린 로날드에게 들이대면서 텔레비전에 등장했을 때, 무겁지 않은 이들의 시위는 매우 심각한 우려를 숨기고 있는 것이었다. 캐나다에서는 새스커툰에 있는 퍼시 슈마이저(Percy Schmeiser) 농장에서 거대 농화학 기업이자 종자 회사인 몬산토가 특허 낸 종자의 일부를 발견한 후 소송을 제기하자 전국적인 항의의 물결이 일어났다(캐나다 연방법원은 슈마이저가 그 종자를 심었다는 것을 밝히지 못했다. 그 종자는 몬산토의 종자를 사용한 인근 농장에서 날아온 것이 분명했다. 그러나 어쨌든 법원은 몬산토에 유리한 판결을 내렸다). 그리고 유럽에서는 정부를 움직일 정도로 충분히 많은 사람들이 미국으로부터 유전자조작 먹거리를 수입하는 데 저항하고 있다.

　어찌되었든 이 모든 것들이 지역 먹거리의 공급과 요리의 전통을 방어하는 행위들이다. 이들 모두가 단지 항의의 형태를 띠는 것은 아니다. 세계의 고유한 음식 문화를 찬양하는 데 힘쓰는 슬로푸드 운동은 폭발적으로 성장하여 지금은 104개국에 8만 명 이상의 회원이 있다. 이는 음식 제국주의에 대항하는 가장 큰 규모의 조직된 운동이지만, 그 에너지를 반대하는 것보다는 지지하는 것, 즉 사람들 사이를, 그리고 이들의 지역 사회와 땅을 연결해주는 데 있어서 좋은 먹거리가 갖는 사회적 가치를 보존하는 것에서 끌어낸다. 슬로푸드의 비전은 "맛에 대한 권리"로 요약된다. 센터빌 식료품 상점의 서비스가 슬로는 아닐지도 모르지만, 패스트푸드나 대량 식품 판매 기업의 경영진들이 우리가 먹는 것을 지배하지 않아야 한다는 관심을 슬로푸드 운동과 함께 공유한다.

그리고 이것이 센터빌 농민장터가 소규모임에도 불구하고 농업의 현 상태에 위협이 되는 이유이다. 센터빌은 세계무역기구(WTO)가 없애려고 하는 지리적 특성에 기대어 세워진 것이다. 북미자유무역협정(NAFTA)이 든 유럽연합(EU) 자유 무역 지대이든, 이들 무역협정들은 국경과 지리적 표시를 없애는 데 역점을 둔다(2004년 초 EU는 먹거리를 비롯하여 EU 영내에서 생산된 제품은 특정 국가산이 아니라 EU산으로 표기하는 조치를 제안했고, 이는 독일의 자동차 회사와 이탈리아 올리브유 생산자로부터 마찬가지의 불평을 불러일으켰다). 지구의 어느 곳이든 가장 싼 재료를 조달받는 다국적 기업 또한 이런 구분을 없애는 데 매달린다. 센터빌은 이를 되살리는 데 매달린다. 센터빌 같은 모델이 자리를 잡게 된다면, 경쟁 상대인 대형 슈퍼체인들은 이들이 자유 무역 법률을 위반하고 있다고 아마 주장할 것이다. 이런 이야기가 먼 것처럼 들릴지 모르겠지만, 이미 영국의 몇몇 관료들은 몇몇 학교들이 학교급식으로 영국산 농산물을 선호하는 움직임에 대해 EU규정 위반이라는 이유로 반대하고 있다.

지역 먹거리 영역으로 들어가다

이런 잠재적 방해에도 불구하고 지역 먹거리는 원격 먹거리 체제와 관련된 문제, 즉 연료비 및 운송비의 상승, 가족농의 급격한 소멸, 도시 확산에 따른 농경지 손실, 먹거리 안전성과 질에 대한 관심, 먹거리의 긴밀한 연결에 대한 열망을 통해 진전되고 있다. 지역 먹거리의 섭취는 사람들로 하여금 음식을 둘러싸고 얼굴을 맞대는 상호 작용의 즐거움, 누가 생산한 먹거리인지 아는 데에서 오는 안전성을 깨닫게 한다. 이런 점에서 그것은 먹거리 공급 과정에서 의도적 또는 비의도적으로 들어가게 되는 위협, 즉 이콜리(E-Coli) 박테리아, 유전자조작 식품(GMO), 잔류 농약, 생물 테러 등에 대한 최선의 방어가 될 수 있다. 가까운 곳에 농민들이 있다는 것은 기후 변화와 물 부족의 시대에 올 수 있는 예기치 않은 충격을 막아줄 최선의 울타리가 될 수 있다. 좀 더 감각적인 수준에서는 지역에서 재배된 먹거리는 신선함을 제공하고 제철 먹거리는 일정한 맛이 주는 장점을 누리게 한다. 이것이 전 세계 요리사, 음식 비평가, 미각이 뛰어난 소비자들이 이 운동에 관심을 갖는 여러 이유 중의 하나이다.

지역적인 대안은 또한 막대한 경제적 기회를 제공한다. 모든 국가의 농민장터와 지역민 소유 상점에서 지역 농산물을 구매하면, 지출된 돈이 지역 사회에 잔류하여 일자리를 만들고 소득을 올리는 선순환을 만들어낸다. 좀 더 높은 식량 자급을 강조하는 개발도상국들은 귀중한 외환을 보유할 수 있고, 국제 시장의 변덕스러움을 피할 수 있다. 지역 먹거리는 운송비가 적게 들고, 중간 상인이 없어 국제 시장이나 대형 슈퍼체인에서 사온 같은 양의 먹거리보다 비용이 적게 든다는 유력한 증거가 있다.

보다 친밀감 있는 먹거리 공급망이 여러 이점을 가지고 있음에도 불구하고, 변화가 그리 쉽지는 않을 것이다. 먹거리 체제에 대한 통제권은 이미 점점 더 줄어들고 있는 극소수의 기업에게로 넘어갔다. 많은 농업 지역들이 작물 다양성을 포기했고, 많은 소비자들은 준비되어 있지 않고, 포장되지 않고, 바로 먹을 수 있게끔 되어 있지 않은 식재료로 요리하는 법을 잊어버렸다.

그러나 세계를 둘러보면 변화를 감지할 수 있다. 하와이 농민들은 휴양지와 호텔에서의 수입 샐러드를 대체하려는 희망을 가지고 채소를 심기 위해 파인애플 농원의 파인애플 나무를 뽑았다. 짐바브웨에서는 땅콩 재배 농민의 아내들이 비싼 땅콩버터의 구입에 염증을 느꼈고, 스스로 땅콩버터를 만들어 팔고자 땅콩버터 공장에 투자했다. 이탈리아 전역에서 교육청들은 인근 농민들과 접촉하여 학교 식당이 지중해식 식단을 제공할 수 있게끔 인상적인 노력을 폈다. WTO의 고위 직원들은 생필품을 수입할 여건이 안 되는 가난한 국가들에게는 자급이 최선의 희망이라는 것을 깨닫고, 국가가 스스로 자급할 여지를 만드는 일을 시작했다. 세계에서 가장 큰 몇몇 식품 기업들이 이런 가치를 수용하기 시작했음에도, 현실은 지역 먹거리 옹호자들에게 풀리지 않은 문제와 경이로운 기회를 가져오고 있다. 최근에 세계 최대의 먹거리 서비스 공급업체인 시스코, 그리고 미국 최대의 의료 서비스 공급자인 카이저 퍼머넌트는 다른 데서 구할 수 없는 일부 농산물을 지역 소농에 의존할 것이라고 선언했다.

독자들은 곧 창의적이고 과감한 농민, 소비자, 기업가들의 이야기를 접하게 되겠지만, 이 변화들은 수백만 가지의 다른 방식으로 전개될 것이다. 그러나 일반적인 길은 친숙한 방식으로 보일 것이다. 농민들은 다양한 작물을 심을 것이다. 거대한 규모로 상품이 운송되지 않고, 인근에서 팔 수 있도록 포장되고 병에 넣어지고 준비될 것이다. 이런 일을 하는 소규모 먹거리 사업체들이 등장할 것이고, 정부는 이들을 장려할 것이다. 즐거움과 확신을 가진 소비자들은 의도를 갖고 음식을 먹으면서, 음식의 원산지에 대해 물을 것이다. 농민장터와 슬로푸드의 성장은 점증하는 소비자, 농민, 먹거리 사업체들이 장거리 음식에서 벗어나 지역 먹거리 영역 내에서 음식을 구입하는, 즉 먹거리 공급망 속에서 자신들의 역할을 바꾸었다는 것을 나타낸다. 세계 각지의 지역 사회 모두가 지역 먹거리를 먹는 단순한 아이디어를 권력으로 만들어내는 이런 통제력을 다시 획득할 수 있는 능력을 갖고 있다.

세계적인 대형 슈퍼체인들은 규모, 선택, 유리한 가격 등에서 경탄을 자아내고 있다. 하지만 그것들은 또한 많은 사람들에게 불만과 실망을 남기고 있다. 불만과 실망을 느끼는 사람들은 하나의 선택권을 갖고 있다. 그리고 이들은 대형 슈퍼체인 대신에 지역 먹거리 먹기(eat here)를 선택하고 있다.

세계 곳곳의 도전: 노르웨이 오슬로

당신의 먹거리가 어디에서 왔는가라는 질문은 물을 만한 가치가 있다. 노르웨이 남부 지역의 농민인 아네 빈제(Arne Vinje)는 최근 멀리 떨어진 텔레마크 산악 지역으로 다녀온 캠핑에서 그걸 알게 되었다. 전 노르웨이 농민 및 소생산자조합의 조합장이었으며 현재 빈제 시의 시장인 그는 긴 하이킹을 마치고 산장에 도착해서 전통 요리인 "감자를 곁들인 송어"를 주문했다. 그러고 나서 주방장에게 송어는 어디서 잡은 것이냐고 물었다. 인근에 송어가 많은 개천이 있었지만 놀랍게도 요리사는 송어가 칠레 양식장에서 냉동 상태로 운송된 것이라고 답했다. "메뉴판에는 산에서 잡은 송어 요리라고 표시되어 있었는데, '웨스트 텔레마크 카페'에서는 그 산을 안데스 산맥으로 해석하는 사람은 결코 없다"고 말했다.

그는 2003년 "단거리 운송 먹거리"를 위한 "코르트라이스트 마트"를 논의하기 위해 오슬로에 농민, 환경 운동가, 정치인, 주방장들이 모인 전례 없던 모임에서 이 이야기를 했다. 여기에 참석한 80여명의 사람들은—정당, 농민 조합, 환경 보전 단체, 주방장 조합의 간부들로 인구 500만 명의 나라에서 80만 명의 회원을 대표하는 사람들이다.

연대의 시기가 더 좋을 수는 없었다. 노르웨이에는 5만 5,000명의 농민이 있는데, 대략 4,000명 정도가 매년 농토를 떠나고 있다. 제2차 세계대전 이전에는 먹거리의 대부분을 생산했으나 현재는 칼로리 기준으로 절반 이상을 수입한다. 노르웨이는 혹독한 경관과 기후(1년 중에 4~6개월은 눈으로 덮인다) 때문에 유럽의 다른 지역에 비해 자국에서 작물을 생산하는 것이 더 많은 비용이 든다. 그 때문에 검소한 이 나라 사람들은 국경을 넘어 덴마크와 스웨덴으로 먹거리를 사러가는 행렬을 이룬다. 농민들은 EU에 가입하지 않은 정부의 결정을 강력하게 지지했는데, 이는 농민들에 대한 높은 수준의 정부 지원과 아울러 노르웨이산 과일, 채소, 곡물이 제철일 때 수입을 금지시킬 수 있는 여러 법을 계속 유지하는 것을 가능케 하기 때문이다.

아직도 보조금은 줄어들고 있으며, 이는 많은 농민들로 하여금 생산물을 소비자에게 직접 팔거나 지역의 고유성을 활용하도록 해주었다. 현재 노르웨이 정부는 낙후 지역들에서 농촌 관광, 틈새 상품, 농촌 역사의 이해 등을 포괄하는 "농업 플러스"를 장려하고 있다.

오슬로에서 최초의 농민장터는 2003년 8월에 개장했고, 그해 말까지는 9개 도시에 농민장터가 개장했다. 바로 일 년 후에 전국 각지의 19개 도시—남쪽 해변에 있는 크리스티안산트에서부터 1,000킬로미터 이상 떨어진 트림소의 북쪽 라피쉬 시에 이르기까지—에 농민장터가 생겨났다. "노르웨이는 좀 늦었다. 시작한 지 얼마 되지 않아서 정착되었다고 말하기엔 어렵다"고 전국적으로 농민장터들을 조율하고 있는 트림소 출신의 전 염소 사육 농민 아이나 에델만(Aina Edelman)이 말했다. 소읍의 정치인들은 지역 시장(지역 먹거리)을 확고히 선호하는 데 비해, 노르웨이 생선의 수출 시장과 남부 지역의 가난한 농민들에 관심을 갖는 농업개발부의 관료들은 이 운동을 "이기적"이라고 치부한다고 그는 언급했다. "분명한 것은 소비자들이 이런 시장을 원한다는 것이고, 농민들은 더 많은 소득원을 찾고 있다는 것이다."

그럼에도 노르웨이 사람들은 할 수 있는 일들에 전력하고 있는 것 같다. 노르웨이 사람들은 새로운 웹사이트인 '카우파'를 통해 인근 농민과 어민들이 생산한 야생 버섯, 엘크 소시지, 야생 딸기잼, 민물 캐비어 등을 주문할 수 있다. 노르웨이에서 제일 큰 청소년 환경 단체인 <자연과 청소년>은 인력이 부족한 양 목장의 양치기를 돕기 위해 자원 봉사자를 보내기 시작했다(양고기는 노르웨이 사람들의 주식이다).

야생 식재료의 활용으로 알려진 노르웨이의 첫 (그리고 유일한) 저명 요리사인 아네 브리미(Arne Brimi)는 전 세계 최고의 요리들은 항상 강력한 지역성을 갖고 있고 신선한 식재료에 의존한다고 언급했다. 하지만 지역에서 생산 가능한 먹거리를 이처럼 높이 평가하지 못한 채, "노르웨이 사람들은 1인당 냉동 피자 소비가 세계 1위"이며 "온갖 종류의 식재료를 수입한다"고 그는 말했다.

그는 여행 협회(노르웨이에서 가장 인기 있는 여가 활동인 산악 지역 하이킹, 캠핑 및 기타 여가 활동을 대표하는)와 함께 전적으로 지역 식재료로 만들어진 음식 메뉴를 개발하여 전국의 캠핑장에서 이를 이용할 수 있도록 하고 있다. 예컨대 요튠하이멘 국립공원의 겐데샤임 숲 오두막에 머무는 하이킹족들은, 대부분의 하이킹족들이 이용하는 인스턴트 먹거리 대신에 절인 순록염통, 사워크림 수프, 지역 곡물로 만든 케이크, 산간 계곡에서만 재배되는 작은 감자 등으로 짜여진 식단을 접하게 된다.

2장

대륙을 넘나드는 상추

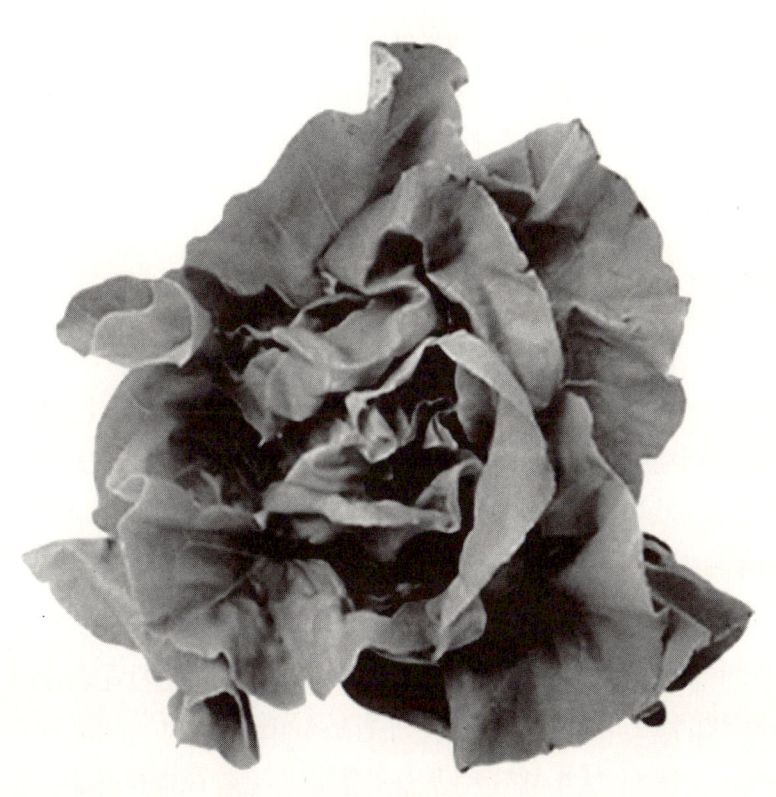

국가는 대개 먹거리를 세계 시장으로 운송하기 위해서는 극단적인 방법도 불사하는 경향이 있다. 1992년부터 미 육군 공병대는 미시시피 강의 수문과 댐 연결망을 확장하려는 계획을 추진해왔다. 미시시피 강은 하루에 3만 5,000톤가량의 미국 대두를 전 세계로 실어 나르는 주요 통로이다. 공병대의 계획은 120만 톤의 콘크리트를 쏟아 부어 10개의 수문을 각각 180미터에서 360미터로 넓히는 동시에, 몇 개의 주요 보조 댐을 보강하여 대두를 실은 바지선이 다닐 수 있도록 강폭을 줄이는 것이다. 이 공사는 이미 매년 8,500만 제곱미터의 모래와 진흙을 강바닥과 둑에서 긁어내는 기존의 준설 공사를 보충하는 것이다. 몇 가지의 하천 "리모델링" 계획들이 고려되었는데, 그 중에서도 가장 야심찬 계획은 대두 운송 비용을 부셸당 4~8센트로 획기적으로 줄이려는 것이었다. 그 계획은 독립적인 연구자들 생각에는 몽상이었다.

미시시피 계획이 발표된 바로 그 무렵에, 남미의 라플라타 강 유역에 있는 볼리비아, 브라질, 파라과이, 아르헨티나, 우루과이 다섯 나라는 파라과이-파라나 강 유역의 233곳에서 1,300만 제곱미터의 바위와 모래, 진흙을 준설하는 계획을 발표했다. 이걸 운송하기 위해 덤프트럭을 늘어놓으면 1만 6,000킬로미터나 될 것이다. 강 물굽이의 7곳 이상을 직선화하고, 10여 개의 수문을 만들고, 세계에서 가장 큰 습지인 판타날 중심부에 거점 항구를 건설하는 계획이다. 파라과이-파라나 강은 생산과 수출에서 미국에 이어 2위를 차지하는 브라질 대두 생산의 신흥 중심 지대를 관통하여 흘러간다. 브라질 마투그로수 주의 발표에 따르면 이런 '하천고속도로' (Hidrovia)는 이 지역 대두 수출 능력을 더욱 증강시킬 것이다.

두 프로젝트의 로비스트들은 두 하천 운송 능력의 확대가 경쟁력 제고, 세계 시장 점유, 그리고 대공황 이후 최악의 금융난에 시달리는 농민(두

나라 로비스트들은 농민을 핑계로 삼는다) 구제를 위해 반드시 필요하다고 주장한다. 미시시피 강 계획에 주로 로비력을 행사하고 있는 상업 선주들의 연대체인 <중서부 하천 연합 2000>의 대표 크리스 브레셔(Chris Bresia)는 "수로 인프라를 빨리 건설할수록 가족농에게 이익"이라고 말한다. 그의 동료 로비스트 중에는 이 프로젝트들이 전 세계를 먹여 살리는 데 필수적이고(더 빠른 속도로 전 세계 굶주리는 사람들에게 운송할 수 있기 때문에) 환경을 보호한다(굶주리는 사람들이 스스로의 생계를 파탄 내는 열대우림 개간을 하지 않아도 되기 때문에)고 주장하는 이도 있다.

아마도 극히 소수의 사람들만 양측의 주장을 듣고 비교해봤을 것이다. 그러나 만약 그랬다면 미국 농민이 브라질 농민보다 경쟁력이 더 커지고, 동시에 같은 이유로 브라질 농민이 미국의 농민보다 경쟁력이 더 커진다는 주장이 갖는 허점을 금세 찾아낼 수 있을 것이다. 생산 극대화를 위해 경쟁하는 두 나라 농민의 서로 치고받고 싸우는 경주는 토양을 침식시키는 단기적인 관행을 조장함으로써 오랫동안 투자했던 것들을 바람에 날려버리는 결과를 가져올 것이다. 아이오와 주의 농민은 강가의 땅을 경작해야 하는 더욱 강력한 동기를 갖게 될 것이고, 그에 따라 표토의 급속한 침식을 유발할 것이다. 브라질 농민도 사바나 안으로 더 깊숙이 진출해야 할 것이고, 이것은 마찬가지로 침식을 가속화할 것이다.

양국 모두에서 대두의 운송량은 물론 증가할 것이다. 그러나 이것은 가격 하락을 더욱 부채질하게 되고, 따라서 농민이 더 많이 선적한다 하더라도 톤당 소득은 줄어들 것이다. 어떤 경우에도 물량의 증대가 농민의 장기적인 생존을 도울 수는 없다. 왜냐하면 머지않아 더 많은 물량을 더 작은 톤당 수익으로 메우는 것이 가능한 거대한 기업농들이 이들을 집어삼킬 것이기 때문이다.

그렇다면 농민의 이익을 위한다고 공언하는 하천 프로젝트 지지자들은 어떻게 이런 경쟁이 갖는 부조리를 눈치 채지 못할 수 있을까? (농민과 대립하는) 지지자들의 관점에서 나온 한 설명에 따르면, 로비스트들이 진정으로 농민을 대변하는 것이 아니기 때문에 경쟁은 부조리한 것이 절대 아니다. 이들은 상품 가공, 선적 및 무역에 종사하는 기업들을 위해 일하는데, 이들 기업들은 농민들로부터 구매하는 대두 가격의 하락을 원한다. 사실 이 두 강을 이용하는 상위의 대두 가공 및 무역 기업은 동일하다. 즉 ADM, 카길, 번지이다.

글로벌 경제에 오신 것을 환영합니다! 미국과 브라질 농민이 상대방의 가격(과 생활수준)을 더욱 잔혹하게 깎아내릴수록, 세 거대 기업의 수익률은 더 커진다. 한편 농민이 사용하는 유전자조작 종자, 비료 및 제초제 시장을 통제하는 또 다른 소수의 기업들은 '남'과 '북'의 농민에게 똑같이 과도한 독점 가격을 매긴다. 세계에서 가장 큰 두 강 유역의 준설과 정비가 실제로 의미하는 것이 무엇인지 평가하기 위해서는 이 프로젝트가 자신의 사유지에서 행하는 사기업의 활동이 아니라는 데 주목해야 한다. 이것은 막대한 공공 지출이 투입되는 공공사업으로 제안되었다. 사업의 동기는 가족농의 곤경도, 세계를 먹여 살리려는 도덕적인 의무도 아니다. "농민의 곤경"이나 "굶주리는 사람들"에 대해 정확한 정보가 없는 대중들의 감성을 동원해서, 공공 정책을 사익 추구에 이용하려는 것이다. 이런 착복 과정을 통해 미시시피 강에 막대한 돈이 드는 공사가 진행되면서 경제적, 사회적, 생태적 피해가 연속적으로 발생하게 되고 농민들은 소모적인 싸움에 빠지게 된다.

만약 미시시피 강의 수문과 댐 연결망이 계획대로 확장된다면 어떤 일이 발생할까? 가장 분명한 효과는 바지선 통행의 증가이겠지만, 미네소타 주 자연자원과의 마이크 데이비스에 따르면 한동안은 잘 보이지 않는 일련의 연쇄 반응들이 가속화될 것이다. 미시시피 강 대부분의 생태계에는 부들, 벗풀, 나사말 같은 수생 식물이 자란다. 바지선 통행의 증가는 더 많은 침전물을 일으켜 햇빛이 차단되고, 결국 식물이 생존할 수 있는 수심이 얕아지게 될 것이다. 이미 1970년대부터 몇몇 강의 지류에서 발견되는 수생 식물은 23종에서 절반가량으로 줄어서 탁한 환경에서 잘 자라는 몇 가지만 번성했다. 그는 "하천 지역이 생태적 전환점에 서있다"고 경고한다. "이처럼 식물 다양성의 감소로 식물에 사는 무척추 동물군이 감소하고, 또 식물과 곤충의 다양성에 의존하는 물고기, 연체동물, 새도 감소한다." 어류 및 야생동물청의 2002년 보고서에 따르면, 공병대 프로젝트는 미시시피 강에 사는 127종의 물고기와 300종의 철새를 위협해서 일부는 결국 멸종할 수도 있을 것이라고 밝혔다. "썰물과 밀물, 모래톱과 심해의 환경에서 진화해온 작은괭이갈매기, 백철갑상어 등은 (바지선의 서식(!)을 극대화하는 과정에서) 하천의 다양한 천연 서식지들이 사라지거나 파괴됨에 따라 점차 없어지거나 밀려날 것이다."

하천고속도로 계획도 이와 비슷할 것으로 예견된다. 캔자스 대학교 자연사 박물관의 조류학자 마크 로빈스(Mark Robins)는 "분명 플로리다의 에버글레이즈 같은 파괴 시나리오가 판타날에서 발생할 것이고, 미국 대평원 같은 시나리오가 브라질 남부의 세라도(Cerrado, 브라질의 사바나 평원--옮긴이)에서 발생할 것"이라고 경고했다. 파라과이-파라나 강은 판타날 습지로 흘러드는데, 판타날은 숲황새, 달팽이솔개, 두루미사촌, 검은머리황새 등 650종 이상의 새와 400종 이상의 물고기, 그리고 아직 제대로 연구되지 않은 수백 종의 식물, 조개, 습지 생물이 서식하고 있어 지구상에서 종 다양성이 가장 풍부한 서식지이다. 강이 준설되고 강둑에 옹벽이 건설되어 습지 주변의 물이 수로로 흘러든다면 새가 둥지를 틀 서식지와 물고기가 산란할 강바닥이 사라지고, 이런 자원들에 의존해 살아가던 원주민 사회는 커다란 피해를 보게 될 것이다. 바지선 통행의 증가는 미시시피 강과 마찬가지로 생물종들을 압박할 것이다. 한편 민감한 세라도의 다양한 초원은 제초제를 대량 투입하는 대두 단작 — 너무도 광활해서 미국 중서부 최대의 경작지조차도 왜소해 보일 만큼의 농장들 — 으로 급속하게 대체되고 있다. 극심한 경운(耕耘)과 계절적인 피복 식물의 부재로 인하여 매년 1억 톤의 흙이 유실된다. 로빈스는 "남미 지역 강의 생태계와 주변 초원은 미시시피 강에 비해 몇 배는 더 큰 다양성을 가지고 있고 덜 파괴된 상태이기 때문에 훨씬 더 위태롭다"고 강조한다.

방부제를 친 먹거리에서 상하지 않는 샌드위치까지

미시시피 강 주변에서 살고 일하는 환경주의자, 사냥꾼, 카누 애호가, 납세자들, 그리고 농민들의 격렬한 저항과 수십억 달러에 달하는 천문학적인 비용에도 불구하고, 일부 중서부 지역 상원 의원들은 하천 개발을 밀고 나가고 있다. 미시시피 강과 파라과이-파라나 강 재정비 같은 거대 프로젝트를 지지하는 사람들은 이것이 경제에 도움을 주는 가장 "효율적인" 방법이라고 정당화한다. 효율적이라는 통념은 두 강의 엄청난 파괴, 농촌 문화의 상실, 그리고 농업의 근간이 되는 유전적 다양성의 상실 같은 장기적 영향을 무시하는 데 일부 근거하고 있다. 이런 점에서 효율성이라는 통념을 석탄 에너지 체제의 효율성이라는 것과 비교해볼 수 있다. 만약 대기를 오염시키고 기후 안정성을 뒤흔든다는 문제를 무시한다면 석탄은 매우 효율적인 에너지로 보일 것이다.

그러나 사업에 있어 "효율적인" 이 방법은 전적으로 새로운 현상이다. 인류 역사상 좋았던 시절, 그리고 불과 수십 년 전만 해도 대부분의 사람들이 지역에서 먹거리를 확보했다. 물론 고대에도 이국적 취향을 위해, 그리고 근처에서도 구할 수 있는 것을 보충하기 위해 먹거리를 수입하긴 했다. 역사가 윌 듀란트(Will Durant)는 고대 로마를 다룬 『문명의 역사Story of Civilization』 제11권에서, "제국과 그 바깥 모든 곳에서 진미들이 수입되었다. 사모스(Samos, 그리스 남동부 에게 해에 있는 섬—옮긴이)의 공작, 프리지아(Phrygia, 소아시아 중부와 서부에 걸쳐있던 고대 지명—옮긴이)의 뇌조, 이오니아(Ionia, 소아시아 서쪽 지중해 연안 및 에게 해에 면하고 있는 지방의 옛 이름. 현재 터키의 일부—옮긴이)의 학, 칼케돈(Chalcedon, 소아시아에 있는 고대 지명. 현재 터키의 카디코이—옮긴이)의 다랑어, 가데스(Gades, 현재 스페인 남부 해안에 있는 카디스의 로마 시대 지명—옮긴이)의 대형 뱀장어, 타렌툼(Tarentum, 현재 이탈리아 남부 타란토 시의 로마 시대 지명—옮긴이)의 굴, 로도스(Rhodes, 그리스 남동부 에게 해에 있는 섬—옮긴이)의 철갑상어", 그리고 "스페인, 시칠리아, 아프리카에서 강탈한" 밀, 중국과 인도에서 온 향료, 그리고 "지구의 절반에서 온 진미들"이라고 쓰고 있다. 제국의 부와 권력이 커지면서 "예전의 간소한 식사는 고기, 진미, 향신료 등 풍성하고 기나긴 식사로 바뀌었다." 오늘날에 이르기까지 대부분의 문명 속에서 그랬듯이, 부자들이 그 대부분의 은혜를 입었다. 그에 따르면 "이국적인 먹거리는 사회적 지위와 체면을 유지하는 데 없어서는 안 될 것이었다." "이탈리아에서 나는 먹거리는 좀 저속한 것으로 여겨져서 평민들에게나 적당했다"(그는 무역 의존도의 증대가 농촌을 파괴하고 농민을 징발하는 전쟁과 연결되면서, "시골에서는 빚에 찌든 소작 계급을 만들어냈고 수도에

2장 대륙을 넘나드는 상추 | 51

서는 가진 것 없이 떠도는 프롤레타리아트들의 음울한 불만이 농민의 피땀으로 건설된 공화국을 파괴하고 있었다"고 언급할 기회를 놓치지 않았다).

물론 현대에는 지역에서 기른 먹거리가 우리 식단에서 매우 적은 부분만을 차지하고, 외부에서 온 먹거리가 대중적으로 점점 더 많은 부분을 차지하고 있다. 대부분의 국가에서 먹거리가 얼마나 멀리 운송되는지에 대한 통계는 구할 수 없다. 그럼에도 다수의 국가와 지역의 추세에 대한 연구는 먹거리를 기르는 농경지 및 목초지와 그것을 먹는 입 사이의 거리가 멀어지고 있음을 분명히 보여준다.

먹거리 무역은 1961년 이래로 세 배 가까이 늘어났다. 2002년 전 세계에서 4,420억 달러 상당의 먹거리와 농산물이 선적되었다. 농업 무역액과 마찬가지로 그 양도 증가하고 있다. 오늘날 매년 약 8억 9,800만 톤의 먹거리가 전 세계에서 선적되고 있는데 이것은 1961년 2억 톤에서 네 배 이상 늘어난 것이다(그림 1-1과 1-2를 보라).

국가 내 먹거리 이동에 대한 연구도 같은 이야기를 들려준다(그림 2-1과 2-2를 보라). 미국에서 몇몇 도매 시장의 통계에 따르면 농장에서 시장까지 오는 데 과일과 채소는 2,500킬로미터에서 4,000킬로미터 정도를 이동하며, 이것은 지난 20년간 약 20퍼센트 증가한 것이다. 영국에서 소비되는 먹거리는 20년 전보다 평균 50퍼센트 더 멀리 이동한다. 같은 기간 동안 비행기로 수입되는 과일과 채소는 세 배 이상 증가해 매년 12만 톤 가까이 된다. 먹거리를 운송하는 트럭이 영국 전체 도로 운송의 거의 40퍼센트를 점유하고 있다. 노르웨이에서는 국내에서 이동하는 먹거리의 양이 1993년에서 2002년 사이에 두 배 가까이 증가했다.

전 세계적으로 더 많은 먹거리가 이동하는 이유 중에 하나는 바로 인구와 관련이 있다. 점점 더 많은 사람들이 도시에서 살고 소수의 사람만

〈그림 2-1〉 아이오와 주의 지역 먹거리와 수입 먹거리 비교

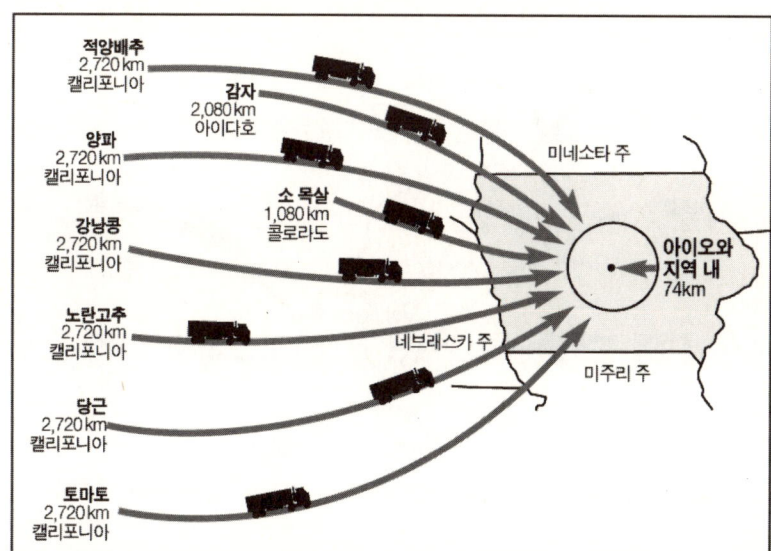

"아이오와 지역"에서 생산된 먹거리는 평균 74킬로미터를 이동했으나, 미국 내 다른 지역에서 생산된 먹거리는 평균 2,577킬로미터를 이동했다. 연구에 따르면 지역 먹거리가 관행 먹거리 체제 아래에서 운송되는 것보다 석유 소비는 4~17배 적고, 이산화탄소 배출량은 5~17배 적다.

출처: Matthew Hora and Judy Tick, From Farm to Table: Making the Connection in the Mid-Atlantic Food System (Washington, D.C.: Capital Area Food Bank, 2001); Rich Pirog et al., Food, Fuel, and Freeway: An Iowa Perspective on How Far Food Travels, Fuel Usage, and Greenhouse Gas Emissions (Ames, Iowa: Leopold Center for Sustainable Agriculture, Iowa State University, 2001), p. 1, 2.

이 먹거리 생산지 근처에서 사는데, 먹거리 생산지의 수는 줄어들면서 점점 집중되고 있다. 더 중요한 이유는 장기 저장과 장거리 운송을 (저비용으로) 가능케 하는 식품 공학 기술의 발전으로 먹거리 체제의 확장이 가능해졌기 때문이다.

〈그림 2-2〉 영국 잉글랜드의 지역 먹거리와 수입 먹거리 비교

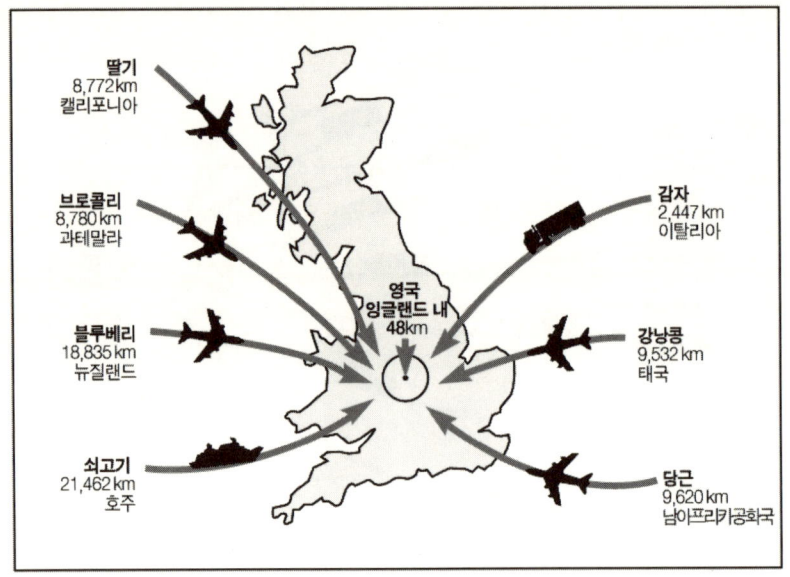

수입 먹거리로 만든 영국의 "전통적인" 일요일 식사 — 쇠고기, 감자, 당근, 브로콜리, 콩, 블루베리, 딸기 — 는 지역 먹거리로 만든 것보다 운송 과정에서 탄소를 650배가량 더 많이 배출한다(이산화탄소 배출량을 비교하면 58그램 대 38킬로그램이다). 과일을 제외한 모든 재료는 영국에서 일 년 내내 구할 수 있는데, 과일은 저장하거나 가공 보존하여 이용기간을 늘릴 수 있다.

출처: Andy Jones, Eating Oil: Food Supply in a Changing Climate (London: Sustain, 2001), pp. 1, 10, 14, 30, 31.

캘리포니아 대학교 데이비스 분교 식물학과 교수인 미칼 솔트베이트(Mikal Saltveit)는 "무엇보다도 상추와 당근의 갈변 현상을 어떻게 막을 것인지"를 연구하는 실험실을 이끌고 있다. 그에 따르면 먹거리 저장은 인류가 계속 신경 써야 할 매우 중요한 일이다. 초기 농업사회는 다음 수확 때까지 충분한 먹거리를 저장하기 위해 투쟁해왔다. 염장, 절임, 건조, 발효 기술이

등장하기 전에는 여름은 굶주림의 계절로 악명 높았다. 그는 "먹거리를 오래 저장할 수 있다면 기근을 없앨 수 있을 것"이라고 주장한다. 그에 따르면 먹거리 저장법을 발전시킨 주요 계기가 등장한 시기는 사람들이 대도시로 몰려들면서 정부가 거대한 산업 노동자 잠재군을 유지했던 산업 혁명 여명기였다. 1809년 나폴레옹은 군대 식량을 상하지 않게 할 방법을 개발하는 데 1만 2,000프랑(현재 가치로는 약 46만 프랑)을 들였다. 그에 부응하여 프랑스의 요리사 니콜라 아페르(Nicolas Appert)가 최초로 병조림 저장법을 발명했다. 그는 유리병에 먹거리를 담고 코르크 마개로 주둥이를 봉하고 병을 끓였다. 이 방법은 요즘 집에서 병조림 만드는 기술과 크게 다르지 않다. 나폴레옹은 병사들이 굶주리면서 (아페르의 발명 전에는) 주둔지역에 폐를 끼치기 때문에 군대의 이동 규모와 기간에 제한이 있다는 사실을 알고 있었다. 프랑스와 도버 해협을 마주한 영국에서는 양철을 이용해 손으로 뚜껑을 딸 수 있는 기술을 재빨리 발전시켰다(훔쳤다고 말하는 사람도 있다). 숙련 노동자는 하루에 통조림 네 개를 만들 수 있었다 (요즘 통조림 공장에서는 분당 약 400개를 제조한다). 워털루 전쟁(1815년) 시기가 되면서 양국 군인들은 캔으로 음식을 먹었다.

    1860년대까지 통조림을 제조하는 시간과 비용이 급격하게 줄면서 통조림 먹거리가 금세 대중화되었고, 먹거리 저장의 획기적인 혁신이 곧 준비되었다. 솔트베이트에 따르면 "1875년 냉장 기계의 발명이 상하기 쉬운 먹거리를 현대적으로 저장하는 데 결정적인 역할을 했다." 1870년대 후반 시카고의 육류 포장업자 구스타부스 스위프트(Gustavus Swift)는 먹거리 운송을 혁명적으로 바꿔놓은 신형 냉장 열차를 도입했다. 얼음 덩어리와 소금물통, 그리고 찬 공기를 순환시키는 팬을 갖춘 얼음 냉장 열차가 1860년대에 이미 상하기 쉬운 먹거리 운송을 가능케 했다. 하지만 냉동

기술의 주요한 발전은 통조림을 만들 금속이 부족했던 제2차 세계대전 동안 이루어졌고, 이것은 냉동식품 산업을 탄생시켰다. 1920년대 중반 버즈아이라는 기업은 영양분과 향, 씹는 맛을 유지하는 "급속 냉동식품"을 생산하기 시작했다. 갑자기 송어부터 토마토까지 모든 것들을 거의 무한정 저장할 수 있게 되었다.

식품 공학자들은 초기에는 초보적인 식물생물학적 방법으로, 근래에는 작물육종학과 유전공학으로 상하기 쉬운 먹거리의 저장 기간을 더욱 연장시켰다. 1920년대 영국 과학자들은 대기 중의 산소 농도를 줄이고 이산화탄소 농도를 높여서 사과의 숙성을 지연시키는 "공기 조작 저장법"을 개발했다. 오늘날 실제로 모든 사과들은 이런 환경에서 저장되고 선적되는데, 때로는 수확 후에 일 년이나 보존되기도 한다. 손질한 샐러드가 든 비닐봉지 안에는 질소 가스를 첨가하여 갈변 현상을 줄인다. 에틸렌이 발견된 1924년 이후부터는 과일 재배업자들이 토마토나 바나나처럼 덜 익은 과일을 선적하여, 목적지에 도착할 때까지 에틸렌 가스를 이용해 숙성시키기 시작했다. 세계 각지에서 재배되는 대부분의 바나나는 저절로 익는 것이 아니라, 최종 판매지 근처의 가스 시설을 갖춘 창고에서 숙성되도록 육종된 것들이다.

물론 먹거리가 더 오래가도록 농민이 자기 땅에서 할 수 있는 일도 있다. 사과가 멍들지 않도록 조심하면 더 오래갈 것이다. 상추를 수확 즉시 냉장고에 넣으면 시드는 것이 적을 수 있다. 그러나 가장 선진적인 먹거리 보존 기술은 일단 수확되면 먹거리에 열을 가하거나 포장하는 등의 어떤 조작 없이도 저장성을 더 좋게 만드는 것이다. 솔트베이트에 따르면 "전통적인 식물 육종과 생명공학 유전공학 기술 모두가 사용되고 있다." 그는 후자에 대한 우려 때문에 그 유용성을 전부 부정할 수는 없다고 주장한다.

"(유전자 기술을 통해) 토마토가 무르게 하는 특정한 유전자의 작용을 막는 기술을, 인간 유전자를 돼지에 주입하는 것과 같은 문제로 보면 안 된다"는 것이다.

그는 추가적인 보호가 필요한 연약한 먹거리를 위해 식품 공학자들이 "특수한 식용 포장법"을 연구하고 있다고 강조한다. 이 기술은 자르지 않은 통 먹거리 ― 예컨대 껍질을 벗기지 않고 자르지 않은 포도 ― 에 가장 적합하다(이와는 반대로, 자른 복숭아의 노출된 면은 "많은 식용 코팅이 상품에 단단히 부착되는 것을 어렵게 만든다"고 그는 말한다). 미 육군은 최근 이런 코팅 기술을 이용해 3년 동안이나 "신선한" 상태를 유지하는 "상하지 않는 샌드위치"를 개발했다(군대와 현대 먹거리 산업이 서로 중첩되는 것은 결코 우연의 일치가 아니다. 군대는 엄청난 수의 자기만의 인원을 보유하고 있고, 상당한 실험의 자유가 있으며, 질이 낮은 음식도 용인할 수 있다. 건조 달걀, 냉동건조 커피, 가공 치즈는 원래 군대에서 발명되어 나중에 넓은 시장을 찾게 된 혁신들이다. 말하자면 맥도날드, 네슬레, 그리고 월마트의 군대인 것이다).

그에 따르면 사람들은 먹거리를 가공하고 저장하는 신기술을 항상 경계의 눈빛으로 바라보았다. 19세기 후반 영국인들은 최초의 통조림을 "방부제를 친 음식"이라고 불렀다. 어머니, 의사, 성직자를 비롯한 여러 부류의 집단들이 20세기 초반 시작된 우유 저온살균법의 광범위한 보급에 반대했고, 냉동식품 산업의 팽창은 "서리 맞은 음식"에 대한 저항을 잠재우고자 했다. 그러나 그의 생각에, 다양성이나 맛의 손실에 대한 일부 우려에도 불구하고 이런 길은 보통 유익하고 필요한 것들이었다. 사람들은 지난해의 잘 익은 과즙 가득한 토마토와 같은 완전함을 떠올리지만, 그것을 구할 수 있는 것은 일 년 중 석 달뿐이라는 사실을 쉽게 잊는다는 것이다.

미국인들은 시장에 나오는 신선한 토마토의 80퍼센트가 에틸렌 가스로 숙성된 것이고, 일부는 멕시코나 네덜란드같이 멀리서 수입된 것이기 때문에 이제 일 년 내내 완숙 토마토를 살 수 있다. "물론 넝쿨에서 바로 딴 토마토 같진 않을 것이다. 하지만 BLT(베이컨, 상추, 토마토가 들어간 샌드위치—옮긴이)나 샐러드용으로는 충분하다." 그는 뒤뜰에 방울토마토를 키우는데, 아이들이 집에서 기르는 즐거움을 안 뒤로는 가게에서 파는 것은 먹지 않으려 한다고 말한다. "만약 당신이 정말로 역사적인 관점으로 바라본다면, 먹거리의 질은 평균적으로 보았을 때 식단의 건강성만큼이나 나아지고 있다."

하지만 모든 사람들이 이런 상황을 장밋빛으로 보는 것은 아니다. 캘리포니아 대학교 교수인 로버트 소머즈(Robert Sommers)는 고속도로에서 갓 수확한 토마토를 몇 미터 높이로 적재한 18륜 트레일러 뒤를 따라 운전한 적이 있었다. "트레일러가 시속 90킬로미터로 모서리를 돌자 토마토 몇 개가 트럭 위에서 떨어졌는데, 도로에 맞고는 튀어 오르는 겁니다!" 얼마나 기묘한 장면인가! 캘리포니아 대학 데이비스 분교의 소비자연구소 소장인 그는 그 사건이 자신의 농업 연구에 있어 일종의 전환점이 되었다고 말한다. "소비자에게 중요한 것들은 무시하면서 먹거리를 예쁘게 보이게 하는 연구를 지원했다"고 언급한다. "그러나 보기엔 깔끔하고 튼튼하지만 맛없는 토마토에 대한 소비자의 저항이 너무도 거세서, 대학은 기계화된 산업형 농업만을 지원할 수는 없게 되었다." 『단단한 토마토, 어려운 시대*Hard Tomatoes, Hard Times*』에서 짐 하이타워(Jim Hightower)는, 기계 수확과 인공 숙성에 잘 견디며 3층에서 떨어져도 멀쩡한 토마토를 육종하는 것(식물 육종가들의 호기심 때문에)을 사례로 하여 산업화된 농업 이야기를 다룬다. 억센 과일들은 우선 사람보다 더 빠른 최신 기계 수확기를 거치는데, 이

기계는 많은 캘리포니아 농업 노동자들의 일자리를 빼앗으며, 대농만이 구비가 가능하다. 소머즈에 따르면 "소농과 소비자 모두가 상처받고 있다." 그 일이 있은 후 캘리포니아 대학교는 소농연구소와 소머즈의 소비자연구소를 비롯한 다수의 대안농업 프로그램을 개설했다.

비행 시차를 겪는 과일

1800년대 중반의 증기선, 19세기 후반의 철도, 그리고 1900년대 중반의 냉장 트럭으로 먹거리 운송 기술이 발전하고 석유 가격이 하락하면서 먹거리 운송 비용이 극적으로 줄어들었다. 오늘날 전 세계로 운송되는 먹거리는 세 가지 방법 모두를 이용하기도 한다. 영국의 농장에서 일본의 식당으로 운송되는 냉장 쇠고기는 보통 큰 냉장 컨테이너선으로 동부의 미국 대서양 해안으로 가서, 다시 "이층 냉장 컨테이너 열차로 대륙을 가로질러 서부의 미국 태평양 해안까지 이동한다. 그곳에서 다시 일본행 배에 실리고, 일본에서의 마지막 운송은 트럭을 이용한다. 모든 운송은 적당한 온도 유지와 부패 방지를 위한 여러 기업들의 정확한 협조 아래 진행된다. (이렇게 대륙을 횡단하는 것이 바다만 이용하는 것보다 더 나은데, 톤당 운송비 절감이 가능한 대형 선박은 수에즈 운하나 파나마 운하를 통과할 수 없기 때문이다). 먹거리를 쉽게 운송, 선적할 수 있는 표준화된 컨테이너에 담는 방법 또한 비용 절감뿐 아니라 속도, 편의성, 규격화 등 여러 측면들에서 먹거리 운송에 혁명을 일으켰다. 세계에서 가장 선진적인 채소 농장 옆에는 수확한 농작물을 안에서 포장해서 시장으로 운송할 대형 컨테이너 트럭이 대기하고 있다.

컨테이너 운송으로 인해 20년 전에 비해 해상 운송(먹거리뿐 아니라 모든 상품)은 70퍼센트, 항공 운송은 50퍼센트의 비용 절감이 가능하다. 이런 절감은 계속 진행되어 온 것이다. 예컨대 1부셸의 밀을 시카고에서 런던까지 운송하는 데 드는 비용은 1865년 60센트에서 1900년에는 10센트로 떨어졌고, 지금은 사실상 1센트 밑이다. 미 농무부의 보고서에 따르면 "빠른 대형 증기선이 작고 느린 범선을 대체했고, 더 빠르고 큰 기차가 계속 도입되었다." 미국의 연간 먹거리 운송 비용은 1967년에는 40억 달러를 약간 상회하다가 1997년에는 거의 240억 달러로 증가했지만, 같은 기간 전체 먹거리 판매 가격의 비율은 7퍼센트에서 5퍼센트로 감소했다.

먹거리 가공과 운송의 혁신은 대개 함께 작동했다. 예컨대 과학자들이 냉동 오렌지주스 농축액을 개발하기 전까지 오렌지 재배업자들은 신선한 과일만 선적할 수 있었고, 온대 지역의 대부분의 사람들에게 오렌지와 오렌지 주스는 계절의 별미일 뿐이었다. 제2차 세계대전 동안 해외 파병 군대에 보급할 오렌지주스를 만들려는 미국 정부의 노력에 부응하여 과학자들은 오렌지주스 농축법(부피를 줄여서 저렴한 비용으로 운송 가능한)과, 농축되지 않은 주스 소량을 혼합물에 첨가하는 방법(향을 상당히 개선한다), 캔에 진공 포장하는 방법, 그리고 그 캔을 냉장 선박, 기차, 트럭에 선적하기 전에 냉동 터널을 통과시키는 방법 등을 개발했다. 오늘날에도 사용되는 이런 공정들은 오렌지 재배산업의 지역적, 계절적 제약을 사라지게 한 혁명이었고, 오렌지주스가 많은 미국인들과 유럽인들의 식탁에 매일 올라갈 수 있게 하여 냉동 오렌지주스가 수십 억 달러 규모의 시장을 갖는 세계적인 산업이 될 수 있게 했다.

이런 모든 먹거리 물류는 엄청난 양의 연료를 소모한다(아마도 풍부하고 값싼 석유가 없으면 불가능할 것이다). 화훼, 과일, 채소, 냉동식품같이 대부분이 물로 이루어져 있고 칼로리 물질은 그다지 함유되어 있지 않은 값비싸고 민감한 상품들이 바로 그 주범들이다(컬럼비아 대학교의 영양학자 조앤 구소(Joan Gussow)는 이를 "차가운 물을 운송하느라 대량의 석유를 태우는 과정"이라고 묘사한다). 캘리포니아의 살리나스 밸리에서 키워 약 5,000킬로미터 떨어진 워싱턴까지 대륙을 횡단해서 운송되는 상추는 목적지에 도착해 음식의 에너지로 제공하는 것보다 36배나 더 많은 화석 연료 에너지를 운송 과정에서 소모한다. 이 상추가 런던으로 보내지면(캘리포니아 상추는 영국으로 수출된다) 그 비율은 127배로 늘어난다. 산업계의 용어로 "썩기 쉬운 것"(perishables)은 먹거리 운송업에서 가장 빠르게 성장(연간 4퍼센트 이상)하는 부문이며, 점차 냉장 비행기로의 운송이 증가하고 있다.

대부분의 국제 먹거리 무역은 배를 이용하고 국내 운송은 철도나 트럭을 이용하는데, 이것들은 그나마 냉장 비행기에 비해서는 비교적 에너지 효율적인 운송 수단이다. 곡물이나 콩처럼 중량당 영양분이 집약되어 있는 농산물이나 커피, 차, 초콜릿, 향신료 같은 것들은 모두 건조해서 선적할 수 있기 때문에 공기 조절이 필요 없다. 그럼에도 스톡홀름 대학교의 아니카 칼슨-켄야마 교수에 따르면, 수입 재료로 만든 기본적인 식사 ─ 약간의 고기와 곡물, 과일, 채소 ─ 는 국내 생산 재료를 사용한 식사보다 네 배나 더 많은 에너지를 필요로 하고 네 배의 온실가스를 방출한다. 영국에서 먹거리 운송은 영국 온실가스 배출량 가운데에서 가장 비중이 크고 빠르게 증가하는 배출 원인이며, 전 세계 대부분의 국가들에서 같은 현상이 발생하고 있다.

장거리 먹거리 체제가 기후 변화에 대해 갖는 함의는 농업이 안정적인 기후에 가장 크게 의존하는 인간의 노동이라는 점에서 특히 역설적이다. 미국의 곡창 지대에서 중국의 동북평원과 남아프리카의 평원에 이르기까지 농민과 기후학자들은 수세대 동안 지속되어 왔던 강수량과 기온 패턴이 변화하고 있는 것을 발견했다. 필리핀에 있는 국제미작연구소(IRRI)의 식물학자들은 50년 전보다 평균기온이 2.5도 오른 캄보디아, 인도, 그리고 시험 농장이 있는 마닐라에서 주기적으로 발생하는 더위 피해를 이미 주목하고 있다. 연구원 존 쉐이(John Sheehy)에 따르면 "쌀과 밀, 옥수수의 경우에 30도가 넘는 상황에서 1도가 오를 때마다 곡물 수확량이 10퍼센트씩 감소한다. 우리는 이미 이런 임계점에 도달했거나 근처에 다다랐다"는 것이다. 열대 지방에서는 기온 상승으로 인한 피해 때문에 곡물 산출량이 30퍼센트 감소할 것이지만, 향후 50년간 영양실조 인구는 44퍼센트 늘어날 것이라고 그는 추정했다.

이런 변화는 거대한 대륙 간 먹거리 생산망을 교란하고 전 세계 곡창지대들도 변화시키면서, 멀리서 온 먹거리의 가격을 더 비싸고 불안정하게 만들 것이다. 전 세계로 먹거리를 이동시키는 데 사용되는 석유 전체는, 트랙터로 경작하고 비료를 만들고 물을 퍼오는 데 화석 연료에 심하게 의존하고 있는 현대 농업에서는 일부분일 뿐이다. 연료 가격이나 이용 가능성의 갑작스런 변화 — 많은 지질학자들이 10년 안에 석유 생산량이 정점(피크 오일)에 달할 것이라고 주장한다 — 는 갑작스런 기후의 변화만큼이나 농업에 커다란 충격을 주게 될 것이다. 지역 먹거리에 대한 관심은 이런 중독을 깨뜨리는 첫 걸음이 될 수 있을 것이다. 석유를 적게 사용하는 작물 재배법을 지금 배우고 있는 농민들은 앞으로 연료가 귀해지면 상황이 나아질 것이다. 지역 먹거리를 재배하는 지역 사회도 마찬가지다.

장거리 먹거리는 기후 변화에 기여할 뿐만 아니라, 그 대부분은 전적으로 말도 안 되는 부조리한 것이다. 지역과 국가들은 자신들이 이미 생산하고 있는 먹거리까지도 수입한다. 영국의 무역 통계에 대한 최근 조사 결과는 영국이 대량의 우유, 돼지고기, 양고기 등을 수입하는 동시에 비슷한 양의 동일한 먹거리 수억 톤을 반대쪽으로 수출하고 있다는 놀라운 현실을 보여주었다. 연구자들은 이런 "먹거리 맞바꾸기"를 운송에 대한 정부 보조, 대형 슈퍼체인과 식품 제조업체들의 중앙 집중적인 구매, 그리고 먹거리 자급 국가들에도 의무 수입 할당량을 정한 무역협정의 합작품이라고 설명한다. 우유의 경우 영국 대형 슈퍼체인과 식품 제조업체들은 표준화되고 예측 가능한 상품을 세계 시장에서의 소수 공급원으로부터 대량으로 구매하는 것을 선호하기 때문에, 영국 낙농 농가들은 우유를 국제 시장에 팔지 않을 수 없다. "독일, 오스트리아, 이탈리아, 헝가리, 아르헨티나, 칠레, 터키, 브라질, 중국, 미국의 농축액을 사용했다"고 적힌 트로피카나 상표가 붙은 사과주스 역시 마찬가지의 경제적 동력으로 설명 가능하다. 의심스러운 비용과 오염은 두말할 나위도 없지만, 세계 시장에서 가장 싼 상품을 구매하는 기업들은 장소에 대해서는 어떠한 생각도 가질 수가 없으며, 소비자는 자기가 도대체 무얼 마시고 있는 것인지 확신할 수가 없게 된다(앞서 열거한 국가들은 너그러운 살충제 허용치를 채택하고 있다). 생태경제학자 허먼 댈리(Herman Daly)는 이런 무역에 대해 "미국은 덴마크 설탕쿠키를 수입하고 덴마크는 미국 설탕쿠키를 수입한다. 제조법을 서로 교환하는 것이 훨씬 더 효율적일 것인데 말이다"라고 촌평했다.

다른 한편으로는 먹거리가 재배된 흙에서부터 점점 더 멀어지는 것과 동시에 쓰레기의 순환 고리 또한 끊어진다. 전 세계 유기물 쓰레기의 처리 동향을 추적하는 『생물순환』의 편집장 제리 골드스타인(Jerry Goldstein)은 장거리 먹거리 체제의 특징이 "한쪽 끝에서는 막대한 양의 음식물 쓰레기를 만들어내고, 다른 한쪽 끝에서는 화학 비료 사용을 선호함으로써 식물에 필요한 영양분을 공급하는 이상적인 원천과 유기 물질을 없애버리는 것"이라고 강조한다(대형 슈퍼체인, 음식점, 가정집에서 나오는 음식물 쓰레기를 모아 이를 발효시켜 공원, 농장, 숲으로 보내는 프로그램이 전 세계에서 성공적으로 추진되고 있다). 또한 먹거리 운송거리의 증가는 장기 운송 및 보관이 가능하도록 먹거리 포장의 증가와 동시에 발생한다. 최근 많은 도시들에서 발생하는 쓰레기 흐름의 상당 부분이 음식물 쓰레기와 포장재이다. 북미의 도시들에서는 전체 쓰레기 매립량의 3분의 1이나 된다.

요리상의 이점에서 논란의 여지가 있지만, 먹을 수 있는 포장지는 이런 상황을 개선하는 데 도움이 될 것이다. 썩은 음식물 쓰레기로 가득 찬 매립지 —농지로 이용하기에 가장 적당했을— 는 이제는 너무도 멀리 뻗어나간 탓에, 취약점을 드러내고 있는 먹거리 공급망이 보여주는 한 가지 징후이다. 장거리 먹거리는 세계의 특정 지역을 먹여 살리고, 많은 사람들에게 이국적인 먹거리를 제공하는 데 기여해왔지만, 이젠 너무 멀리 나갔다. 시들지 않은 상추를 세계 각지로 운송하거나, 남는 쇠고기를 판매할 세계 시장을 찾으려는 노력이 한때는 가치 있고 필요했다. 지금은 탐욕스러운 동기와 결탁한 기술이 같은 논리를 갖고서 온갖 불필요한 운송 형태들을 낳고 있으며, 이런 작태는 사람들이 그 폐해를 애써 부인하는 한 계속될 것이다. 대륙을 건너온 상추는 놀랄 만한 외관과 새로움으로 대형 슈퍼체인 고객들의 감탄사를 자아냈다. 그러나 그것 때문에 지역의 상추 재배 농민을 말살시키고, 샐러드가 맛없고 밋밋하게 느껴지며, 지구가 감당할 수 있는 양보다 더 많은 화석연료를 빨아올리게 된다. 이런 일이 발생한 지 아직까진 수십 년밖에 지나지 않은 지금이 바로 대륙을 넘나드는 상추가 사라질 때이다.

세계 곳곳의 도전: 하와이의 마우이 섬

화석연료의 낭비를 걱정하는 사람들이 하와이 농민들이 어떻게 소를 키우는지 알게 된다면 아마도 놀라 자빠질 것이다. 유기농 농민으로 전환한 아메리카 온라인 사의 전직 임원 데이비드 콜(David Cole)은 "나는 이걸 배를 타고 있는 음식이라고 부른다"며 농담조로 말한다. 해마다 하와이는 약 4만 2,000마리의 소를 배에 태워 도축 전 비육을 위해 3,500킬로미터 떨어진 캘리포니아까지 보내고, 포장된 고기가 다시 하와이로 돌아온다. "매우 이상한 상황이다"라고 그는 말한다. "에너지 관리 측면에서 윤리적이지 않다. 환경 관리의 측면에서도 도덕적이지 않으며, 안정적인 수급의 측면에서도 어리석은 일이다." 미국 서부의 부두 파업이나 기상 악화로 며칠 동안 하와이 식료품 가게의 진열대가 텅 빌 수도 있다. "만약 이런 일이 몇 주나 몇 달 동안 계속된다면 어떻게 할 것인가?" "아마 우리는 서로 잡아먹기 시작할 것이다."

2003년 그의 오랜 친구가 마우이 섬의 가장 큰 지주이자 고용주인 마우이 파인애플 및 토지 회사 경영을 위해 고향 하와이로 돌아올 것을 제안했을 때 그는 흔쾌히 응했다. 콜은 예전에 버지니아의 침체된 농촌 지역을 유기농과 수제 식품, 그리고 음식에 대한 인식 재고를 위한 메카로 탈바꿈하는 데 기여한 적이 있었다. 상황은 변했다. 기후도 달랐다. 그러나 비전은 같았다. 지역 주민과 경관의 관계를 회복하면서 이윤도 벌어들이는 사업을 창출하는 것이다.

가능성을 과장할 수는 없다. 2003년 하와이 농업 회의에서 농업경제학자 켄 미터(Ken Meter)는 20만 헥타르의 기름진 농경지를 놀리고 있는 하와이 열도가 현재 먹거리의 90퍼센트 이상을 수입하는 것으로 추정했다(주 정부는 휴경 비율이 85퍼센트라고 추정한다). 그의 발표에서 가장 놀라운 그림은

(2000년 달러 기준으로) 관광객의 먹거리 구매액이 1969년에서 2000년 사이에 5억 달러에서 22억 달러로 증가하는 동안에 하와이 농장의 연소득은 5억 달러에서 2억 달러로 줄었다는 것이다.

워싱턴의 한 식당에서 콜과 이야기할 때 버지니아산 쇠고기가 나오자, 그는 냅킨 뒷면이 **빽빽**할 정도로 급히 숫자를 휘갈겨 썼다. 복잡한 방법으로 소, 돼지, 양, 닭 각각이 같은 목초지를 돌아가면서 사용하는 것을 그는 "단백질 콘도"라고 불렀다. "매우 효율적으로 태양 에너지를 단백질로 전환할 수 있다"고 설명한다. 경제적인 근거는 한층 더 강력하다. 돼지, 양, 소, 닭 사육 기업들은 일정 기간 동안 목초지("콘도")를 사용함으로써 울타리 설치 비용을 절감할 수 있다. 어떤 수입 사료도, 운송 비용도 없다. "당신은 지분을 더 많이 확보하고, 토양은 비옥해진다"고 말한다.

하지만 하와이의 아후푸아아(자급 공동체)와 말라마아이나(땅 보살핌)라는 개념을 따르는 콜의 비전은 고기에 머물지 않았다. 그는 농민들과 함께 여섯 가지 기름씨앗(oilseed) 작물을 바이오디젤 연료로 전환하는 일을 하고 있다. 그리고 파인애플 같은 수출용 작물 대신에 하와이의 고급 리조트에 공급할 유기농 육류, 과일, 채소를 재배하고 있다(리조트 관광객들이 매년 지역 주민들과 맞먹는 금액을 먹거리에 지출한다). 콜에게 수십 억 달러에 달하는 모든 수입 채소와 섬 밖에서 비육한 쇠고기는 하와이 농민들과 열정 가득한 먹거리 사업체들을 살찌울 수 있는 것들이다.

일곱 개의 목장 연합인 마우이 가축 회사의 경영자이자 목장주인 알렉스 프랑코(Alex Franco)에 따르면 "이들은 여기 마우이 섬 농업에 흥분을 되찾아 왔다." 매년 이 회사에서 관리하는 5,000마리의 소 가운데 절반 정도를 마우이 파인애플 및 토지 회사의 방목지, 그리고 파인애플 사료를 써서 기른다. 협력 이후로 프랑코 회사의 판매량은 일주일에 1마리에서 30마리로, 3명의 고객이 60명 이상으로 증가했고, 널찍한 새 가공 공장으로 옮겼다. 그는 "지역 생산물에 대해 엄청난 지원이 있었다"고 말하면서, 또한 쇠고기의 질이 미국 본토에서 도축 전 비육된 쇠고기보다 뛰어나며, 많은 가족 목장들이 자기 땅을 계속 유지할 수 있다고 덧붙였다. "우리는 올바른 방향으로 나아가고 있다."

"우리는 섬사람들이기 때문에 만약 우리 먹거리에 대해 정치적 경계를 넘어갈 수 있는 자유만 주어진다면 다른 지역 사람들보다 지역 먹거리에 대해서 더 많은 인식을 갖게 될 것"이라고 콜은 말한다. 마우이 상공회의소에서 한 최근 연설에서, 그는 마우이가 다른 섬들에 모범이 될 수 있고 하와이가 다른 주들에 모범이 될 수 있다고 주장했다. 거의 무한정으로 이 사례를 확장할 수 있다. "궁극적으로 우리 모두는 가장 큰 섬에 살고 있다. 하나뿐인 푸른 지구에서."

3장

월마트 효과

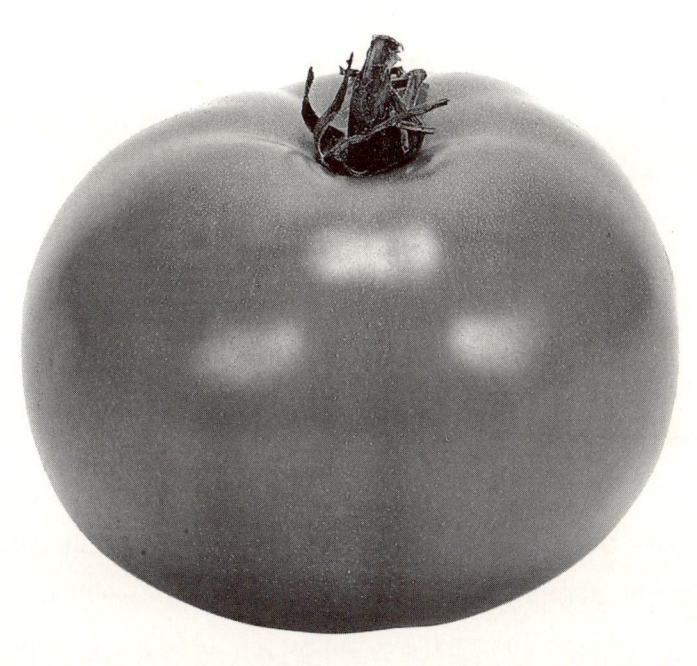

먹거리를 장거리까지 운송할 수 있는 능력이 생겨나자, 전 세계의 농민과 먹거리 사업체 간에 잔혹한 경쟁이 일어났다. 강대국과 국제적인 거대 기업들은 지역의 농민과 정육업자, 제빵업자, 동네 식료품업자가 차지했던 전통적인 시장에 끼어들었다. 이 기업들은 대개 원스톱 쇼핑의 편의를 제공하면서 저가로 상품을 판매했고, 계절적인 가격 변동이나 경기 침체를 대비해 충분한 자금을 가지고 있었다. 소규모 상점들은 밀려났다. 이런 과정에서 오늘날까지도 인간적인 관계(당신의 이름과 당신이 제일 좋아하는 부위를 알던 정육업자는 익명의 종업원으로 바뀌었다), 얼마간의 편리함(멀리 있는 대형 슈퍼체인보다는 동네 가게가 편리할 것이다), 선택의 폭 축소(한 기업에서만 물건을 사는 경우) 같은 것들이 사라지고 있다. 또한 지역 사회는 멀리 떨어진 기업 본사에서 내려지는 의사 결정에 영향을 미치기 힘들기 때문에 자기 먹거리에 대한 통제력을 상실한다. 아마도 가장 큰 손실은, 지역 생산물을 쌓아두고 있는 지역 소유의 사업체를 원격지의 기업들이 소유하면서 전 세계에서 조달된 상품을 쌓아두고 있는 매장으로 대체되어 돈이 더 이상 지역에서 돌지 못하게 되는 것이다.

미네소타 주 미니애폴리스에 있는 <크로스로즈 자원 센터>의 경제학자 켄 미터와 존 로살레스(Jon Rosales)는 미국 중서부를 대표하는 지역인 미네소타 남동부의 농업 경제에 대한 최근 분석에서 이 과정을 다음과 같이 묘사했다. 이 지역 농민들은 2001년 9억 9,600만 달러의 농산물을 판매했지만 그것을 재배하는 데는 11억 1,800만 달러가 들었다(그 대부분은 원격지의 공급업자, 채권자, 지주에게 지불한 비료, 농약 및 농지 대금)는 사실을 발견했다(연방 정부 보조금이 아니었다면 많은 농민들이 파산할 것이다). 반면에 지역 주민들은 먹거리 구매에 6억 7천만 달러 이상을 썼지만 거의 대부분은 지역 밖에 있는 기업이나 생산자에게 돌아갔다. 종합하자면, 현재의 경제 구조가 "지역의 농가와 먹거리 경제로부터 매년 10억 달러가량을 뽑아낸다"고 미터는 결론지었다. 그 금액은 지역의 모든 농가 생산액과 같은 금액이다.

돈과 일자리, 먹거리를 지역 경제 바깥으로 내모는 것은 새로운 추세가 아니라 지난 세기 동안 계속해서 증가해온 일이다. 먹거리가 멀리 운송되면서 지역에 남는 먹거리의 액수는 줄어들게 된다. 먹거리를 운송, 가공, 포장, 판매하는 것이 먹거리 자체보다 더 중요해진다. 그리고 예전에는 농촌 지역 사회가 하던 일이 점점 더 다른 지역이나 국가로 주변화되면서, 최종 수익 중 지역 사회의 몫은 점점 줄어든다. 미국에서 소비자가 먹거리에 1달러를 지출할 때 농민에게 돌아가는 몫은 1910년에는 40센트를 상회했던 것이 1997년에는 7센트를 조금 넘는 정도로 급감했다. 반면에 지속적으로 그 수가 줄어든 가공, 운송, 중개, 광고, 소매 기업의 몫은 계속 팽창하고 있다(그림 3-1을 보라). 예컨대 1달러로 빵 한 덩어리를 사면 보통의 미국 밀 재배 농민에게 6센트가 돌아가고, 포장업자에게도 같은 금액이 돌아간다.

월마트의 경영 모델을 한번 살펴보자. 예전에는 소규모의 다양한 지역 빵집, 식료품점, 정육점, 우유가게, 농민장터 등에서 이루어지던 사업들을 월마트는 개장 즉시 한 번에 흡수할 수 있으며, 또 흡수한다(세계 최대의 소매 기업인 월마트는 최근 세계 2위의 먹거리 소매 기업이 되었다). 어떠한 지역 사업체들도 자신들이 판매할 수 있는 고객의 수는 극히 제한되어 있다. 그러나 전국적이거나 다국적인 기업은 매일 전 세계 수천 개의 매장에서 수백만 명의 고객을 상대할 수 있다. 게다가 공급망 속의 특정 고리를 독점화함으로써 농장에서 대형 슈퍼체인에 이르는 모든 단계의 먹거리 기업들을 통합하는 추세는 더욱 가속화된다(참고 3-1을 보라). 세계화가

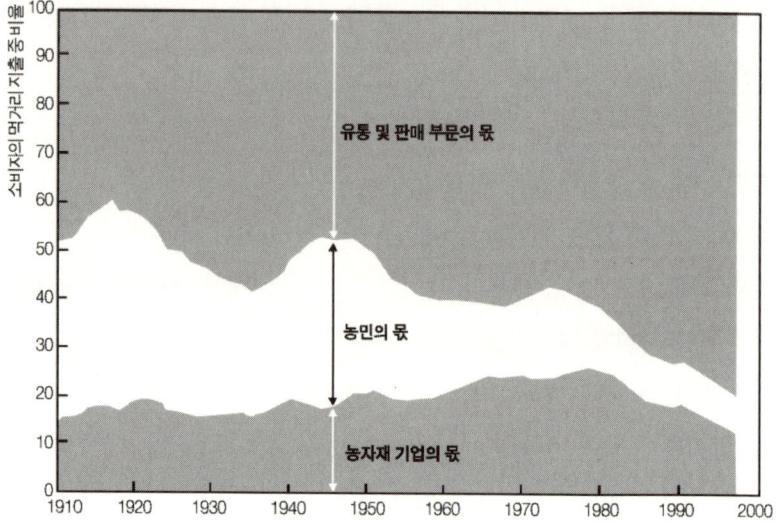

〈그림 3-1〉 먹거리 관련 수익 중 농민 몫의 감소, 1910-1997

우리가 먹거리에 지불하는 돈의 대부분 — 사실 거의 전부 — 은 농민이 아닌 곳으로 들어간다. 엄청난 현금이 세계식량체계로 흘러들지만 농민이 만질 수 있는 돈은 계속 줄어든다는 의미다. 캐나다 서스캐처원 주의 농민이자 캐나다 전국농민연맹의 전 대표인 네티 위브(Nettie Wiebe)는 "사회가 원료 농산물의 가격을 제대로 쳐주지 않는 것은 농민을 가치 없는 존재로 폄하하는 것"이라고 생각한다. 달리 말하면, 농민을 존중하지 않는 사회는 먹거리를 존중할 수 없다는 것이다.

출처: Stewart Smith, Department of Resource Economics and Policy, University of Maine, Orono, Maine, unpublished data sent to author, 4 February 2002.

지역 문화에 미치는 영향을 연구하는 <국제생태문화협회>(ISEC)의 헬레나 노르베리-호지는 "생산과 판매는 공생 관계"라고 말한다. "대규모의 특화된 농업은 세계화되고 집중화된 시장에 가장 적합하며, 그 역도 마찬가지이다." 예컨대 맥도날드가 프렌치프라이용 감자와 쉐이크용 우유를 수천 개에 달하는 소규모 농장과 목장에서 구매하는 것은 완전히 비현실적인 일이다(앞서 언급했듯이 거래 비용을 줄이고 표준화된 상품을 확보하기 위해 수입업자와 여타 유통, 가공, 판매업자는 소수의 대농에게서 구매하는 것을 선호한다).

언덕에서 눈덩이가 굴러 내려갈 때 속도가 붙고 더 커지는 것처럼, 통합화의 추세는 위협적으로 계속될 것이다. 영국 러프버러 대학교의 폴 돕슨(Paul Dobson)교수는 EU 15개국 — 300만 명이 넘는 약 1조원의 유럽시장 — 에서 상위 다섯 개 소매 기업이 식료품 판매에서 차지하는 비중이 1993년에서 1999년 사이에 41퍼센트에서 49퍼센트로 증가했고, 그 추세가 강화되고 있음을 밝혔다. 많은 거대 식료품 소매 기업들은 국경을 넘어 활동하고, 거대한 규모 때문에 농민과 먹거리 사업체에 비해 상당히 큰 협상력을 갖고 있다. "이는 거대 소매 기업을 위한 악순환의 하나"라고 그는 강조한다. 최근 스페인의 거대 기업 프로모데스와 합병한 후 유럽 최대의 소매 기업이 된 까르푸 같은 기업은 오렌지에서 우유나 냉동식품에 이르는 모든 것을 최저가로 공급받을 수 있는데, 이로써 소규모 경쟁업체를 따돌리고 시장 점유율을 더 높일 수 있다. 이것은 다시 공급자들과의 관계 속에서 자신의 입지를 강화시켜준다. 먹거리 공급망의 아래로 내려갈수록 그 의미는 더욱 우려스러운 것이다. 구매의 규모가 커질수록 소농과 먹거리 제조업자는 완전히 쫓겨날 것이다. 어떤 경우에는 소비자가 값싼 먹거리로 이득을 보아왔다고 그는 주장한다. 그러나 이들 또한 유럽 각지에서 팔리는 먹거리에 고유함을 불어넣는 생산물, 공급자 및 스타일이라는 측면에서는 점점 더 단조로운 환경에 직면하게 된다. 그리고 경쟁이 소멸됨으로써 가격 담합이나 건강 기준의 하향과 같은 일련의 불건전한 관행으로 빠져들 것이다.

참고 3-1. 각종 농산업의 집중화

　1980년 유엔의 초국적 기업 센터는 세계 상위 180개 먹거리와 음료 기업 조사를 통해 유제품, 육류, 열대 과일, 곡물, 열대 채소 등의 부문에서 뚜렷한 수준의 시장 집중화를 발견했다. 캐나다에 있는 ETC 그룹의 호프 샌드(Hope Shand)는 최근에 같은 연구를 했다. 그는 예전의 180개 기업 중에서 단 3분의 1정도만이 오늘날에 존재하고 "거의 모든 나머지 기업은 살아남은 기업에 흡수되었다"는 것을 발견했다. 예를 들어 1980년에는 65개의 기업이 세계 농약 시장의 주요 경쟁자였다. 오늘날에는 단 10개의 기업이 80퍼센트의 시장을 지배한다. 같은 사례를 다른 부문의 농산업에서도 볼 수 있다.

종자: 상위 10개의 기업이 세계 종자 시장의 3분의 1을 지배한다. 5개의 기업이 세계 채소 종자 시장의 75퍼센트를 지배한다.

무역: ADM과 카길 두 기업이 세계 곡물 시장의 약 75퍼센트를 지배한다. ADM과 카길을 포함해서 4개의 기업이 기름씨앗 무역을 지배한다. 상위 4개의 커피 수입 기업이 세계 시장의 40퍼센트를 지배한다(또한 4개의 기업이 45퍼센트의 세계 커피 가공시장을 지배한다). 소수의 다국적 기업이 90퍼센트의 코코아와 파인애플 무역, 80퍼센트의 차 무역, 80퍼센트의 바나나 시장, 60퍼센트 이상의 설탕 무역을 지배한다.

육류와 우유: 한 기업이 중앙아메리카의 닭고기 구매의 60퍼센트를 지배한다. 미국에서는 4개의 기업이 쇠고기 포장의 80퍼센트 이상을 지배하고, 6개의 기업이 돼지고기 포장의 75퍼센트

> 를 지배한다. 상위 5개의 기업이 세계 우유 가공의 41퍼센트를 차지한다. 3개의 기업이 세계 사료 생산의 대부분을 지배한다.
>
> 소매점: 상위 30개의 식료품 기업이 세계 판매의 33퍼센트를 지배한다. EU 15개 회원국 중에서 4개국을 제외하고는 모두 상위 5개의 대형 슈퍼체인이 국내 시장의 절반 이상을 지배한다. 홍콩, 프랑스, 독일, 영국 등의 많은 국가에서 상위 5개의 소매 기업이 국내 판매의 70퍼센트 이상을 차지한다. 1994년에서 1999년 사이에 브라질 상위 10개 대형 슈퍼체인의 점유율은 23퍼센트에서 44퍼센트로 증가했다. 월마트에서 먹거리를 팔기 시작한 것은 1988년인데 현재는 미국 최대의 먹거리 소매 기업이며 세계에서는 두 번째이다. (모든 상품에 대한 수익을 보자면 월마트의 수익은 두 번째로 큰 기업의 네 배이다.)
>
> 출처: 호프 샌드의 분석은 Pat Roy Mooney, "Concentration in Corporate Power," *Development Dialogue* (Dag Hammarskjold Centre, Uppsala, Sweden), January 2001, pp. 89, 90.

'대형' 문화

경제학자들은 오랫동안 국내외를 막론하고 식재료의 무역이 늘어나면 소비자, 농민, 먹거리 기업 모두에게 이익이 된다고 주장해왔고, 더 나아가 바로 그 때문에 이런 먹거리 체제가 지배하게 된 것이라고 주장한다. 그러나 일국적이고 세계적인 수준에서의 여러 정책은 대규모의 거대하고 특화된 농장을 선호하면서 지역 시장과 다양화된 소농들에는 적대감을 보여 왔다. 화석연료, 도로 및 여타 교통 인프라와 상품 생산에 대해 지원되는 보조금들은, 고도의 오염을 유발하는 농장에서 생산되어 냉장선에 실려 전 세계를 돌아다니는, 비닐로 포장된 먹거리들을 인위적으로 값싸게 보이도록 만들었다. 현 체제를 옹호하는 사람들은 이것이 더 낫고 효율적이기 때문에 성공했다고 주장하지만 이것은 먹거리 안전성, 소모적인 화석연료의 사용, 농촌 사회의 경제적 삶 파괴 등등 계산되지 않은 수많은 비용들을 간과한다.

농산업이 아니라 이웃을 위한다는 소농의 장점에 대해 동의하느냐와 상관없이, 지역 먹거리 생산에서 멀어지면서 다른 곳의 거대 기업에 점점 더 의존하는 움직임이 자생적으로 발생하는 것이 아니라는 점은 분명하다.

예컨대 캘리포니아가 미국에서 신선한 농산물 시장의 지배자로 부상한 것은 단순히 운이나 자연 조건 때문만은 아니었다. 예일대학교의 역사학자 스티븐 스톨(Steven Stoll)은 『자연적 혜택의 결실The Fruits of Natural Advantage』이라는 책에서, 그 대신에 손을 잘 맞춘 로비, 끊임없는 조직화, 엄청난 광고, 그리고 무자비한 경제적 침투에 의한 것임을 보여준다. 다른 주 농민들이 지역민들을 위해 다양한 과일을 재배했던 1930년대에 캘리포니아의 과수업자들은 미국 주요 도시의 과일 시장을 장악할 가능성을 궁리하기 시작했다. 그는 "전통적인 캘리포니아 인들의 자만심으로 가득 찬" 캘리포니아의 한 농민이 동부 여행 중에 겪은 충격적인 반응을 묘사했다. 그 농민은 미시간 호수 근처의 거대하고 비옥한 농지에서 "전국에 몽땅 공급할" 만큼이나 "복숭아, 모과, 자두, 배, 포도"가 자라는 것을 보고는 기가 확 꺾였다. "신은 캘리포니아 혼자서 모든 과일을 지배할 수 없도록 했구나"라고 인정했다. 그러나 캘리포니아 사람의 기업가 정신을 꺾을 수는 없었다. 이들은 정부를 상대로 물 보조금을 지급하고, 캘리포니아 대학에 과일 연구 학과를 설립해 돈을 대고, 산업계의 표준을 정하고, 다른 주와의 경쟁에서 승리하기 위한 광고 캠페인을 지원하도록 로비를 진행했다.

일단 이런 과정이 시작되자 더 큰 농장, 더 큰 식품 공장, 더 큰 마트를 지향하는 일종의 관성이 작용하게 된다. 그 영향은 농민들의 생계를 넘어서 사람들이 좋은 먹거리를 판단하는 기준에까지 미쳤다. 즉 새로운 농업 경영 모델로 인해 먹거리에 대해 완전히 새로운 심리적이고 감성적인 태도가 출현한다. 여러 세대에 걸쳐 가족들은 다음 수확을 기다리면서 그에 따라오는 전통과 축제, 요리법들까지도 즐겨왔다. 하지만 "제철이라는 개념이 사라지자 사람들은 먹거리가 특정한 환경에서 비롯된다는 것을 쉽게 잊었다"고 스톨은 강조한다. "미국인들은 더 이상 지역에서 먹거리를 구하지 않기 때문에 지역과의 관계가 거의 사라졌다."

'대형' 문화는 일종의 획일성의 문화를 조장한다. 계절별 먹거리나 원재료는 획일적이고, 살균되고, 예측 불가능성이 낮은 손질된 작은 조각들로 바뀌었다. 예컨대 1960년대까지도 미국 소비자들은 식료품점에서 다양한 종류의 닭 또는 칠면조(튀김용, 구이용, 통구이용, 스튜나 수프용 닭)를 구할 수 있었고 보통은 한 마리를 통째로 사서 내장으로 요리를 만들고, 남는 잡동사니로 수프를 끓였다. 오늘날에는 통닭은 거의 찾을 수 없고, 구한다 해도 어떻게 요리해야 할지 잘 모를 것이다. 대신에 수많은 종류의 양념(바비큐 소스, 데리야끼 소스, 쉐이큰 베이크 소스)으로 버무려지고 손질된 냉동 닭 부위(가슴, 날개, 다리)를 볼 수 있다. 다진 닭고기를 다리 모양으로 만든 냉동 치킨너겟을 소비자들은 "닭"이라고 생각한다. 캘리포니아 과일산업의 경우, "흠집 없고 균일한, 옅은 노란색을 띤 약 6센티미터 크기의 둥근" 넘버원 바틀렛 통조림 배를 미국인들이 배라고 생각하도록 만들었다. 이런 획일성은 삶의 유전적 다양성을 감소시킬 뿐만 아니라, 사람들이 특정 먹거리가 어때야 한다고 생각하도록 만드는 일종의 불합리한 표준을 만들어내기도 한다.

먹거리 산업은 종종 이런 표준을 바꾸는 무모한 일에 뛰어들기도 한다. 『오븐에서 나온 것Something From the Oven』이라는 책에서 로라 샤피로 (Laura Shapiro)는 필스베리, 제너럴 밀즈 같은 선도 먹거리 기업이 제2차 세계대전 이후에 저명 먹거리 작가나 여성 잡지들과 어떻게 협력했는지 보여준다. 이들은 미국 주부(나중에는 전 세계의 주부)를 상대로 원재료부터 식사를 준비하는 것이 가공 케이크 가루, 레토르트 식품, 냉동 달걀 스크램블보다 손이 많이 가고, 구식이며, 비위생적이고, 값이 비싸다는 등 대개가 그보다 못하다는 점을 설득했다(즉석식품과 반조리 식품의 유행이 전적으로 기업들의 치밀한 세뇌의 결과는 아니다. 많은 여성이 자기 시간에 다른 일을 하는 것을 원했다). "20세기로 접어들면서 시작된 먹거리의 기계화는 요리 그 자체 대신에 허영심을 불어넣으면서 미국인의 식습관에 엄청난 피해를 입혔다." 그에 따르면 공장 상품의 품질 ─ "정말 달콤하고 고소하고 부드럽다" ─ 이 부엌에 점점 더 많이 나타나면서 점점 더 많은 사람들이 이를 받아들였다. "상위 50대 먹거리 기업들이 포장된 먹거리를 접시 위에 바로 올려놓으려 시도했다. 이들의 꿈은 신선한 먹거리를 완전히 내쫓는 것이었다."

일단 사람들이 먹거리의 새로운 표준 ─ 저녁 식사가 상자에서 나왔는지, 과일이 일 년 내내 똑같아 보이는지에 상관하지 않고 ─ 에 적응하게 되면 그 습관은 좀처럼 바뀌기 어렵다. 리자이너 대학교의 농촌사회학자 조앤 야페(JoAnn Jaffe)에 따르면, 소비자들은 "오븐이나 전자레인지로 요리할 수 있고 매번 정확하게 같은 맛을 내는 표준화된 제품을 기대하게 되었다." 다른 것을 경험하지 못한 사람들은 더 좋은 것을 알지 못하게 된다.

먹거리 무역의 비용

이런 패턴이 지역끼리 서로 치고받고 싸우는 국내 수준에서만 발생하는 것은 아니다. 전 세계 수준에서 지역 생산으로부터 멀어지는 것 또한 전적으로 자발적인 것은 아니었다. 영국 노리치 대학교 발전학 교수인 데이비드 시든(David Seddon)에 따르면 "국내 시장 개방을 요구하는 국제통화기금(IMF)과 세계은행의 차관, 지역 생산을 말살하는 막대한 보조금을 받는 먹거리를 수입하라는 제1세계, 그리고 지역 블록 및 세계 무역협정들의 강요를 많이 받을수록, 많은 국가들에서의 자유화는 더더욱 자발적이지 않게 된다." 1970년대에 많은 개도국들이 IMF와 세계은행이 장려한 소위 "구조 조정 프로그램"의 일환으로 주곡 작물에 대한 보조금은 축소하고 수출작물을 지원했다.

국제기구의 압력은 먹거리까지도 포함하고 있는 NAFTA, WTO, 메르코수르(MERCOSUR, 남미무역조약) 등의 국제협정과 함께 1990년대에 걸쳐 계속되었다. 먹거리 무역 장벽을 철폐하면 모든 사람에게 번영을 가져다준다고 굳게 믿는 정치인, 경제학자, 기업인의 압력도 있었다. 국경을 개방하면 부국들이 제3세계 농업에 투자하고 제3세계 상품을 구입한다는 논법이 전개된다. 수출이 증가하면 굶주림과 빈곤이 줄어든다는 것이다. 그러나 많은 경우 먹거리 무역의 자유화는 완전히 정반대의 결과를 낳았다.

멕시코의 최근 경험을 한번 보자. NAFTA에 참여하고 세계 먹거리 시장에 지속적으로 통합된 결과, 멕시코는 미국과 세계 각지에서 더 많은 옥수수를 수입하고 있다. NAFTA가 발효된 1994년 이래로 미국 옥수수 수입량은 18배 증가하여 지금은 멕시코 옥수수 공급량의 4분의 1에 달한다. 미국 옥수수가 값이 싼 주된 이유는 미국 정부가 자국의 옥수수 생산에 막대한 보조금을 지원하기 때문이다. 그러나 멕시코가 지불해야 할 대가에는 옥수수 농민들이 농촌을 집단적으로 떠나고 자국의 옥수수 다양성이 상실되는 등의 비용 또한 포함되어 있다.

시든에 따르면 "세계 무역에 대한 수세기에 걸친 경험을 보았을 때, 스스로 세계 시장에 문을 여는 그 즉시 위험이 커진다는 것을 알 수 있다." 국제 상품 가격은 한 국가가 수출로 벌어들이는 수익을 감소시키거나 완전히 없애버릴 수도 있다. 또한 수입 측면에서는 통화 가치가 하락하여 먹거리 수입 비용이 급상승할 수 있다. 만약 멕시코의 통화 가치가 하락하거나, 달러가 상승하거나, 아니면 세계 경제 속에서 다른 변수가 발생한다면, 값싼 미국 옥수수 가격도 멕시코가 감당할 수 없을 정도로 급등할 수 있다. 정확히 그런 일이 1996년 발생했다. 세계 곡물 가격이 뛰기 시작하면서 지난 2년간 낮은 가격 때문에 자기 땅에서 쫓겨났던 굶주린 멕시코 농민들은 먹거리를 구하기 위해 곡물 트럭을 약탈하지 않으면 안 되는 상황으로 내몰렸다. NAFTA 체결 이후를 보면, 멕시코 옥수수 농민은 돈과 시장 점유율을 잃었고, 멕시코의 옥수수 가격은 천정부지로 치솟았다. 옥수수 다양성의 원산지인 멕시코가 이제 자신의 문화, 식단, 그리고 경제에 널리 영향을 미치는 먹거리를 다른 나라에 의존하게 되었다.

로리 앤 스럽(Lori Ann Thrupp)은 중남미의 과일과 채소 수출산업을 분석한 『쓸쓸한 수확The Bittersweet harvest』에서 농민들이 지역에서 소비하는 주식 작물 대신에 먼 나라 수출용 베이비 브로콜리, 당근 등을 재배하게 되면서 지역 공동체가 어떻게 고통 받을 수 있는지를 보여준다. "많은 경우 농민들이 그런 모험으로는 먹거리를 살 충분한 돈을 벌지 못한다. 이들이 환금작물 재배의 유혹에 넘어가면 이들의 안정적인 먹거리 수급은 불가능하다." 대부분의 수출지향적 농업의 수혜자는 가공, 포장, 마케팅에 나서는 거대 기업들이라는 점을 그는 역설한다(자국의 이익에 따라 무역협정을 만들어낼 수 있는 강대국인 미국과 캐나다 같은 국가에게도 자유화는 농촌 사회에 도움이 되지 못했다. NAFTA 체결 이후 농업 상품을 가공하고 무역하는 기업의 이익은 급증했지만, 양국의 상품 가격과 농민 소득은 곤두박질쳤다).

이런 권력 게임은 오랫동안 작동해왔다. 19세기 말 강력한 엘니뇨현상으로 남미와 아시아 대부분 지역에서 가뭄이 악화되어 3,000만~6,000만 명이 죽었을 때, 농민들이 빈번히 굶어죽은 것은 식민 통치자가 곡식을 징발해서 이윤이 큰 수출 시장에 내다팔았기 때문이었다. 당시에는 증기기관차와 전보가 먹거리 무역의 최신 기술이었다. 먹거리 부족으로 값이 오른 지역을 어디로든 알릴 수 있었고, 살 사람만 있다면 먹거리를 원하는 곳으로 운송할 수 있었기 때문이다. 『후기 빅토리아의 대학살: 엘니뇨로 인한 기근과 제3세계의 형성 *The Late Victorian Holocausts*』의 작가 마이크 데이비스(Mike Davis)는, 영국이 지배했던 인도에서 "기근에 대한 제도적 보호 장치로 찬양되었던 신규 철도가 사실은 상인들이 가뭄에 시달리는 지역에서 거둬들인 곡물을 비축을 위해 중앙으로 운송하는 데 사용되었다. …… 곡물 수출로 얻은 이익은 생산자가 아니라 부유한 봉건지주, 고리대금업자, 그리고 곡물상의 주머니로 들어갔다"고 쓰고 있다.

무역의 확대가 일국이 먹거리를 자급할 가능성에 도움이 되는지 해가 되는지의 논쟁은 언제고 쉽게 마무리되진 않을 것이다. 유엔 식량농업기구(FAO)의 최근 연구는 원인과 결과를 분리하기가 얼마나 어려운지를 조금이나마 보여준다. 2003년판 연례보고서 『전 세계 먹거리의 불안정성 *The State of Food Insecurity in the World*』에서 FAO는 국가별로 먹거리 무역과 기아 발생률을 비교한다. 이 보고서는 기아가 가장 적은(가장 잘 사는) 국가는 먹거리의 수입량이 많다는 것을 보여준다. 굶주린 국가에는 먹거리를 수입하는 것이 스스로 재배하는 것에 비하면 미약한 보완책에 불과했다. 그런데도 굶주린 국가들은 여전히 수출로 벌어들이는 수익의 두 배 이상을 먹거리 수입에 쓰고 있다. 가난한 나라의 "국제무역에서의 상대적 고립도는 식량 자급률보다는 취약성을 측정하는 척도인 것으로 보인다"라고 FAO는 결론 내린다. 달리 말하면, 세계화 시대에도 여전히 가난한 국가는 먹거리를 살 돈이 없어서 굶주리는 것이지, 무역을 회피하기 때문이 아니다. 실제로 먹거리 자급률이 높은 나라는 잉여 생산물을 갖게 되고 강력해진 농업 부문이 부유층을 형성하기 때문에 먹거리를 더 잘 수출할 수 있다. 굶주림은 여전히 빈곤의 문제로 남아있다. 그리고 어떤 나라가 얼마나 많이 무역하느냐보다는 무역의 결실이 나라 전역에 어떻게 잘 나누어지는지가 더 중요하다.

먹거리의 완전한 자급이라는 이상은 부국과 빈국 모두에게 똑같이 비현실적일지도 모르겠지만, 자급률의 향상은 변덕스러운 국제 시장으로부터 국가를 보호하는 완충 장치가 될 수 있다. 사실 지역식량체계를 재건하는 것은 농촌 지역에 최초로 진정한 경제적 기회를 제공할 것이다. 여러 해 동안 농촌 공동체에서 새어나간 엄청난 액수를 생각하면 절실한 필요성이 있기 때문이다. 먹거리 생산과 유통이 지역 소유권 아래에서 지역 사회에 얼마나 재배치되느냐에 따라 지역 사회 속에서 더 많은 돈이 돌면서 일자리와 소득이 늘어날 것이다. 농산물이 지역에서 생산될 뿐 아니라 지역에서 가공되거나 지역 식당에 제공된다면 더욱 그러할 것이다. 런던에 있는 <신경제학 재단>(New Economics Foundation)의 연구에 따르면, 지역 먹거리 사업체에 10파운드를 쓰면 그 지역에 25파운드의 가치가 파생되지만, 대형 슈퍼체인에서 사용하면 14파운드밖에 파생되지 않는다. 즉 지역에서 사용하는 1파운드(또는 달러, 페소, 루피)가 지역 경제 속에서 거의 두 배의 소득을 발생시킨다는 것이다. 농민이 지역 주점에서 술을 마시고, 주점 주인이 지역 정비소에 자동차 수리를 맡기고, 정비공이 지역 양복점에서 셔츠를 사고, 재봉사가 지역 빵집에서 빵을 사고, 제빵사가 제빵용 밀과 머핀용 과일을 지역 농민에게서 산다. 만약 이런 사업체들이 지역 소유가 아니라면 거래될 때마다 돈은 지역 사회를 떠나게 된다.

일종의 승수효과는 인구의 절대 다수가 여전히 농업에 종사하고 있는 개도국들에서 가장 중요할 것이다. 예컨대 서부 아프리카에서 농민이 1달러를 벌 때 그 지역의 다른 노동자가 얻는 평균 소득의 증가분은 나이지리아가 1.96달러, 부르키나파소는 2.88달러에 달한다. 사람들이 수입된 먹거리에 돈을 쓰게 되면 그만큼의 증가분은 발생하지 않는다. 제2차 세계대전 이후에 수백만 명의 일본, 한국, 대만 소농이 지속적으로 번영한 것이 세 나라가 누린 극적인 경제성장의 주된 원동력이라고 널리 알려져 있다. <식량 및 발전 정책연구소>의 전 소장 피터 로셋(Peter Rosset)에 따르면 "아시아의 기적"은 수출 주도형 성장에 대한 여러 가지 대안들이 효과가 있었고 또 여전히 효과가 있다는 가장 확실한 증거이다. "이런 발전이 동아시아에서처럼 이루어지기 위해서는, 먹거리에 쓰는 돈이 외국에 의존하여 새어나가는 것이 아니라 지역 경제 내에서 다시 순환해야 한다."

모든 지역이 모든 먹거리를 다 생산해야 한다고 주장하는 것은 아니다. 얼마간의 먹거리 무역은 자연스럽고 이롭다. 수필가이자 농부인 웬델 베리(Wendell Berry)는 지역의 필요가 충족되기 전에는 지역 사회가 먹거리를 수출해서는 안 되며, 지역에서 쉽게 생산할 수 있는 먹거리를 수입해서도 안 된다고 제안한다. 북미 사람과 유럽 사람들이 계속 수입 오렌지에 의존할 것인지의 여부보다는, 지역 사회에 기본적으로 필요한 먹거리를 가능한 한 충족시키기 위해 노력하는 것이 더 중요하다. 그런 노력이 있는 한, 수많은 지역 사업체들은 한 줌도 안 되는 다국적 기업을 대신해서 선 세계 먹거리 무역을 담당할 것이다.

세계 곳곳의 도전: 이집트 카이로

"세켐은 1977년 창립 이후로 이집트 국민의 여건을 개선하기 위해 헌신해 왔다"고 이집트의 유기농 음식, 직물 및 약용 식물 생산 기업인 세켐의 경영이사를 맡고 있는 헬미 아부라시(Helmy Abouleish)는 말한다. "이를 위해 건강한 생활양식, 유기농 먹거리, 균형 잡힌 식단, 그리고 화학 물질로부터의 해방을 추구해왔다."

그는 책상에 앉아서 이메일로 언론의 질의와 전 세계의 초청 요청에 답한다. 그의 사무실은 카이로에서 북동쪽으로 60킬로미터 떨어져 있는 목가적인 건물에 있다. 창밖으로는 석재 아치, 스테인드글라스 등 이슬람 건축의 특징들이 보였다. 파스텔 색조의 건물들이 과일 나무와 화단으로 연결된 깔끔한 오솔길로 연결되어 있다. 오스트리아에서 태어난 이집트인인 그는 몇 가지 언어를 구사했으며, 항상 미소를 머금고 있었다.

이 회사는 직원 자녀를 위한 학교와, 매년 3만 명의 주민이 찾는 의료원, 그리고 성인 직업 교육 기관을 운영한다. 매일 아침 각 부서의 직원들이 둘러앉아 전날 업무와 당일 과제를 보고한다. 리브라, 이시스, 아토스 등 이집트 신화에서 유래한 우주적인 이름을 가진 회사의 독립부서들은 다른 부서에서 생산한 원료를 가공하는데, 창업자(헬미의 아버지인 이브라힘 아부라시(Ibrahim Abouleish) 박사)는 그것을 "사랑의 경제"라 부른다.

이처럼 세속과는 거리가 먼 이 회사는 일인당 연소득 1,500달러인 이집트라는 점을 감안하면 더더욱 인상적이다. 세켐의 수익은 2000년 3,700만 이집트 파운드(약 60억 원)에서 2003년에는 1억 이집트 파운드(약 160억 원)로 증가했다. 세켐은 2,000명을 고용하며, 300헥타르의 "모 농장"이 수단과 이집트의 총 8,000헥타르에 달하는 800개 이상의 생명역동(biodynamic) 농장을 연결하는 센터이다(생명역동농법은 20세기 초 오스트리아의 철학자 루돌프 슈타이너(Rudolf Steiner)가 개발한 농법으로 작물에 영향을 주는 달, 태양, 지구 등 우주의 힘에 대한 믿음으로 생태적인 과정에 대한 섬세한 이해를 시도한다). 이브라힘 아부라시 가족이 고향을 방문했을 때 인구과잉, 오염, 학교 부족으로 고통 받는 조국을 목격하고는 1977년 세켐을 창립했다. 그는 2004년 슈왑 재단에서 선정하는 "훌륭한 사회적 기업가" 10인에 뽑혔다(이상으로 세켐은 전 세계 지도자와 CEO의 모임인 다보스 세계경제포럼에 향후 3년간 참가할 수 있었다).

유기농과 생명역동농법에 대한 세켐의 노력은 이집트의 농업 기관들을 감화시켰다. 이집트 보건부와 농업부는 정기적으로 세켐 임원들에게서 조언을 구한다. 이집트 경작지의 10퍼센트, 수출의 16퍼센트를 차지하는 면화의 경우, 세켐이 개발한 농법은 수확량을 증가시키고 린트(lint, 면화씨의 표면에 생성된 긴 섬유—옮긴이)의 질을 높였을 뿐 아니라, 대기 중 면화 먼지를 제거하고 농약 사용을 90퍼센트 이상 줄였다.

과일의 건조와 포장이나 섬유의 직조 등 "지역에서 효율적이고 경제적으로 수행될 수 있는 모든 공정들은 사내에서 또는 협력업체를 통해 진행된다." 이것은 지역의 일자리를 지켜줄 뿐 아니라, 지역의 소비자 시장을 개척하는 데 기여한다. 한때 세켐의 수익 중 75퍼센트가 수출에서 나온 것이었지만,

지금은 국내 판매가 절반을 약간 넘는다.

헬미에 따르면 "처음엔 지역 시장 자체가 존재하지 않았다." 그러나 수출로 얻은 이익을 지역 광고에 투자하자 지역 시장은 지속적으로 성장하면서 움직이기 시작했다. 2003년 말 이시스 브랜드의 빵, 유제품, 식용유, 양념 및 다양한 차와 잼을 이집트 국민의 70퍼센트 이상이 잘 알고 있었다. "세켐은 이집트의 다른 조직들과는 다르다는 것이 일반적인 인식이다. 평범하지 않은 아이디어와 목표가 대단히 성공적이었다"고 그는 대화를 끝맺었다.

4장

그 많던 농민들은 모두 어디로 갔나?

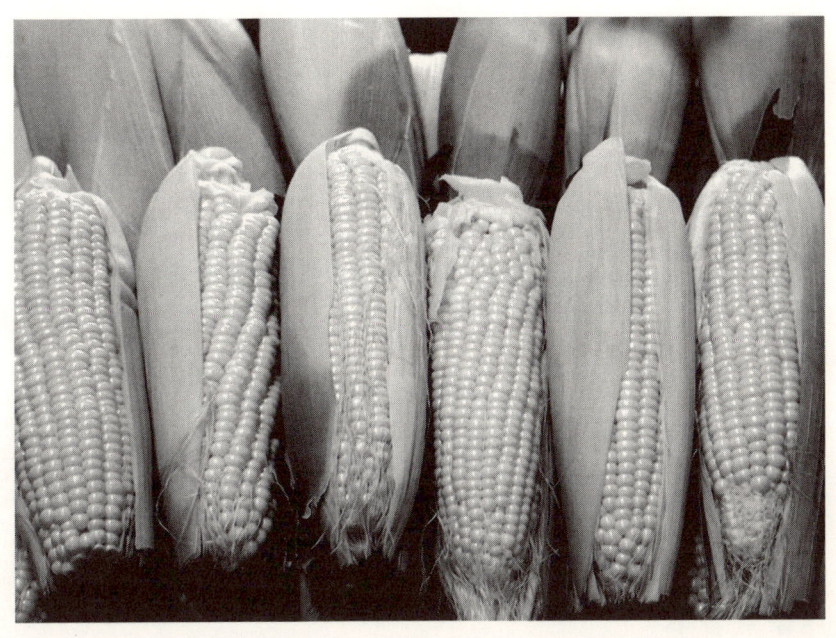

적어도 지금까지는 소수의 먹거리 다국적 기업들이 지배적인 것처럼 보인다. 그러나 그 문제를 좀 더 세밀하게 살펴보면서, 큰 것을 추구하는 계속된 추동력을 해체해볼 필요가 있다. 이들의 칼날은 대부분 농민들이 빚았다. 큰 것의 문화가 농민에게 준 피해를 검토해 봄으로써, 이런 문화가 먹거리 공급망 전체에 어떤 영향을 미치는지 얼마간 알 수 있을 것이다.

멸종 위기

오늘날 산업화된 국가에 사는 대부분의 사람은 농사를 짓지 않기 때문에 농업적 생활양식을 진정으로 이해할 수 없다. 나는 뉴욕 주 오렌지 카운티의 사과밭과 목장 지역에서 태어났지만 다섯 살부터는 거의 뉴욕 시내에서 살았다. 오렌지 카운티에 남아 있는 농장 대부분은 더 세분화된 필지들로 나뉘고 있다. 우리들은 대형 슈퍼체인 진열대나 차에 탄 채 물건을 살 수 있는 상점에서 먹거리를 사면서도, 우리가 농촌 사회의 생존에 얼마나 의존하고 있는지 잘 알지 못한다.

농촌 사회가 고령화되고 공동화되는 선진 산업 국가들과, 인구 성장으로 농민수가 계속 증가하고 가족 농지를 쪼개어 물려받는 개도국 모두에서 농민으로 살아가는 것은 점점 더 어려워지고 있다. 수입이 줄어들고 빚은 늘어나면서 농촌의 빈곤이 악화되자 점점 더 많은 사람들이 일차적인 생업인 농업을 포기하거나 농촌을 완전히 떠난다. 인간의 생존에 없어서는 안 될 재화를 농민이 생산한다는 점을 감안한다면, 당황스러운 상황이 아닐 수 없다.

1950년대 이래로 모든 산업 국가에서 농업에 종사하는 사람의 수가 급감했고, 어떤 지역에서는 80퍼센트 이상 감소했다. 농민의 수를 살펴보고 있으면, 농민이 마치 어떤 바이러스에 걸린 것처럼 사라지고 있다는 생각이 들지도 모르겠다. 일본에는 전체 농민의 절반 이상이 65세를 넘었다. 미국 농민 중 65세 이상과 35세 이하의 비율은 거의 6대 1이다(대부분의 농민은 은퇴나 사망 시에 농업 자체에는 관심이 없는 도시 거주 자식들에게 농지를 물려줄 것이다). 폴란드는 EU에 흡수됨에 따라 전체 농민의 70퍼센트인 140만 농가가 사라질 수도 있다. 필리핀에서는 1999년 7월에서 2000년 7월 사이에 농업 노동자 중 120만 명 ― 한 해에 10퍼센트가 감소하는 정도 ― 이 일자리을 잃었다. 경제학자들은 중국이 WTO에 가입하면서 값싼 먹거리를 수입함에 따라, 향후 5년마다 약 200만 명의 농민이 농업을 그만둘 것으로 추정했다(여기에는 물 부족, 중국 북부 사막의 확대, 농작물 가격 하락 등으로 인해 농촌을 떠나는 농민의 수는 포함되지 않았다). 미국 혁명 당시에 국민의 대다수가 농민이었던 미국에서 현재 전업농의 수(인구의 1퍼센트도 안 된다)는 교도소 수감자의 수보다도 적다.

물론 산업 국가에서 농민의 감소가 농업 부문의 중요성 감소를 의미하는 것은 아니다. 세계는 여전히 먹어야 하고, 먹여야 할 입은 해마다 7,000만 명씩 늘어난다(그러나 농민의 감소는 농장 규모의 확대와 소유의 집중을 의미한다). 북미, 유럽, 동아시아에서 농업에 종사하는 인구의 급격한 감소에도 불구하고 세계 인구의 절반은 여전히 농지를 통해 생계를 유지하고 있다. 사하라 이남 아프리카와 남아시아 인구의 70퍼센트 이상이 그러하다. 이 지역의 농업은 평균적으로 전체 경제 활동의 절반가량을 차지한다.

농민의 감소, 특히 아직 근대화를 경험하지 못한 저개발 국가에서 낙후된 농촌 지역 농민이 도시의 선진 경제로 이동하는 것은 나쁘지 않고 오히려 축복이라고 주장하는 사람들도 있다. 지난 두 세기의 대부분에 걸쳐 농민 수의 감소는 일반적으로 일종의 진보라고 여겨져 왔다. 고출력 디젤 트랙터가 호미를 들고서 느릿느릿 움직이는 남녀를 대체하거나, 대규모의 기계화된 기업적 농장이 작은 "구식" 농장들을 대체하는 것이 더 풍부하고 충분한 먹거리 공급을 위한 전형적인 길로 비춰진다. 도시 중심적인 사회에서 농촌 생활, 특히 소규모 가족농은 섬세하고 역동적인 도시와는 동떨어져 작업복을 입고 생활하고 일찍 잠자리에 드는 사람에게나 걸맞은 뒤떨어지고 지루한 것으로 여겨지게 되었다.

도시 생활은 폭넓은 기회, 매력과 희망을 제공하기 때문에 많은 농민 가족들은 자발적으로 이를 따르기로 결정을 내린다. 그러나 도시 생활은 대개가 실망스러운 것으로 드러난다. 떠나온 농민들은 실업과 나쁜 건강상태가 일상화되어 있는 복잡한 빈민가 판잣집에서 살면서 예전보다 더 나빠진 자신들의 삶을 발견하게 되기 때문이다. 고향으로 돌아가지 전까지 상황은 나아지지 않는다. 전 세계 먹거리 공급망이 초래하는 다양한 구조적인 변화로 인해 자기 땅에서 쫓겨난다 하더라도 도시로 그다지 많이 이끌려가지는 않는다는 여러 증거들이 있다. 네브래스카 주 맥퍼슨 카운티의 목장주인 밥 롱(Bob Long)은 최근 『뉴욕 타임스』기사에서, 자기 아들에게 농장을 물려주는 건 "아동 학대"나 다름없다고 언급했다.

도시 인구가 계속해서 증가하는 한(적어도 향후 30~40년 동안은 이어질 것으로 전망된다), 대부분의 사람들에게는 여전히 농촌에서 생계를 유지해야 할 상황이 계속될 것이다. 고도로 도시화된 북미와 유럽에서도 대략 인구의 25퍼센트인 2억 7,500만 명이 여전히 농촌 지역에 살고 있다. 반면 현재 농촌에 살고 있고 가까운 장래에도 그럴 것인 아프리카, 아시아, 중남미의 30억 사람들에게는 농민들의 주변화가 교육 수준의 하락, 유아 사망률의 증가, 그리고 정신적 고통의 심화라는 악순환을 발생시키고 있다.

자기 땅에서 고용되어 일하는 사람들

　18세기나 19세기의 농민들은 덫에 많이 걸리지는 않았다. 대부분이 부유하지 않았지만 일반적으로 공동체의 강한 유대와 안정적인 소득을 누렸다. 다양한 농장들에서는 여러 가지 원료 및 가공품을 생산해서 보통 지역 시장에 내다 팔 수 있었다. 생산 비용은 지금보다 훨씬 낮았고 농사에 필요한 많은 농기구들은 직접 만들어 썼다. 농민은 작년에 저장해둔 종자로 농사를 지었고, 소와 돼지가 비료를 만들었으며, 다양한 작물 — 집에서 쓰거나 팔기 위한 다양한 종류의 곡물, 덩이뿌리, 채소류, 허브, 꽃, 과일류 — 이 해충 억제에 효과적인 역할을 했다.

　많은 것들이 변했는데, 특히 지난 50년 동안 그러했다. 아이오와 주 농업 경제학자인 마이크 더피(Mike Duffy)에 따르면 "제2차 세계대전의 종전이 분수령이었다. 전쟁의 일환으로 개발된 화학 비료와 합성 농약이 널리 보급되면서 농사법에 극적인 변화가 발생했고 농민 수가 극적으로 감소했다." 전후에 기계화가 진전되면서 자가 비료를 만들거나 수확물을 씻고 포장하는 일처럼 전에는 농민이 직접 했던 작업의 일부를 "외주를 주는" 경향이 커졌다. 외주는 그 당시에는 반가운 편리함으로 보였을지 모르겠지만, 결국에는 부메랑처럼 되돌아왔다. 처음에는 농민들이 수확량을 늘릴 수 있도록 해주었지만, 다른 모든 농민들이 똑같이 하게 되자 농작물 가격은 떨어지기 시작했다.

　머지않아 가공 및 포장 기업들이 농민보다 더 큰 경제적 부가가치를 얻었고, 먹거리 산업에서 지배적인 역할을 하게 되었다. 농민이 계약자에게 외주를 주는 대신에, 거대 먹거리 가공 기업이 자기들의 조건대로 농민에게서 원료를 구매하게 되었다. 오늘날 대부분의 돈은 농민들이 더 이상하지 않는 작업과 통제 속에서 돌아가고 있다. 트랙터 제조사, 농화학 기업, 종자 기업, 먹거리 가공 기업, 대형 슈퍼체인이 먹거리에 소비되는 돈의 대부분을 차지하고, 농민들에게는 1달러당 10센트도 되지 않는 돈만 남겨준다(그림 3-1을 보라). (앞서 언급했듯이 미국인이 1달러를 주고 빵 하나를 사면 밀 농민에게 돌아가는 돈과 포장업자에게 돌아가는 돈이 비슷하다.)

역설적으로 농업이 점점 더 기계화가 되고 "생산성이 높아질수록" 자기 파괴적인 피드백이 작동하기 시작한 것이었다. 과잉 공급과 농작물 가격 하락은 농민들의 수익에 영향을 미치며, 그에 따라 수확량을 더 많이 늘려서 줄어드는 수익을 메우기 위해서는 더 많은 기술을 필요로 하게 된다. 수확량은 엄청나게 증가했지만 비용(트랙터, 콤바인, 비료, 종자를 사기 위한 지출)도 마찬가지로 부풀어갔고, 반면 가격은 정체되거나 오히려 떨어졌다. 점점 더 현대화를 추구하면 할수록 농민은 자기 영역의 주인 역할에서부터 멀어져 갔다. 전형적인 아이오와 주 농장의 경우 수익률은 1950년 35퍼센트에서 현재 9퍼센트로 떨어졌다. (안정적인 수확과 가격을 가정했을 때) 동일한 소득을 얻기 위해서는 1950년에 비해 현재에는 대략 4배나 더 큰 농지를 경작하거나, 아니면 농민은 야간에 다른 일을 더 해야 할 것이다. 이것이 바로 가장 산업화된 국가에서 우리가 보아왔던 일, 즉 점점 더 소수의 농민이 더 넓은 농지 위에서 먹거리 공급의 더 많은 몫을 담당하는 것이다. 수익이 줄어드는 농민은 이웃 농지를 사서 확장하지 않으면 잡아먹힐 위험을 떠안게 된다.

이런 엄청난 규모 확대의 대안이 존재하긴 한다. 즉 추세에 반항하면서, 농자재 공급과 수확 후 가공 과정의 일부와 그로 인한 수익을 농민들에게 되돌려 주는 것이다. 그러나 지금 현재 농자재 공급과 가공에서 눈부신 수익을 만들어내고 있는 산업계의 입장에서 이런 자족도 높은 농업은 받아들이려 하지 않을 것이다. 그리고 이들 농산업계의 정치적 영향력이 농민보다 훨씬 더 크다는 점에서, 점점 더 심화되는 종속적 조건에서부터 농민을 구출하려는 노력은 거의 없고, 이런 생각은 대부분 잊혀지고 있다. 농민들은 성공하는 유일한 방법이 규모를 키우는 것이라는 메시지를 지금도 계속 받고 있다.

먹거리 카르텔

전통적인 설명에 따르면 "규모를 키우거나 아니면 그만두거나" 하라는 끊임없는 압력은 먹거리 체계의 효율성을 향상시킨다. 저비용으로 경영하는 대농이 소농을 대체하기 때문이다. 이것은 어떤 측면에서는 분명한 사실이다. 예컨대 규모를 키우면 단위 면적당 트랙터 사용 비용을 줄일 수 있다. 규모가 크면 농자재를 더 싸게 구매할 수 있고, 대출 금리를 협상 ― 인공위성 유도 콤바인 같은 장비가 점점 더 중요해지면서 농업은 점점 더 자본집약적이 된다 ― 하는 데에도 유리하다. 그러나 이런 규모의 경제는 일반적으로 모든 농장들에 똑같이 적용된다. 미국에서 생산되는 여러 가지 작물들에 대한 자료들은 최저의 생산 비용이 현재의 보편적인 농장보다 훨씬 작은 규모의 농장에서 일반적으로 달성된다는 것을 보여준다. 그러나 대농은 낮은 수익성을 감당할 수 있기 때문에, 그렇게 하지 않으면 안 되는 상황이라면 더 낮은 비용으로 생산하지 않더라도 더 낮은 가격으로 판매가 가능하다. 실제로 농산물을 구매하는 먹거리 가공 기업이 낮은 가격을 강요한다. 결국 거대 농장은 소농보다 금융에 있어 유리하다는 점에서, 그 이익은 농민이나 농촌 사회, 환경에 돌아가는 것이 아니라 가공 기업에 돌아간다.

먹거리 수익이 농민으로부터 멀어지는 현상은 종자, 농약, 농업 금융, 소매 기업 등이 먹거리 공급망의 각 고리에서 강력한 독점을 행사하고 있다는 점 때문에 더욱 복잡해진다(참고 3-1을 보라). 예컨대 캐나다에서는 단 세 개 기업이 비료 매출의 70퍼센트 이상을 지배하고, 다섯 개 은행이 거의 대부분의 농업 신용을 제공하며, 두 개 기업이 쇠고기 포장의 70퍼센트 이상을 지배하고, 다섯 개 회사가 먹거리 소매 유통을 장악하고 있다. 필립 모리스와 나비스코 사(최근 알트리아로 이름을 바꿨다)의 합병으로 미국 소비자가 먹거리에 지출하는 금액의 거의 10퍼센트를 가져가는 하나의 제국이 만들어졌다. 이런 고도의 독점은 농기업이 농민에게 판매하는 상품의 가격은 높이고 농민에게서 구매하는 상품의 가격은 낮춤으로써 농민의 생계에는 치명적일 수 있다.

미주리 대학교의 농촌사회학자 윌리엄 헤퍼난에 따르면, 더욱 걱정스러운 독점의 형태는 "유전자에서부터 대형 슈퍼체인 진열대에 이르기까지 먹거리 체제를 빈틈없이 수직적으로 통합하여 통제" — 먹거리 공급망의 다른 고리들과의 인수 합병 및 제휴를 통해 — 하는 소수의 기업군들이 등장하고 있다는 것이다. 종자, 비료, 농약, 농업 금융, 곡물 수집 및 가공, 가축 사료 가공, 가축 생산 및 도축뿐만 아니라 몇 가지 유명한 가공 식품 브랜드를 보유하고 있는 몬산토와 카길의 최근 제휴를 보라. 카길과 같은 기업의 입장에서 보면 이런 전략적 제휴는 가격에 대한 통제력을 부여하며 따라서 엄청난 수익을 안겨줄 수 있다.

그러나 당신이 농민이라고 해보자. 옥수수 종자를 사고 싶은가? 만약 반경 수백 킬로미터 안에서 카길이 유일한 구매자이고, 그들은 제분, 보관 및 비육을 위해 특정한 몬산토 품종만을 구매한다고 하자. 만약 당신이 몬산토의 종자를 재배하지 않는다면 옥수수를 시장에 팔 수 없을 것이다.

종자를 살 돈을 구하기 위해 대출이 필요한가? 카길 소유의 엘스워스 은행에 가게 되면 당신이 어떤 종자를 살 것인지 확실히 알려줘야 할 것이다. 그리고 카길의 새스퍼코 비료도 살 거라고 꼭 말하는 것이 좋을 것이다. 그러나 옥수수가 익었을 때 카길이 강요하는 값에 그걸 팔고 싶은 마음은 없다고 해보자. 좋다. 그럼 아마도 당신은 옥수수를 돼지에 먹여서 최고가 입찰자에게 파는 것이 좋을 것이다. 문제없다. 역시나 카길 소유의 엑셀 사가 돼지를 구매한다. 아니면 당신이 농사를 포기하고 도시로 이주한다고 가정해보라! 이제 더 이상 집에서 기른 곡물이 없기 때문에 아침 식사용 시리얼을 사야 한다. 역시 좋은 소식이 있다. 카길 푸드가 선도 시리얼 기업들에 옥수수 가루를 공급한다. 하지만 모든 유명 상표의 시리얼들이 똑같이 만만찮은 가격인 것을 알아차리게 될 것이다. 결국 모두가 다 과점 농기업들이 만든 것이다.

이처럼 수직적으로 통합된 먹거리 복합체가 형성되면서, 헤퍼난은 "세계식량체계 속에는 독립적인 농민을 위한 공간은 거의 남아있지 않다"고 경고한다. 이들은 점점 더 먹거리 복합체와의 계약을 "받아들이거나 아니면 떠나거나" 해야 한다. 지난 20년 동안 미국의 농업 수확물 중에서 계약 재배된 것이 10퍼센트에서 35퍼센트로 세 배 이상 늘어났는데, 여기에는 유전자조작 종자의 재배 계약은 포함되지 않았다(미국에서 재배되는 대두의 80퍼센트, 면화의 70퍼센트, 옥수수의 40퍼센트가 유전자조작 종자이다). 농민들을 자기 땅에서 고용되는 존재로 전락시켜버린 먹거리 체제의 중앙 집중화된 통제는 헤퍼난에게 소련식의 국영 농장을 떠올리게 만들었다. 물론 지금은 농기업의 경영진이 빅브라더의 역할을 한다. 또 한때 미국의 소규모 광산촌이나 공장촌에서 유행했던 "회사 상점"도 생각나게 하는데, 마을을 떠나지 않는 한 가게를 이용할 수밖에 없었다. 이런 회사

상점은 전 세계화되었다.

전 지구상을 떠돌아다니며 최저가로 구매하고 최고가로 판매하는 농기업들의 행위는 전 세계 모든 농민을 서로 간에 직접 경쟁하도록 내몰면서 착취를 강화해가고 있다. 관세와 무역에 관한 일반협정(GATT) 최종 단계를 이행 중인 16개 개도국의 경험에 대한 FAO의 평가 보고서는 "광범위하게 발생하는 농가 집중화 추세와 관련된 우려가 공통적으로 보고되고 있다"고 결론 내렸다. 이런 추세 속에서 소농들이 주변화되고 농촌의 빈곤과 실업이 악화되고 있다. 미시간 주립대학교 토마스 리어든(Thomas Reardon)교수가 이야기한 통탄스러운 역설이 있다. 보조금을 많이 받는 값싼 먹거리가 세계 곳곳의 전통적인 농촌 시장으로 유입되면서 소농들에게 점점 더 큰 영향을 미치고 있지만, 이들은 대부분 먹거리 수출에서 배제된다는 것이다. 거래 비용을 줄이고 가공을 표준화하기 위해, 수입업자와 수입 이후 과정에 참여하는 여타 기업들은 소수의 대농에게서 구매하는 것을 선호하기 때문이다.

수직적으로 통합된 소수 다국적 기업들의 세계식량체계 지배력이 점점 더 커지면서, 농민 수준을 넘어서 광범위한 사회적 규모의 종속 — OPEC과 유사한 카르텔이 먹거리 가격과 질의 통제를 통해 행사할 수 있는 — 이 진행된다. 농업경제학자들은 이미 1990년대에 먹거리의 소매가격과 산지가격의 차이가 점차 커지는 현상이 발생하는 원인으로 가공업체나 소매업체가 제공하는 추가적인 서비스 때문이 아니라 이들이 거의 전적으로 시장 지배력을 악용하기 때문이라는 점에 주목했다. 우리가 빵을 살 때 그 속에 든 영양에 대해 지불하는 것과 같은 돈을 왜 포장업자에게 지불해야 하는지 무척 의심스럽다. 그러나 여기에는 좀 더 근본적인 문제가 있다. 농민은 지역의 토양과 기후, 토종 식물, 퇴비가 되거나 흙을 덮어

주는(멀칭) 자연물, 꽃가루를 옮기는 토종 곤충, 지역 생태 및 지역 사회에 대해 폭넓은 지식을 갖고 있는 전문가들이다. 전 세계의 경작지가 더 이상 이런 전문가의 관리를 받지 않고 최소 비용으로 최대의 산출을 뽑아내려는 원격지의 기업에 의해 관리를 받는다면, 우리는 과연 어떤 먹거리에 얼마를 지불해서 먹게 될까?

농업 서비스

대규모의 산업형 농장이 많은 먹거리를 생산할 수 있다는 것은 분명하다. 실제로 그런 농장은 수량을 극대화하도록 설계된 것들이다. 그러나 농민이 원료의 최저 비용 생산자로 전락하게 되면, 이들의 복지는 고통받게 될 것이다. 비록 농가 부문이 힘과 수익을 잃어버리긴 했지만, 아직까지는 먹거리 체제 속에서 농업의 공공재를 가장 많이 생산하는 하나의 고리 역할을 담당하고 있다. 전 세계 일자리의 절반, 활력 있는 지역 사회와 다양한 자연환경의 대부분 등 이런 공공재를 제공하는 데는 소농들이 분명 장점을 갖고 있다.

농장의 규모가 지역 사회의 안정성에 미치는 영향을 한번 생각해보자. 50여 년 전에 미 농무부에서 일하는 인류학자 윌리엄 골드슈미트(William Goldschmidt)는 농장의 구조와 크기가 농촌 사회의 건강성에 어떤 영향을 미치는지를 평가해보았다. 농업의 산업화에 있어서 최첨단 지역인 캘리포니아의 샌 호아킨 밸리에서 그는 농장 규모를 제외하고는 농산물의 산출액을 포함하여 모든 기본적인 경제적, 지리적 조건이 똑같은 두 개의 작은 마을을 찾아냈다. 두 마을을 비교하자 농장 규모와 지역

사회의 건강성 사이에는 역의 상관관계가 있다는 것을 발견했다. 소농 마을인 디누바는 대농 마을 아빈보다 20퍼센트가량의 주민을 더 많이 부양하면서도 상당히 높은 생활수준 — 낮은 빈곤율, 낮은 수준의 경제적·사회적 계급 격차, 낮은 범죄율 — 을 누리고 있었다. 디누바 주민의 대부분은 독립적인 농민인 반면에, 아빈은 주민 수가 20퍼센트나 적음에도 대부분이 농업 노동자였다. 디누바에는 아빈보다 두 배 많은 사업체와 61퍼센트 많은 소매업체가 있었다. 학교, 공원, 신문, 시민 단체, 교회가 더 많았고 포장도로, 인도, 쓰레기 처리장, 하수 처리장 같은 공공 서비스와 기반 시설이 더 좋았다. 또한 디누바에는 민주적 의사 결정을 위한 기구가 더 많았고 시민들의 참여도 훨씬 폭이 넓었다(정치학자들은 독립적인 기업인과 재산 소유자의 폭넓은 토대가 건강한 민주주의의 열쇠라는 점을 오래 전부터 인식하고 있다).

디누바와 아빈을 비교하면 산업형 농업이 지역 사회에 해줄 수 있는 일이 제한적임을 알 수 있다. 더 적은(그리고 질도 낮은) 일자리, 더 적은 지역 소비, 그리고 부재지주나 원격지 공급업자에게 흘러나가는 출혈적인 수익 등은 산업형 농장이 지역 경제의 돈을 실제로 유출시킬 수 있음을 의미한다. 월마트 같은 대형 슈퍼체인은 자기들이 지역 사회에 일자리를 창출하고 경제적인 이익을 가져온다고 주장하지만, 연구에 따르면 이들이 창출하는 것보다는 사라지게 만드는 일자리가 더 많다. 산업계 및 정부와 협력하는 비영리 계획 연구 단체인 영국의 <전국 소매 계획 포럼>은 대형 슈퍼체인 하나가 276개의 정규직 일자리의 순손실을 발생시키는 것으로 추산했다. 대형 슈퍼체인이 즉각 창출한 일자리들은 반경 15킬로미터 안에 있는 먹거리 상점들의 고용을 점진적으로 감소시키면서 상쇄된다. 그리고 대부분의 새로운 일자리는 보수가 적고 일이 고된 비정규직이다.

소농의 경제적 전망이 어두워지면서 농촌 지역 사회의 사회 조직이 파괴되기 시작하는 것은 그리 놀라운 일도 아니다. 미국에서 농업에 종사하는 가정의 빈곤율은 두 배 이상 높다. 이들은 교육 수준이 낮고 의료 보장 수준이 떨어질 뿐만 아니라, 유아 사망률이 높고 알코올 중독, 아동 학대, 배우자 학대, 정신적 스트레스에 더 많이 노출되어 있다. 유럽 전역에도 비슷한 현상이 뚜렷하다. 네덜란드에 있는 아프리카 연구 센터의 사회학자 데보라 브라이세슨(Deborah Bryceson)은 소농들의 이탈에 대해 연구했는데, "탈농업화 과정이 진행되면서 (사소한 범죄와 가족 간의 유대 붕괴 등) 도시 지역과 연관되어 있는 사회 문제들이 시골 마을에서 생겨난다"는 것을 밝혔다.

괜찮은 일자리를 가지지 못한 사람들은 좌절하기 마련이지만 농민의 경우에는 좀 더 특별한 경우에 속할 것 같다. 아이오와 주 하란에서 농민 상담 네트워크인 애그리웰니스 사를 경영하는 임상심리학자 겸 농민인 마이크 로스만(Mike Rosmann)에 따르면, "농사는 다른 직업에 비해 생활양식을 대표하며 따라서 정체성을 부여해준다. 가족 농장을 잃거나 잃을 것이 예상되면 조상이 일하고 가꾸었던 유산을 지키지 못했다는 엄청난 자책감과 불안이 발생할 수 있다." 전 세계적으로 자살하는 농민의 숫자를 집계해보면 그 절망을 측정해볼 수 있다. 1998년 이래로 인도의 안드라프라데시 주에서 공식적으로 집계된 자살 농민은 수천 명이다. 빚을 내어 살충제를 구입했지만 그걸로 농작물을 살리지 못하자 살충제를 마시고 자살하는 경우가 많다. 영국에서는 농장 노동자의 자살률이 평균의 두 배이다. 한 조사에 따르면 미국 농민이 자살로 죽는 경우는 농장 사고로 죽는 경우보다 다섯 배가 많다(농장에서의 사고는 전통적으로 농민들이 비(非)자연사하는 가장 큰 원인이었다). 실제로 자살하는 농민의 수는 더 많을 것이다. 왜냐하면 자살 상담전화에는 종종 어떤 종류의 사고(콤바인 날에 떨어지는 사고? 사냥 중의 오발?)가 보험 회사의 조사를 통해 자살로 판정되지 않을지를 문의하는 농민의 전화가 걸려온다. 자살의 경우에는 보험금을 탈 수 없기 때문이다.

좌절이든 분노이든 간에 농민은 점점 더 정부, 부유한 지주, 거대 농기업에 대항하여 때로는 폭력적으로 일어설 준비가 되어 있는 것으로 보인다. 최근 우리는 멕시코 치아파스의 사파티스타 혁명, 짐바브웨 무토지 흑인들의 백인 소유 농장 점거, 창고에 저장된 유전자조작 종자에 대한 유럽 농민들의 공격 등을 목격했다. 『분노의 수확Harvest of Rage』에서 언론인 조엘 다이어(Joel Dyer)는 거의 200명이 사망한 1995년의 오클라호마 폭탄 테러와 미국 본토에서의 극우 및 반정부 민병대의 등장 등의 사태들을, 현재 진행 중인 농업 위기로 인한 광범위한 좌절과 분노와 관련시켰다. 토론토 대학교 환경, 인구, 안보 프로젝트의 책임자인 토마스 호머-딕슨(Thomas Homer-Dixon)은 농민의 탈농(그리고 그로 인한 농촌 실업과 빈곤)을 장래의 주된 안보 위협 요인으로 간주한다. 제3세계에서 농민의 탈농은 도시 인구 증가의 약 절반 이상을 차지하며, 그런 인구 증가는 이미 생필품을 구하기 빠듯한 폭발 직전의 빈민촌에서 발생할 것이다. "유럽과 북미가 겪었던 농촌 사회에서 도시 사회로의 격동적인 이행이 현재 개도국들에서 두세 배 더 빠른 속도로 발생하고 있다"고 그는 말한다. 그리고 이들 개도국들은 노동력을 흡수할 수 있는 산업화가 아직도 덜 되어 있는 상태이다. 이행의 가속화는 15억 명이 여전히 농토 위에서 생계를 유지하고 있는 인도와 중국에 엄청난 조정이라는 과제를 던져주고 있다.

소농의 몰락이 가져오는 사회적인 결과는 우려스러운 생태적 결과로 이어진다. 한 농가에서 많게는 40여 종의 고유 품종 감자를 재배하는(다른 여러 가지 토종 식물도 재배한다) 안데스 고원 지대를 생각해보자. 이 감자들은 최적의 토양, 물, 햇빛, 온도가 조금씩 다르지만 충분한 시간이 있는 농민은 이를 감당해 낼 수 있다(네 가지 근친종의 감자가 총생산량의 99퍼센트를 차지하는 미국과 비교해보라). 그러나 위스콘신 대학교의 지리학자인 칼 짐머러(Karl Zimmerer)에 따르면, 안데스 지역의 농가소득이 줄어들면서 점점 더 많은 농민이 일 년 중 몇 달은 이주 노동자가 되지 않으면 안 되는 상황에 봉착함에 따라 농지의 생태계에 심각한 결과를 가져왔다. 투입 가능한 노동시간이 줄어들자 농민들은 농지의 경작물 종류를 줄여나갔고, 전통적인 종의 다양성도 감소했다(좋아하는 요리를 위해 재배하는 집의 텃밭이 다양한 종들의 마지막 피난처일 것이다). 반면에 소수의 상업 재배종의 생산 규모를 늘려갔다. 전통적인 작물 다양성의 많은 부분이 사라지고 있다.

복합 영농 체계는 땅에 대해 정교하고 친숙한 지식을 필요로 하는데, 이것은 대개 전업 소농들이 더 잘 알고 있다. 예컨대 뿌리 내리는 깊이가 다른 두세 가지 작물은 보통 같은 농지에서 재배하거나, 배수 정도가 다른 땅을 요하는 작물은 변화무쌍한 지형을 갖고 있는 농지에서 서로 가까운 거리에 재배해야 한다. 그러나 이런 종류의 경작은 빠른 속도로 움직이는 중형 트랙터로는 불가능하다. 장소특정적인 성격이 강하고 집중적인 관리를 해주어야 하는 경작은 정교함, 그리고 지역 생태에 대한 이해를 요하며, 중장비를 사용하거나 농화학 물질을 과다하게 사용해서 될 수 있는 일이 아니다. 작은 것이 항상 생태적으로 건전한 먹거리 생산을 보장해주기에 충분한 조건이라고 말하는 것은 아니다. 대농과 마찬가지로 소농들도 경제적인 곤란 때문에 땅에 대한 소명의식이 노골적으로 상품 생산을 위한 파괴적인 노동으로 변질되면, 지속 가능한 먹거리 생산을 위협할 수 있기 때문이다. 그러나 고도로 기계화된 대농은 경관의 복잡성을 보전하는 데는 전혀 적합하지 않다. 농약 살포를 위해 농지를 살펴보는 수고를 덜기 위해서 제초제 저항성 유전자조작 작물을 심어놓고 농약을 마구 뿌리는 둔감한 경작법을 사용하는 것이 보통이기 때문이다.

미국 중서부 지역은 농장 규모가 커지면서 경작 체계가 더욱 단순화되어 갔다. 1972년 이래로 옥수수와 대두 경작이 전체 농지의 55퍼센트 이상을 차지하는 카운티는 97개에서 267개로 세 배 가까이 늘어났다. 농장 규모가 커짐에 따라 가장 단순화된 옥수수-대두 윤작이 주 판매 전략이 되었다. 예컨대 324헥타르의 농장에서는 봄에 파종하는 데 2주, 가을에는 3~4주의 작업이면 충분하다. 농촌 지도소, 곡물 창고, 종자 공급업자 등 지역 내에 존재하는 여러 농업 경제의 행위자들이 옥수수-대두 윤작을 중심으로 자리 잡기 시작하자, 농민들이 다른 작물 재배를 포기하는 경향이 강화되었다. 소, 돼지 등 가축을 사육하는 농민의 수는 점점 줄었는데, 거기에 집중하는 지역에서만 그것이 "경제적"이었기 때문이다. 가축 사육의 포기는 중서부 지역에서 더 이상 가축 사료이자 유기질 비료의 원천이었던 클로버와 목초지가 사라지는 반면에, 다른 지역에서는 엄청난 퇴비가 쌓여간다는 것을 의미했다.

그러나 한 작물의 단작 후에 다른 단작이 이어지는 옥수수-대두 윤작은 사용하는 비료가 극히 비효율적이고 "줄줄 새나간다." 낮은 수준의 생물 다양성은 경작지 중에서 비어 있는 곳을 자꾸 만들어내는 경향이 있다. 집중 생육기에 있는 옥수수와 대두는 특정한 토양층에서 비료 속에 든 영양분 중 일부만 흡수한다. 게다가 중서부 지역의 단작화 경향은 이 지역에 이중의 질소 오염을 일으켰다. 즉 가축 사육 시설이 집중되어 있는 지역(유타와 노스캐롤라이나 등)에는 엄청난 양의 분뇨를 발생시키는 반면에, 가축 사육이 사라지고 단작화된 중서부 지역에는 복합 영농의 경우보다 질소 함유도가 훨씬 더 낮아졌다(옥수수-대두 순환 경작에 겨울 호밀을 추가하는 것만으로도 질소 유출량을 50퍼센트가량 줄일 수 있는 것으로 알려지고 있다).

그리고 현재 진행형의 이 재앙은 중서부 지역의 상수원 오염까지 더해져서 아마도 삼중의 질소 오염을 일으킬 것이다. 흘러나오는 오염된 물은 멕시코 만에까지 질소를 유출시켜 거대한 적조 현상을 발생시킨다. 적조를 일으키는 조류가 죽으면 박테리아에 의해 분해가 되는데, 박테리아의 호흡으로 인해 물속의 용존산소가 고갈되어 물고기나 조개, 그리고 도망칠 수 없는 다른 수중 생물은 질식사하게 된다. 최근에 주기적으로 발생하는 이런 현상으로 루이지애나 해안의 2만 제곱킬로미터에 이르는 지역이 생물학적으로 죽어 있는 상태가 되었다. 따라서 아이오와 주 농지 생태계를 단순화시키는 행위가 이 지역뿐 아니라 유타, 노스캐롤라이나, 루이지애나 주에까지 심각한 오염을 발생시킬 수도 있다.

전 세계 농업 생물 다양성은 기후 변화, 해충 창궐 등 예측 불가능하게 먹거리 안정성을 위협하는 요인들을 막아주는 일종의 보험 역할을 하는데, 이것은 지역의 경작 환경 속에서 생물 다양성을 활용하는 수백만 명의 소농들에게 대부분 의존하고 있다. 그러나 수세대에 걸쳐 복합 영농 체계를 발전시키고 계승해온 농민들이 주변화되면, 특정 작물 품종이 사라지거나 적합한 재배 지식이 사라지는 것 그 이상의 의미를 갖는다. 캘리포니아 대학교 산타크루즈 분교 농업생태학자인 스티브 글라이스만(Steve Gleissman)에 따르면 "우리는 대량 생산에 적합하지 않은 농지를 비롯한 특정 장소에 대한 경험과 그에 관한 적합한 지식을 영원히 잃을 것이다." 세계 최대의 돼지 생산 및 가공업체이자 수직적 통합의 선구자인 스미스

필드 푸드 사에서 키우는 1,200만 마리의 돼지는 버지니아 주, 멕시코, 폴란드 어디에서 키워지든 간에 유전적으로 거의 동일하며, 동일한 환경에서 사육된다.

농민이 농산업 먹거리 공급망에 점점 더 통합되면서 전체 생산 과정에 대한 농민들의 통제력은 줄어든다. 정보를 갖고서 독립적인 결정을 내리는 경영자가 아니라 이제는 점점 더 단순한 "기술 사용자"의 역할에 가까워지고 있는 것이다. 최근 미국의 계약 양계 농가에 대한 미 농무부의 연구에 따르면, 농민이 농장 운영을 위해 외부의 조언을 구하게 되면서, 우선은 은행을 찾고 다음에는 계약을 체결할 기업을 찾게 된다. 자주 그렇지만 계약 기업이 종자와 비료를 판매하는 기업과 같은 회사라면, 그 기업의 절차를 따라야 할 가능성이 크다. 강력한 지역적인 유대를 갖고 있지 않은 다국적 기업인 이 기업들은 지역 사회에 뿌리내리고 있는 농민들과 비교하여 그런 절차가 만들어낼 수도 있는 오염과 자원 파괴를 고려할 가능성이 적을 것이다. 농민은 대체로 환경적인 책임을 부정하는 계약을 체결하게 되는 것이다.

그 결과 대규모의 산업형 농업에 따르는 생태적인 문제가 발생한다. 산업형 농업에 있어서 최악의 사례인 대규모 가축급이시설(CAFO, 우리나라에서는 흔히 대규모 축산경영체라고 번역한다—옮긴이)은 금붕어 연못 속에 있는 쓰레기 바지선처럼 생태계가 감당할 수 있는 능력을 완전히 초과한다. 가축급이시설은 어마어마한 수의 가축을 키워서 최저 비용으로 도축해 판매할 수 있기 때문에, 작물의 단작처럼 가축 사육의 표준이 되고 있다. 가축과 그것이 먹는 사료를 키울 수 있는 땅의 분리는, 가축급이시설에서 주변 토양이 흡수할 수 있는 양보다 훨씬 막대한 양의 분뇨를 발생시킨다는 것을 뜻한다(1년에 150만 마리 이상의 돼지를 기르는 유타 주의

한 농장에서 매일 발생하는 분뇨의 양은 로스앤젤레스 전체에서 발생하는 분량에 가깝다). 분뇨는 보통 거대한 웅덩이에 모여지는데, 으레 새는 곳이 있고, 폭풍이 오면 넘치기 마련이다. 노스캐롤라이나 주에서도, 심지어는 한국에서도, 웅덩이가 내뿜는 고약한 악취 — 황화수소, 암모니아, 메탄가스가 뒤섞인 썩은 달걀 냄새 같은 — 는 주변 수킬로미터의 땅을 생명체가 살 수 없는 곳으로 만든다.

가축 사육 환경 때문에 또 다른 형태의 생태 파괴가 발생한다. 많은 가축이 좁은 곳에 밀집되어 병에 감염되기 쉽고, 꾸준히 항생제를 먹이면 가축의 성장을 적당히 빠르게 할 수 있다는 점에서, 항생제의 남용이 산업형 가축 사육의 표준이 되었다. 최근에 FAO, 세계보건기구(WHO)와 미질병통제예방본부는 이런 산업형 급이시설이 살모넬라나 캄필로박터 같은 식원성 박테리아의 항생제 내성이 증가하는 주된 원인이라고 밝혔다.

소농의 가치냐 아니면 공장형 농장의 "효율성"이냐 라는 논쟁을 무심코 따라가는 사람들이 가장 놀라는 것은, 소농이 실제로는 대농보다 단위면적당 수확량이 1,000퍼센트 정도 더 많고 따라서 실제로 더 생산적임을 보여주는 수많은 증거들이다. 그러면 자주 거론되는 기계화된 대규모 경작의 생산성 이점과 이 증거들이 도대체 앞뒤가 맞는 것일까? 대답은 간단하다. 대농의 이점은 단위면적당 수확되는 단일 작물을 기초로 계산한 것인 데 비해, 소규모 복합 농장의 생산성은 단위면적당 수확되는 먹거리 전체를 기초로 계산한 것이다. 소농은 뿌리내리는 깊이, 식물의 키, 흡수하는 영양분의 차이를 이용하여 한 토지에서 몇 가지 작물을 동시에 기를 수 있다. 이것이 바로 "복합 경작"이라고 부르는, 생산성에 있어서 소농이 가진 장점이다.

두 기준 사이의 차이를 설명하기 위해 미국 중서부의 대규모 옥수수 농장을 생각해보자. 이 농장의 단위 헥타르당 옥수수 수확량은 옥수수와 콩, 호박, 감자, 사료용 "잡초"를 복합적으로 재배하는 소농의 옥수수 수확량보다 많을지도 모른다. 그러나 전체 먹거리 수확량은 지식을 갖추고 있는 농민이 세심하게 관리한 복합 경작의 경우가 무게, 칼로리, 돈의 어떤 잣대로 평가해보아도 훨씬 더 많다(2002년 미국 농업 통계에 따르면 평균 면적 2헥타르 정도의 가장 소규모의 농장군이 헥타르당 1만 5041달러, 순이익으로는 헥타르당 약 2,902달러를 생산했다. 평균 면적 1만 5,581헥타르인 최대 규모 농장군은 헥타르당 249달러, 순이익으로는 헥타르당 약 52달러를 생산했다(이런 추세는 모든 규모의 농장군에서 나타난다). 농장 규모와 수확량 간의 역비례 관계는 한 토지에서 여러 작물을 간작하고 다모작하며 적소 관개를 시행하고 작물과 가축을 복합적으로 생산하는 등 토지, 물, 여타 농업 자원을 소농들이 효율적으로 사용하기 때문이다. 따라서 투입 대비 산출을 고려하면 소농들이 많은 사회가 더 바람직한 상태가 될 것이다. 그리고 여러 국가들에서 인구는 계속 증가하고 있고 1인당 가용 농지와 물은 계속 감소하고 있다는 점에서, 소농 구조는 지구 전체를 먹여 살리는 데 핵심이 될 것이다.

세계 곳곳의 도전: 케냐 나이로비

현대 농업 최고의 역설은 놀랄 만큼 풍부한 먹거리를 생산하는 농민 자신들이 지구상에서 가장 가난하고 굶주리는 직업이라는 사실이다. 이것이 케냐의 시민 단체인 <더 나은 토지 경작 연합>(ABLH)의 주요 의제이다.

ABLH는 1994년 생물 집약적 농사 등 다양한 전통 보전 농법 기술을 증진하기 위해서 설립되었다. 캘리포니아에서 대중화된 이 방법은 토양에 공기를 집어넣어 영양 순환을 촉진하는 소위 "이중 갈기" 기술을 근간으로 한다. 생물 집약적 농사는 화학 물질을 투입하지 않고도 수확량을 증대시킬 수 있다. 또한 해마다 동아프리카 곡물의 20퍼센트나 손상시키는 유해 기생 잡초인 스트라이가의 확산에 대해 가능한 해결책을 제공해준다. 이 기생 잡초를 퇴치하는 원투 펀치는, 우선 퇴비로 토양을 비옥하게 한 다음(질소와 다른 영양소들은 스트라이가가 싹트지 못하게 한다), 다양한 작물을 빽빽하게 심어서 어떤 잡초도 그늘 아래에서 자라지 못하게 하는 것이다.

그러나 그것만으로는 농민들에게 번영을 가져다줄 수 없다. ABLH의 창립자이자 대표인 짐 치틀(Jim Cheatle)은 "만일 당신의 농산물을 시장에서 팔 수 없거나 값싼 수입 먹거리의 범람이 지역 시장을 박살낸다면, 옥수수 수확을 두 배로, 케일 수확을 세 배로 만드는 것만으로는 의미가 없다"고 말한다. 이 문제를 해결하기 위해 그는 농민의 역량 강화 등을 포괄하도록 ABLH의 의제를 확장했다. ABLH는 지역 농민들이 규모를 키움으로써 발생하는 판매 및 유통 이익을 잡을 수 있도록 현재 거의 20개에 달하는 농민 협동조합들을 조율하고 있다. ABLH의 농촌 지도사 제인 텀(Jane Tum)에 따르면 "수천 명의 농민이 각자 트럭을 사고 매장을 여는 대신에, 협동조합이 자원을 모아서 훨씬 더 큰 트럭을 구비하고 판매 직원을 둘 수 있다."

이것이 확실한 해법처럼 보이긴 하지만, 케냐 같은 곳에서는 먹거리 판매에 대한 관심이 아직도 일반화된 것은 아니다. 개도국의 200개 이상의 지속 가능한 농업 프로젝트들에 대한 최근 조사에 따르면, 그 중 12~15퍼센트만이 판매나 가공을 개선하려는 시도를 보였다. 이제 협동조합의 생산물은 "농민의 것"(Farmer's Own)이라는 상표를 붙이고 지역 및 전국 시장에서 팔린다. 이 상표를 붙인 생산물 중에는 마카다미아로 만든 미스터 브리틀 초코바와 지역에서 생산된 콩과 옥수수로 만든 수프와 농축 소스인 음추치(카레) 믹스가 있다. "농민의 것" 브랜드의 판매 이사인 프란시스카 오둔도(Francisca Odundo)는 "우리는 거인들과 경쟁하고 있다"고 말한다. 그는 새 상표에 대한 소비자의 신뢰를 창출하고자 노력하고 있으며, 이제 "농민의 것"은 진열대에서 캐드베리 및 네슬레의 상품들과 어깨를 나란히 하고 있다.

2001년 케냐 여행 중에 팀이 '농민의 것' 채소 상점에 납품하는 농산물을 보여주기 위해 나를 한 농장에 데려갔을 때, 이런 노력들이 가시적인 결과를 만들어내고 있다는 느낌을 받았다. 그 농장은 아이 셋의 젊은 엄마인 플로라 음우시(Flora Mwoshi)가 경영하고 있었다. 내가 방문한 날 그는 밝은 녹색 피망을 수확하고 있었다. 그는 등에 아이 한 명을 업고, 머리에는 고추가 든 5갤런짜리 플라스틱 통을 이고, 그것을 우리 트럭까지 가지고 왔다. 고추 통 몇 개를 더 가져왔다. 여섯 살 난 딸은 백인이 농장을 방문한다는 소식을 듣고 맨발이지만 가장 좋은 하얀색 드레스를 입고는 자기 엄마가 관심의 대상이 된 것을 놀란 눈으로 지켜보고 있었다. 제인은 플로라에게 600케냐 실링(약 1만 원)을 지불했다. 그리 많아 보이지는 않았지만, 그 돈은 바로 플로라의 주머니로 들어갔다. 돈을 주어야 할 중간 상인도 없었고, 농화학 자재나 비싼 종자 비용도 들지 않았다. 그리고 아직도 수확해야 할 많은 채소가 남아 있었다.

전 세계 굶주림의 핵심 지역을 돌아보는, 대체로 우울했던 여행에서 이때의 간단한 거래가 가장 인상적인 순간이었다. 우리 "백인"은 매우 부정적일 가능성이 높은 어떤 외국의 기술을 갖고 간 것이 아니었다. 우리는 증인이자 넓은 의미에서는 동지로서 거기 있었던 것이다. 우리가 목격한 것은 지역의 문제에 대한 지역의 대응이었다. 그리고 농산물이 훌륭했고 농민이 돈을 받았기 때문에 그 대응책이 효과를 거두는 것을 볼 수 있었다.

5장

먹거리 불모지에 꽃을 피우기

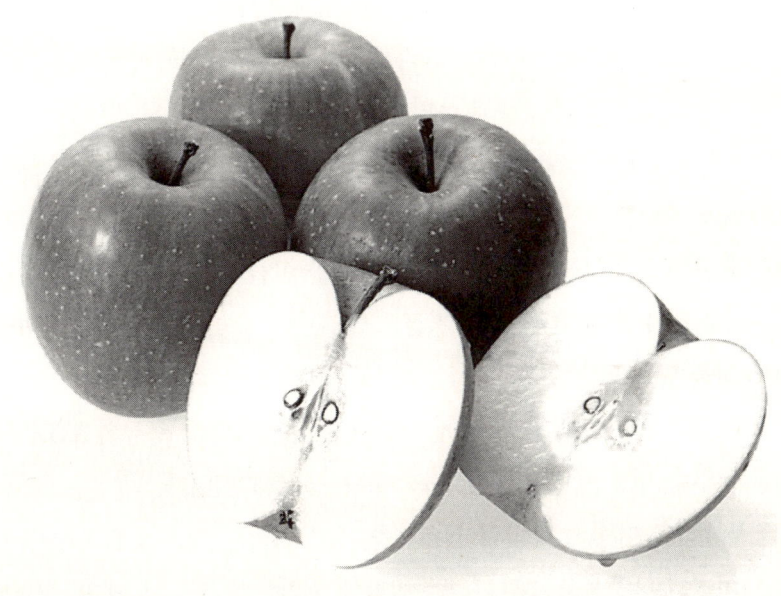

우리가 지금 농산물을 먹을 수 있는 것은 약 1만 년 전에 서남아시아 지역을 방랑하던 용감한 수렵 채취인들 덕분이다. 고대 식물의 개체군을 연구하는 고식물학자들은 기후 변화 이후에 이들이 인류 최초로 야생 벼과 식물을 채취하고 재배한 비옥한 초승달 지역이 오늘날로 보면 동쪽으로는 터키, 남쪽으로는 이란과 이라크, 서쪽으로는 지중해에 이른다고 추정한다. 이런 최초의 농민은 밀과 보리뿐 아니라 완두, 렌즈콩, 무화과, 아몬드, 피스타치오, 그리고 염소, 양, 소를 전 세계로 가져다주었다.

이 지역은 유럽과 아시아, 아프리카의 교차로라는 이유로 오늘날에도 작물 다양성의 보고로서 남아있다. 키프로스 섬은 여전히 다양한 감초, 세이지, 타임, 구주콩나무의 산지이다. 키프로스 농민들은 "키트"(일찍 여는 토종 돼지감자의 일종)와 도자기나 와인 보관에 사용되는 갖가지 조롱박, 스펀지로 사용하는 수세미, 그리고 비파, 석류, 헤이즐넛을 재배한다. 작은 섬나라 몰타에 사는 몇몇 농민들은 거의 멸종된 것으로 알려진 "납작한" 토마토(타다마 카타)와 타원형의 젠구리야 토마토라는 두 종류의 토종 토마토를 재배한다. 토종벌은 향기로운 섬 식물들로 인해 퍼지는 향기 덕분에 고대 로마인들이 귀하게 여겼던 꿀을 만들어낸다. 야생 근대 종류는 이스라엘과 팔레스타인에서 지금도 발견된다. 그곳의 농민들은 사막에서도 젖을 만들어내는 검은 색의 거칠고 긴 털이 난 작은 네게브 염소도 기르고 있다. 또한 다른 어느 곳에서도 볼 수 없는 수많은 종류의 포도들의 원산지이며, 몇몇 종은 단 한 곳의 포도 농장에만 있다.

불행히도 이렇게 광범위한 유산을 가진 지역도 다른 곳과 마찬가지로 먹거리의 다양성을 수탈하려는 압박에 취약하다. 도시의 팽창, "개량"된 "현대적"인 작물과 가축 품종의 도입, 몇 가지 작물에만 지급되는 영농 보조금 등으로 인해 지역 사회가 먹거리를 자급하는 것이 점점 더 어려워지고 있다. 키프로스 주민들은 터키의 점유와 관광 리조트 개발 압력 때문에 유서 깊은 역사를 지닌 가족농과 그들이 보전해왔던 작물 다양성을 잃어버리고 있다. 팔레스타인에서는 고대의 올리브 과수원들이 이스라엘의 불도저에 파괴되어 왔다. 어떤 보고들에 따르면 1990년대 초반 이래 이라크에 계속된 미국의 폭격으로 인한 낙진 오염 때문에 희귀한 사막 송로버섯의 서식지가 파괴되었다. 매우 유명한 유럽 송로버섯의 먼 친척뻘인 이 버섯은 중동 곳곳에서 영양이나 음식 재료로서의 가치를 높이 평가받아왔다.

이에 대항하여 생물 다양성을 보호하려는 노력이 예기치 않게 결합되어, 국제적인 환경 단체인 <지구의 벗>의 지중해 네트워크는 농업 및 생물 다양성 캠페인(줄여서 AB 캠페인)을 시작했다. 지구의 벗 각국 지부에서는 위험에 처한 먹거리의 목록을 작성하기 시작했고, 이를 보호하기 위해 농민, 소비자, 농업 관료, 먹거리 기업들과 함께 노력했다. 몰타의 지구의 벗 회원인 마틴 갈레아 데 지오바니(Martin Galea de Giovanni)는 "몰타가 과거에 다양한 생물 다양성 협정들에 서명하고 비준하긴 했지만, 문화유산과 유사한 방법으로 보호되어야 하는 먹거리 다양성을 보호하기 위해서는 거의 아무 조치도 취해지지 않고 있다"고 말한다.

해법은 어디에서 제안되든 간에 서로 비슷한 경우가 많으며, 작은 섬나라의 경우가 정치적으로 가장 실효성이 크다. 야생 선조 종들이 서식하는 지역은 도시 및 관광 개발의 확대를 금지시킨다. 또한 영농 보조금을 고유한 특징을 갖는 지역산 생산물을 지원하도록 돌리게 한다. 그리고 농업 관료와 과학자들의 태도를 변화시켜서, 토종 종자 다양성을 존중하고 이를 보존할 필요를 느끼게끔 한다.

때때로 신기원이 만들어지기도 한다. 그리스에서는 펠리티 네트워크에 속한 128명의 농민들이 토종 종자만을 사용한다. 데모스 데모우(Demos Demou)농장은 마치 토종 품종들의 쥐라기 공원처럼 운영된다. 그리고 그리스 정부는 1993년부터 농장에서 토종 가축을 번식시키는 농민에게 보조금을 제공했다. <기프로스 딩나귀의 벗>이라는 단체는 본부가 있는 보우니 마을에 보호 구역을 운영하는데, 이곳에서 110마리를 기르도록 했다. 중동 지구의 벗 회원인 아미아드 라피도트(Amiad Lapidot)에 따르면, 인식의 제고가 가장 커다란 관심사가 될 것이다. "자기 농장에서 발라디 닭을 기르는 농민이 그 닭이 그 품종 중 마지막이 될 수도 있다는 걸 인식하지 못할 수 있다." (고대 품종이 뒤섞인 화려한 발라디 닭 품종은 알을 잘 낳는 닭으로 순하고 질병 저항력이 강하다). "아마도 그들은 유전적 보고로서 이 가축이 갖는 중요성과 그것의 멸종이 초래할 잠재적인 영향은 인식하지 못할 것이다."

　　농민들이 이런 토종 품종을 지키는 일선에 서 있긴 하지만 그로 인한 유일한 수혜자는 아니다. 지역 유산의 일부인 이런 작물과 가축들은 고유한 요리의 재료로 쓰인다. 옻나무 열매로 만드는 향신료인 옻의 경우 중동 요리에 자주 쓰이는 양념이다. 요리의 대부분에는 와인이 넉넉하게 사용된다. 와인으로 만든 소스에 구운 들새나 토끼고기, 쇠고기를 저민 살미(salmi)는 그리스에서 대개 파스타 위에 곁들여 나온다. 키프로스의 음식인 아펠리아는 와인과 향기로운 나물에 절여서 구운 돼지고기로, 대개 거칠게 빻은 토종 밀로 만든 푸르구리(쿠스쿠스) 필라프와 함께 나온다. 농민과 경영체들은 지역 토양과 환경에 가장 적합한 이런 먹거리들에 의존하게 되었다.

사라지고 있는 식물들의 씨앗을 뿌리기

　　장소나 요리상의 이점을 차치하더라도 작물 다양성은 지역식량체계의 토대를 형성한다. 사람들은 영양학적으로 미국 중서부 지역이나 세계 다른 지역의 산업형 농업의 표준이 된 한두 가지 농산물만 먹고서는 살아갈 수 없다. 지역 주민들 역시 경제적으로 한두 가지 작물에만 의존해서는 생계를 유지할 수 없다.

　　국제생태문화협회의 케이티 마멘(Katy Mamen)에 따르면 "작물 다양성은 식단을 다양하게 할 뿐 아니라 지역 농민과 다양한 먹거리 관련 산업의 생존을 보장해준다." 마멘이 일하고 있는 인도의 잠무-카슈미르 주에 있는 작은 산악 지역 라다크에서는 수세대에 걸쳐 거의 모든 먹거리를 자급했다. 그러나 라다크 사람들이 지역에서 기른 채소(또는 지역에서 제분한 보리와 지역에서 만든 버터)를 사는 데 사용했던 돈이 이제는 코카콜라, 네슬레 같은 먹거리 기업의 수중으로 들어가고 있다. "라다크 사람들은 전통적인 먹거리와 농사 기술이 믿을 수 없을 정도로 소중하다는 것을 이제 막 깨닫기 시작했다. 가능한 집에서 가까운 곳에서 그들의 다양한 기초적인 필요를 충족하면 통화 가치의 불안정성으로부터 얼마간 해방될 수 있다"고 그는 말한다. 지역 먹거리 문화에 대한 관심을 일깨우기 위해 국제생태문화협회는 현재 라다크 인구의 약 5분의 1인 4,000명이 회원으로 있는 <라다크 여성 연대>의 출범을 도왔다. 이 조직은 전통 농업의 열렬한 수호자가 되었고, 지역 작물 다양성의 보전뿐만 아니라 겨자, 완두, 콩, 보리 등의 지역 농산물 판매 및 교역을 위한 시장을 보전하기 위해 종자 저장 프로그램을 시작했다. 이 작물들은 지역에서 여성 농민들에 의해 재배되어야 하는데, 이것은 돈을 지역 경제 속에 유지시키는 일종의 구매 관행이다.

　　페루의 쿠스코에 있는 <자연 보전과 지속 가능한 발전 협회>(ANDES)의 알레한드로 아르구멘도(Alejandro Argumendo) 역시 전통적인 작물 다양성을 보존하려는 노력이 지역 경제를 지탱하기 위해서 필수적이라는 것을 알고 있다. 복합 경작(여러 작물과 여러 종의 혼합 재배)에는 땅에 대해 고도로 정교하고 친숙한 지식이 필요한데, 이것은 전업 소농들이 대규모의 기계화된 농장 소유자보다 더 잘 제공할 수 있다고 그는 설명했다. 페루 안데스의 경우에, 대개 십여 가지의 감자 종과 다양한 구근 작물, 갖가지 녹채류, 콩류, 약초류 이 모두가 같은 농지에 섞여서 재배된다. ANDES는 지역 사회가 "감자 농원"을 만드는 것을 도왔는데, 그 지역의 농민 네트워크는 국제법상 "특허받기 이전의" 감자 품종(때로는 한 농장당 40개 정도인)의 목록을 만들고 있다. 페루가 전 세계 감자 다양성의 중심지이기 때문에, 주요 전염병의 발생이나 기후 변화의 극복 능력을 위해 전 세계 감자 농민과 육종가들이 종자 품종의 저장고로서 의존하고 있는 이 지역의 먹거리 경제를 보전하는 것은 세계 다른 지역들에 있어서도 커다란 이해관계가 달린 일이다.

　　지역의 작물 다양성을 보전하는 것은 값비싼 농화학 자재와 다른 투입 자재에 대한 의존을 줄여주는 데 도움을 주기 때문에, 이것은 경제적으로 강력한 논거가 된다. 여러 연구에 따르면 구입한 농자재에 덜 의존하고 농지의 생태적 과정이 주는 장점을 더 많이 이용하는 생태적이고 다각적인 유기농이 화학 물질 집약적인 단작보다 유지 비용이 덜 들고 농지, 영양분, 에너지 사용이 더 효율적이다.

　　농민들이 (수출보다) 지역의 시장을 위해 생산하면, 고객 기반이 상당한 수준으로 다양화된다. 더 많은 다양한 생산물들을 제공하면서 그에 따라 금전적인 성공 가능성도 높아지며, 따라서 농민들은 더 폭넓은 여러 작물을 재배하도록 자극을 받게 된다. 영국 데본의 타인 밸리에서 13헥타르 규모의 노스우드 농장을 경영하는 팀 딘(Tim Deane)과 잰 딘(Jan Deane)은 지역사회지원형농업(CSA) 프로그램을 통해 지역 시장으로 공급처를 옮긴 후에 작물의 종류를 획기적으로 늘렸다. 딘 부부가 도매 시장에 농산물을 팔 때는 한 철에 15~18가지의 농작물을 재배했지만, 지역 시장에 다시 집중하자 재배 작물의 수가 50~60종으로 늘어났다. 또한 농사를 시작한 1984년 이후 처음으로 흑자로 돌아섰다(그리고 판매지까지의 채소 운송거리가 짧아졌다). 이처럼 지역식량체계는 압도적이고 반생태적인 전 세계적 단작 추세에 맞설 수 있도록 도와준다.

지역의 작물다양성과 지역 자급도와의 관계는 한 가지 농산물의 경우에도 유효하다. 영국 사과의 예를 살펴보자. 1965년까지도 영국은 디저트용 사과(통조림이나 빵에 사용하지 않고 직접 먹는 사과)를 대부분 자급했다. 자급이 가능했던 이유는 일 년 내내 수확이 가능할 정도로 매우 다양한 사과 품종 — 정부 통계에 따르면 2,000종 이상 — 을 재배했기 때문이다. 대부분의 종은 늦여름과 가을에 수확을 했지만, 디스커버리와 뷰티 오브 배스 같은 조생종은 4월과 5월에, 콕스 오렌지 피핀과 그린 슬리브스 같은 만생종은 겨울까지도 수확할 수 있었다(그림 5-1을 보라). 지난 30여 년 동안 값싼 사과가 해외에서 들어오고 대형 슈퍼체인과 사과 가공업자들이 고도의 표준화를 요구하면서, 영국 농민들은 사과 과수원의 60퍼센트를 다른 작물로 바꿨다. 영국의 과수원들은 이제 상대적으로 수확철이 짧은 두세 가지의 "상업적으로 좋은" 종에 점령당해서, 자급률을 회복하기가 힘들어졌다. 오늘날 영국에서 소비되는 사과의 25퍼센트만이 국내산이다.

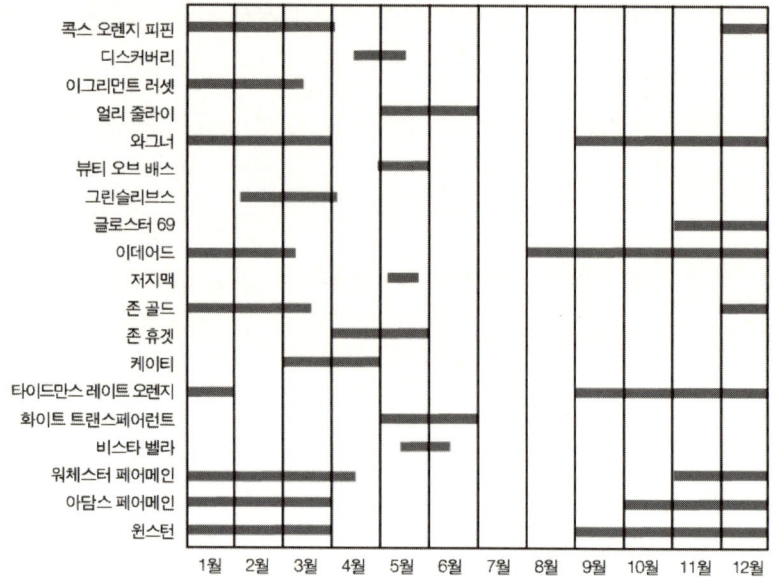

디스커버리, 얼리 줄라이, 뷰티 오브 배스 같은 조생종들은 장기간 저장할 수 없다. 다른 종은 모두 늦겨울과 다음해 봄까지 저장할 수 있다.

출처: Andy Jones, "An Environmental Assessment of Food Supply Chains: A Case Study on Dessert Apples," *Environmental Management,* October 2002, pp. 560-76.

사실 글로벌 먹거리 공급망의 가장 강력한 함의는 지역이 일 년 내내 자신의 먹거리를 생산할 수 있는 능력을 감퇴시킨다는 것이다. 그러나 먼 곳의 먹거리 기업의 관심 밖에 있거나 먹거리를 쉽사리 수입할 능력이 없는 가난한 지역의 경우, 양질의 영양 섭취를 위한 최고의 희망은 앞으로도 계속 지역 먹거리를 유지하는 것에 있다.

2004년 3월 열린 제7차 생물 다양성 보호 당사국 회의의 개막일 기조연설에서, <국제 식물 유전자원연구소>(IPGRI)의 소장인 에밀 프리슨(Emile Frison)은 먹거리의 다양성과 인류 건강과의 관련성을 강조했다. 프리슨은 "(계속되는 굶주림에 대한) 가장 간단한 해결책은 식단의 다양성을 증진하는 것"이라고 말했다. 예컨대 인도의 타밀나두 주에서 국제 식물 유전자원연구소는 영양분도 풍부하고 밀과 같은 작물보다 열악한 환경에서 기르기 쉬운 수수 품종의 이용을 장려해왔다. 또한 국제 식물 유전자원연구소는 네팔에서 토종 바야르니 쌀, 케냐에서 잊혀졌던 콩 품종들, 에티오피아에서는 수수 품종의 재배를 장려하고 있다. "생물 다양성으로 직접적인 혜택을 얻는 농민들이 이를 보호하는 데 앞장설 가능성이 더 크다"고 그는 회의에서 언급했다. "더욱 복잡하고 다양한 생태계가 일반적으로 생산성도 더 높고 안정성도 더 큰 것처럼, 좀 더 다양한 식단이 영양상의 교란이 가져오는 나쁜 영향에 대해 일종의 완충 작용을 한다."

짐바브웨에서는 자국 요리의 정체성과 채소를 서로 연결시키고자 하는 도시 거주민을 위한 토종 채소 판매 시장을 도시 농사꾼들이 만들어냈다. 가정에서는 '숙녀의 손가락'(오크라로 알려진 아욱과의 작물), 거미 꽃, 가시 오이, 호리병 박 등 약 25가지의 토종 채소에 의존한다. 이런 영양가 높은 엽채류가 8월에서 12월(일반적으로 식량이 부족한 기간)까지 빈민들에게 소득과 건강한 먹거리를 준다. 이런 작물을 다시금 도입하면 영양적인 측면에서 일종의 연쇄 반응이 발생한다. "전통 채소를 기르고 이를 아이들에게 먹이는 여성 농민들은 더 건강해진다"고 프리슨은 강조한다. "이들의 생산성은 높아지며, 지역 단체들은 농민들이 더 높은 수준의 품질 관리를 할 수 있도록 훈련시켜 왔다. 이로써 대형 슈퍼체인과 농민들 간의 연계가 강화되었다. 대형 슈퍼체인에 판매해서 생긴 여분의 소득으로 여성들의 건강과 자립이 더욱 증진된다. 요리법 전단지와 함께 좋은 먹거리를 저가에 제공하는 대형 슈퍼체인은 매출 증대를 보였다." 국제 식물 유전자원연구소와 협력하고 있는 정부의 <작물육종연구소>는 종자를 보급하고, 가공 및 보존 기술을 개발해서 농민이 이런 작물을 재배하는 것을 지원한다. 정부는 또한 정부 기관, 병원 및 학교가 지역 농산물을 이용하도록 하는 구매조달 프로그램을 통해 농업 경제를 활성화시킬 수 있다. 노벨상 수상자인 농학자 노먼 보로그(Norman Borlaug)는 얼마 전 『뉴욕 타임스』에 아프리카의 먹거리 자급도를 높이기 위해 호소하며 "예컨대 학교 점심급식 프로그램에 지역산 농산물을 사용한다면, 상업적 먹거리 시장이 확대되는 데 상당한 자극을 줄 수 있다"는 글을 기고했다.

그러나 대부분의 경우 농촌이 원격지 시장에 종속되기 시작하자 지역 소비를 위한 먹거리 생산이 감소했고, 적절한 이윤만 주어진다면 지역에서 생산할 수 있는 먹거리도 수입을 해야 했다. 텃밭과 온실의 감소, 근채류 저장고와 농민장터 수의 감소 등은 지역 생산물을 사고팔 장소가 줄어듦을 의미한다. 먹거리 공급망 전반에 걸친 집중화는 수익성이 가장 좋은 시장에 역점을 두는 반면에, 낙후된 농촌 지역 사람들에게는 편의점같이 값비싸고 영양 측면에서 선택의 여지가 없는 제한된 먹거리 선택권만을 남겨둔다. 미국 최대의 식량구호 단체인 <미국의 두 번째 수확>의 공공 정책 담당인 더그 오브라이언(Doug O'brien)이 미국 중서부 사람들을 묘사한 바에 따르면, "수천 에이커에 달하는 시리얼 용—아니면 더욱 역설적이게도 '전 세계를 먹여 살리기 위한 용도의'—옥수수 경작지를 보유한 지역에서, 아이에게 줄 시리얼 한 상자를 얻기 위해 푸드 뱅크로 달려간다."

농촌사회학자들은 "먹거리 불모지"(Food Deserts)라는 용어가 원래는 도시에서 청과물 가게나 신선한 먹거리를 선택할 수 없는 지역을 일컫기 위해 만들어진 것이지만, 최근에는 많은 농촌 지역들을 설명하기에 적합하다고 주장한다. 이런 지역에서는 지역의 작물 다양성을 증진하는 것이 영양학적으로 반드시 필요하다. 다각화된 농가들이 제공해주는 자급도를 높이는 것은 덜 가공되고 신선한 과일과 채소가 풍부한 다양한 식단을 확보함으로써 건강과 영양을 지키는 중요한 방법일 수 있다. 역사적으로 지역에서 나오는 음식들은 그 지역에 사는 사람들의 몸에 잘 맞았다(먹거리가 충분하지 않았을 때를 제외하고). 실제로 영양학자들은 전 세계적으로 비만 및 비만 관련 질병이 크게 증가한 이유가 지역적이지 않은 식단이 확산된 탓으로 볼 수 있다고 주장한다. 즉 다량의 육류 섭취와 튀기거나 고도로 가공된 음식으로 정의되는 미국의 패스트푸드 같은 것 말이다.

지역 먹거리 다양성의 상실로 인한 영양학적인 영향은 주로 토착민에게 돌아간다. 정부에 의해 2등 국민으로 취급받으면서 저질의 잉여 먹거리가 넘쳐나는 극빈 지역으로 강제 이주 당한 전 세계의 원주민들은 일반적으로 음식 관련 질병으로 심한 고통을 받는다. 예컨대 미국 남동부의 오드햄 인디언들은 급성 성인 당뇨병 발병률이 세계 최고이다. 그러나 그들은 메스킷(북미 남부에서 자라는 콩류 식물—옮긴이) 가루, 가시 배의 열매와 잎, 테퍼리 콩, 선인장 싹 등 조상들이 즐겼던 지역산 토종 먹거리들이 섬유질은 많고 콜레스테롤과 포화 지방이 적어서 일반적으로 당뇨병 발생률을 줄여준다는 것을 알게 되었다. 이런 식물의 재배를 되살리고자 하는 최근의 노력은 영양학적인 이점뿐 아니라 먹거리와 관련된 문화적 전통—추수 행사, 종교적인 공물 의례, 치료 용도로의 사용—을 되찾는 데도 도움이 된다. 오드햄 공동체에서 전통적인 먹거리에 대한 수요는 1997년 이래로 다섯 배가 늘었다.

지역 생산물로 지역의 필요를 충족시킬 수 있는 잠재력은 지역마다 다르겠지만 좋은 토양, 적당한 기후와 땅, 충분한 물이 부족하면 자립도가 크게 개선되기 어렵다. 그러나 지역의 소비와 생산 패턴을 비교해보면 미처 다루지 못했던 중요한 기회를 포착할 수 있다. 코넬 대학교에서 뉴욕 주의 먹거리 생산과 소비 패턴을 연구하는 영향학자 제니퍼 윌킨스와 동료들은, 농민들이 몇몇 특정 작물(사탕옥수수, 무, 호박)은 지역에서 소비되는 것보다 몇 배 더 많은 양을 생산하지만 다른 작물(브로콜리, 당근, 양배추)은 지역 수요량의 일부만 생산한다는 것을 발견했다. 전자의 경우에 농민들은 잉여 농산물을 멀리 떨어진 지역의 도매 시장에 팔지 않으면 안 된다. 후자의 경우 농민들은 수지맞는 지역 시장을 놓치는 것이다. 그는 "뉴욕 주 농민들이 수요보다 적게 생산하는 작물의 대부분은 뉴욕 시민들의 식단에서 가장 부족한 영양 많은 녹채류"라고 강조했다. 사실 뉴욕 같은 거대 도시 주민들은 가장 심각한 먹거리 불모지들이 마천루들 사이에서 버려진 채로 — 꽃이 피길 기다리면서 — 자신들의 발밑에 자리하고 있다는 사실에 놀라게 될 것이다.

도시에서 농사짓기

도시에서 먹거리를 기르는 것이 새로운 것은 아니다. 예컨대 바빌론의 공중 정원은 도시 농업의 한 예이고, 티그리스와 유프라테스 강 유역에 있는 고대 이란, 시리아, 이라크에 살던 최초의 도시 거주민들이 집 마당에서 채소를 길렀다는 고고학적 증거도 있다. 도시가 전통적으로 가장 좋은 땅 — 농사에 알맞은 평지가 건축하기도 가장 쉬웠다 — 위에 세워졌기 때문이기도 하고, 도시 거주민의 대다수가 신선한 과일과 채소를 거래하는 시장을 열었기 때문이기도 하다.

잭 스미트(Jac Smit)에 따르면 "고대에는 운송 비용이 엄청나서 도시 안에서 먹거리를 키워야 할 필요성도 더 컸다." 그는 누구보다도 도시 농업의 역사에 대해 잘 알고, 또 그것을 되살리는 일에 누구보다도 열정적이다. 포드 재단과 유엔의 개발 자문관으로 일했던 그는 아프리카와 중남미의 도시 농사 프로젝트의 출발을 도왔고, 지금은 전 세계 도시 농업을 조사하는 연구 단체인 <도시 농업 네트워크>를 이끌고 있다(보스턴 교외에서 자란 그는 7살 때 처음으로 자기 정원을 가졌고, 10살 때는 채소를 방문 판매했다).

그에 따르면 로마 사람들은 티베르 강둑에서 먹거리를 길렀다. 안데스의 거대 도시 마추픽추의 잉카인들은 도시 하수를 관개해서 작은 땅에 집약적으로 먹거리를 길렀다. 수백 년 뒤에 프랑크 왕조의 샤를마뉴 국왕(742~814)은 마을 안에서 어떤 먹거리를 기를 것인지를 지시한 포고령을 내렸다. 그는 중국 중세 도시들에서 온실, 옥상 정원, 그리고 분뇨를 모으는 정교한 체계를 묘사하는 역사 문헌을 연구하기도 했다. 또한 농촌으로부터 도시를 외견상 분리하기 위해 성벽으로 둘러친 유럽 중세 도시의 고지도를 연구하면서, 도시 공간의 3분의 1이 먹거리 생산에 이용되었다고 추정했다. 이것은 성벽 바로 바깥에서 이루어진 집약적인 농업 ― 도시의 분뇨를 퇴비로 사용하는 ― 은 포함하지 않은 것이다.

도시의 농민들은 자신의 기술을 계속 발전시켜 나갔다. 19세기에 기업화한 파리의 채소 농민들은 증기로 난방을 하는 온실과 유리 덮개(종 모양의 덮개)를 이용하여 상추의 잎사귀를 보호하고 멀리 런던에까지 판매하기 위한 프랑스식 생물 집약적 재배법을 개발했다. 중국의 도시들에서는 농민들이 복합 경작법을 이용했고, 어떤 작은 땅도 활용하기 위해 울타리를 쳤다. 그러나 모든 지역에서의 농사에 대한 이야기와 마찬가지로, 근대의 여러 동력들 — 산업 혁명, 거대 도시의 성장, 냉장고의 발명 — 은 도시 농업을 쇠퇴시켰다. 특히 19세기 말에 도시의 산업 쓰레기와 유기질 쓰레기가 하수도에서 한데 섞이기 시작하면서, 그 하수는 관개수로 사용할 수가 없었다. 근대 문명의 엔진은 도시에서 농업을 몰아내기 시작했다.

1880년대에 이런 경향은 건축가이자 도시 계획가인 에벤저 하워드(Ebenezer Howard)를 자극시켜, 근대 도시는 소비 그 자체이며 모든 것이 그 주위에 있다고 선언하기에 이른다. 보호 성벽과 주변부의 목초지로 대부분 둘러싸인 중세 시대의 도시와는 달리 런던, 맨체스터 등 산업 시대의 "열려 있는" 도시의 빈민가는 시골의 몰락과 함께 팽창하면서, 둘 다 빈곤의 상징이 되었다. 하워드는 다른 형태의 "정원 도시"를 제안했다. 주요 대로, 공원, 관청의 설계도, 그리고 인구와 가축의 수용력을 제시하고, 심지어는 취객을 줄이는 아이디어에 이르기까지 매우 세밀한 곳까지 설계했다. 하워드의 정원 도시는 보호 장벽 대신에 도시의 팽창을 제한하면서 그걸 넘어서는 거주할 수 없도록 하는 그린벨트를 사용했다. 이 도시의 설계 속에는 필요한 먹거리의 일부를 기르는 정원이 포함되어 있었지만, 또한 근교 농촌에서 오는 먹거리를 가져오는 장소도 있었다. 하워드는 "이미 인구 과잉인 도시로 계속해서 사람들이 몰려드는 것은 매우 유감스러운 일"이라며, 이런 유입이 도시를 위협할 뿐 아니라 농촌의 활력을 말려버린다는 것을 인식하고는 한탄했다. 그는 두 지역을 하나의 동질적인 교외로 혼합하는 대신에 일종의 공생을 제안했다. 그는 1898년에 저서 『내일의 정원 도시*Garden Cities of To-Morrow*』에서 "도시와 농촌은 한데 합쳐져야 하며, 이처럼 기쁜 연합 속에서 새로운 희망과 삶, 그리고 새로운 문명이 싹틀 것이다"라고 썼다.

하워드의 정원 도시는 대공황 시대 미국에서 건설된 그린벨트 도시들과 전후 영국의 신도시들, 그리고 1960년대에 건설된 컬럼비아, 메릴랜드 등 최소 16개의 계획도시, 또한 오늘날 포틀랜드와 오레곤을 둘러싸고 있는 공원에 일부 남아있다. 그럼에도 극소수의 예외가 있긴 하지만 도시와 농촌과의 관계는 "즐거운" 것이 아니었다. 고속도로와 도심에서 뻗어나가는 대중교통 간선 도로로 인한 현대 도시의 억제되지 않는 성장은 도시를 먹여 살리는 농경지에 대한 주된 위협으로 여전히 남아있다. 하워드를 비롯하여 다른 도시 계획가들이 의심했던 것처럼, 현대 도시의 기본적인 설계는 본질적으로 근교의 농업을 파괴한다. 늘어나는 도시 인구가 도시 근교에 남아있던 땅에 대한 수요를 계속적으로 제기하면서, 계획가들은 절대 농지까지도 도시 계획 속에 편입시킬 뿐만 아니라 그 위에 도로를 깔기도 한다.

스미트에 따르면 "그리고 1970년대 후반에는 도무지 설명할 수 없는 무언가가 일어났다." 유엔, 평화 유지군 및 여타 발전 단체들은 아시아, 중남미, 아프리카 도처의 주요 도시에서 자생적으로 출현한 가정 텃밭과 소규모 소매 농장에 주목했다. 그는 "저소득 국가들에서 매우 급속한 도시화가 진행된 시기였다. 운송은 비효율적이며 비쌌고, 식민 제국이 건설한 한정된 도시 인프라와 계속 유입되는 인구가 서로 충돌을 보였다"고 언급한다. 신참 도시 농사꾼들은 작물을 기르려고 도시로 이주한 농민이 아니라, 시장이 존재하기 때문에 먹거리 재배를 하기로 결정한 기존의 도시민들이었다. 달리 말하면, 고대의 도시 농업과 같은 필요 때문에 현대적인 형태가 다시금 등장한 것이다. 서구 선진 세계의 도시들에서는 교통 혼잡과 지역 먹거리의 부족을 뛰어난 운송 수단과 포장 기술로 보완할 수 있겠지만, 제3세계의 도시는 그렇지 못하다. 도시 농사가 다시금 늘어날 태세이다.

도시를 어떻게 지속적으로 먹일 것인가

인구의 절반가량이 도시에서 살고 있는 지구 전체로는 지역 먹거리라는 개념이 매우 다른 의미를 가진다. 도시 인구 비율은 더욱 늘어날 것으로 전망된다. 인구학자들은 향후 50년 동안 늘어나게 될 인구의 사실상 전부가 제3세계의 신흥 도시에서 발생할 것으로 추정한다(남북미, 유럽, 일본에서는 이미 인구의 70~80퍼센트가 도시에 산다). 세계 인구의 더 많은 비율이 먹거리가 생산되는 곳에서부터 떨어져 살게 되면 그에 따라 먹거리도 이동해야 할 것이다.

아시아의 거대 도시들이 먹거리를 자급할 수 있는 능력에 관한 유엔 관료 두 명의 최근 연구를 보자. 2010년까지 아시아의 신흥 대도시로 들어오는 먹거리 트럭의 수가 급증하여, 이를 유통할 수 있는 도시의 기존 능력을 압도할 것이라는 점이다. 방콕은 매년 10만 4,000대의 10톤 트럭이 더 필요할 것이다. 자카르타 20만 5,000대, 카라치 21만 7,000대, 베이징 30만 2,700대, 뭄바이 31만 3,400대, 상하이 35만 9,700대가 매년 더 필요할 것이다.

도시들이 필요한 모든 먹거리를 근교 농촌에서 얻을 수는 없을 것이다. 그러나 먹거리를 인구 밀집 지역으로 운송하는 데에 드는 막대한 하부구조, 에너지, 돈을 감안한다면 도시들이 가능한 많은 먹거리를 근교 농장에서 확보하는 것이 필요하다. 절도, 주변 건물의 그늘, 공해 같은 도시 특유의 경관은 농사짓는 것을 어렵게 만들지만, 도시의 농사꾼들이 창조성과 임기응변을 보여주지 못할 것도 없다. 캐나다 밴쿠버와 콜롬비아 보고타 시의 농민들은 볕이 잘 들고 흔한 옥상에서 과일, 채소, 샐러드 채소 및 새싹 채소를 기른다. 인도 캘커타 인근의 동부 해안에 사는 농민과 어민들은 영양분이 풍부한 도시 하수가 흘러드는 늪지대에서 채소와 물고기를 기른다. 아르헨티나 로사리오의 빈민촌 거주민들은 도시 쓰레기 중 유기 물질을 골라내어 이것을 자기 텃밭에 사용하거나 비료로 판매한다.

하지만 도시의 정치인, 기업가 및 계획가들은 여전히 먹거리를 주거, 범죄, 교통 문제 등과 같은 관심을 필요로 하지 않는 농촌 문제로 생각한다. 웨인 주립대학교 지리 및 도시계획학과 교수인 카메쉬와리 포툰쿠치(Kameshwari Pothunkuchi)에 따르면 이런 완고한 고정관념 때문에 도시 먹거리 계획에 있어서 "단편적인 접근"밖에 하지 못하는 것이다. 도시 계획은 공중 보건과 주거 환경을 개선하기 위해서 하수도, 상수원, 도로 및 기타 인프라를 강조하는 도시공학 분야에서부터 발전한 것이다. 전 세계의 도시 계획가들은 도시 내에 있는 텃밭과 농지를 "현대적인 도시"에는 찾아볼 수 없는 시대착오적인 것으로 간주하기 시작했다(하지만 역설적으로 도시 내에 지역 사회 공용 텃밭과 도시 농장을 위한 공간을 창출하는 것이 요즘 도시 계획의 최첨단이 되었다). 그러나 그에 따르면 이런 무시, 그리고 도시민들이 공급되는 먹거리를 당연시한다는 사실은 먹거리 체제 그 자체의 성격 때문에 강화되어온 것이다. "도시의 팽창이 예전에는 농촌이었던 곳을 휩쓸게 된 때조차도, 역사적으로 도시를 부양했던 지역의 농경지가 파괴되는 것도 모른 채 동네 식료품점에 먹거리를 사러 다녔다."

이런 편견에도 불구하고 오늘날 도시에서 농사일은 어디에서나 존재한다. 그리고 최근 도시 농업이 도시의 무질서한 확장에서부터 영양 불균형 문제, 그리고 쓰레기 매립장의 확대같이 다급한 도시의 다양한 생태, 사회, 영양의 문제들에 대처하는 데 기여할 수단으로 부각되고 있다. 스미트는 "전부 바보들"이라고 말했다. "대개 납세자가 비용을 부담해야 하는 순수 녹지나 공원과는 달리 도시 농업은 운영 경비를 스스로 충당할 수 있는 일종의 사업체이다."

 유엔 자문 연구를 통해 그는 도시민이 전 세계 도시 먹거리 소비 중 약 3분의 1가량을 이미 생산하고 있고 이 비중이 앞으로 더 증가할 것으로 추정했다. 전 세계적으로 8억 명이 도시 농업에 종사하고 있다. 그 중 2억 명은 주로 판매를 위해 생산하지만, 나머지 대부분은 자기 가족을 위해 먹거리를 기른다. 몇몇 아프리카 도시에 대한 연구들은 도시 농업에 종사하는 가정이 열량과 단백질 섭취, 아동 성장률의 측면에서 더 잘 먹는다는 것을 보여준다. 도시에서 텃밭을 가꾸는 도시민들의 대다수는 동아시아와 동남아시아에 있는데, 이곳에는 1,000만 명 이상 되는 "거대 도시"에도 강력한 도시 농업의 전통이 남아있기 때문이다. 하지만 다른 모든 대륙의 사람들도 도시 농업에 종사하고 있다.

 아시아 – 베트남 하노이에서는 신선한 채소의 80퍼센트, 돼지, 가금류, 민물 생선의 50퍼센트, 달걀의 40퍼센트가 도시와 근교 지역에서 생산된다. 상하이에서는 채소의 60퍼센트, 돼지와 가금류의 50퍼센트 이상, 우유와 달걀의 90퍼센트 이상이 도시에서 생산된다. 방콕에서는 중국 겨자, 시금치, 상추 같은 엽채류의 대부분이 도시 내에서 생산된다.

 중남미 – 브라질 아마존에 자리한 벨렘 시에서는 세 가구 중 한 가구가 채소, 약초, 가축을 기른다. 쿠바에서는 신뢰할 자료를 구할 수 있는 마지막 해인 1999년, 도시 농사꾼들은 하루에 일인당 평균 215그램의 과일과 채소를 생산했고, 여러 도시들(아바나, 시엔푸에고스, 상티스피리투스 등)이 쿠바 보건부가 목표로 잡은 하루 평균 300그램을 쉽게 넘어섰다. 그 대부분은 집과 대로 사이에 있는 뜰, 화분, "공공 텃밭" 형태의 10만 4,087개에 이르는 소규모 도시 및 교외 농장에서 생산되었다.

유럽 — 500만 명에 이르는 상트페테르부르크 시민의 절반 이상이 뒤뜰, 지하실, 옥상, 집 주변 공터나 도시 외곽의 주말 농장인 다차(dacha)에서 먹거리를 기른다. 포르투갈 인구의 거의 3분의 1가량이 사는 수도 리스본에는 채소와 꽃을 비롯해 와인 제조가 가능한 양질의 포도를 재배하는 농장이 길가에 흔하게 있고, 도시 외곽에 남아 있는 자투리 녹지에서도 행해진다. 영국 런던의 대런던권역의 거의 10퍼센트 정도인 농지는 1,000명의 양봉업자 등 약 3만 필지의 텃밭들로 이루어져 있다. 한 연구에 따르면 런던에서 주시민에게 필요한 과일과 채소 권장량의 5분의 1을 생산할 것이라고 추정한다.

북미 — 미국에서는 과일의 79퍼센트, 채소의 69퍼센트, 유제품의 53퍼센트가 거대 도시 지역이나 빠르게 성장하고 있는 인근 카운티들에서 생산된다. 토론토에서는 지역 사회 정원의 수가 1991년에서 2001년 사이에 50개에서 122개로 두 배 이상 증가했고, 토론토의 한 비영리 단체는 창고 지붕 위에서 새싹 채소와 기타 특용 채소를 재배하는 사업으로 성공을 거두었다.

더 대단한 잠재력을 보여준 나라들도 있다. 이제 쿠바는 도시에서의 먹거리 생산에 많은 부분 의존하고 있다. 수도인 아바나에서 소비되는 신선한 농산물의 90퍼센트가 도시 내부 및 근교에서 생산되는 것으로 추산된다. 이런 변화가 전적으로 자발적이었던 것은 아니었다. 1990년대 초반 미국의 경제 봉쇄와 소련의 붕괴로 쿠바는 농화학 자재, 농기계 및 먹거리와 석유 수입이 중단되면서, 먹거리를 생산하여 이를 농촌에서 도시로 운송할 방법이 없었다. 쿠바 도시들에서 과일, 채소 등의 먹거리가 대량으로 부족해지면서 정부 관료들은 느슨한 지역 농촌 지도 네트워크를 수립해 국민들이 공터, 종자, 물, 그리고 농사 자원을 얻을 수 있도록 지원했다.

단순해 보이는 이런 지원이 현명한 투자였다. 도시 농업 부문은 농업 노동자, 벽돌공(돌로 된 텃밭 둑을 쌓는 일을 하는), 판매인, 허브 건조자, 퇴비 제조자 등 16만 개의 일자리를 창출했다. <쿠바농림기술자연합>의 에히디오 파에스(Egidio Paez)는 "도시가 성장하고 팽창하면 반드시 공터들이 만들어지는데…… 그런 곳들은 보통 모기나 쥐 같은 질병 매개체들이 서식하는 쓰레기 투기장이 된다"고 말했다. 쿠바의 도시 농사꾼들은 이런 비위생적인 공간을 농장과 텃밭으로 바꾸면서 농약이나 화학 비료 없이 먹거리를 기르고 있으며, 많은 인구와의 근접성은 도시 농업을 특히 유기농 생산에 적합하게끔 만들어준다.

쿠바의 경험이 보여주듯이 지역 먹거리 생산은 장거리 먹거리 체제에서 소외되어온 도시민들이 먹거리를 구할 수 있는 가장 좋은 방법이다. 선진국이나 개도국 모두 가난한 도시 가구들은 부유한 도시민보다 일반적으로 수입 중에서 더 많은 부분을 먹거리에 지출한다. 가난한 가구는 대량으로 살 여력이 없고 빈민촌에는 먹거리 상점이 부족하다. 가난한 도시민들이 수입의 60~80퍼센트까지나 먹거리에 지출하는 경우도 있는데, 그렇게 되면 가격 변동에 특히 취약해진다. 도시의 대형 슈퍼체인들은 수많은 독립적인 소형 식료품 가게들을 밀어내고, 그 뒤에는 도심지를 떠나서 돈이 되는 교외 지역을 빨아먹기 위해 탈출한다. 도심지에는 패스트푸드 체인점과 편의점들만 남게 된다.

이처럼 수많은 취약 지역 사회들은 농민장터, 지역사회지원형농업뿐만 아니라 생활협동조합과 기타 지역 소유의 상점들에게 기회를 준다. 오랫동안 대형 슈퍼체인이 없던 워싱턴D.C.의 아나코스티아 지역은 근래에 처음으로 신선한 먹거리를 믿고 구할 수 있는 농민장터가 생겼다. FAO 마케팅부의 선임 사무관 에드워드 자이들러(Edward Seidler)는 시 당국이 지역 소매 시장 설립을 검토해볼 것을 제안한다. 저소득층 소비자들을 위한 지역 소매 시장은 농민들에게는 판로를 제공하는데, 특히 도시 외곽에서 채소를 재배하는 소농들에게 도움이 된다. "탄자니아의 다르에스살람과 스와질란드의 만지니와 음바바네에서 지자체는 교외 지역에 사는 지역 소비자들을 위한 소규모 소매 시장을 세웠다"고 그는 언급한다. "바베이도스와 여러 카리브 해 섬나라들에서는 이전에 자기가 재배한 농산물을 길가에 늘어놓고 통행을 방해하며 판매하던 노점상들을 위해 시 당국이 버스 정류장 주변에 소규모 판매 시설을 세웠다."

    이런 리더십이 없다면 시장과 먹거리 소매점의 위치와 설계가 엉성하고 비효율적이어서 결국에는 먹거리를 낭비하고 도시 빈민들에게 가격 상승을 가져오기 쉽다. 예컨대 자이들러는 인구 500만 명의 하노이에 있는 도매 시장 다섯 개 중에서 단 하나만 계획된 것이라고 지적했다. 도심지에 자연 발생적으로 성장한 다른 도매 시장들은 저장과 폐기 시설이 충분치 않고, 먹거리의 손실률이 높으며, 교통 정체와 주차난으로 판매자와 구매자 모두 어려움을 겪는데, 이 모든 것은 소비자들에게 더 비싼 가격으로 돌아오게 된다. 많은 제3세계 도시들이 급증하는 인구를 수용하기 위해서 주택과 교통 인프라를 확충하고 있지만, 먹거리를 구하기 위해 추가적인 돈과 시간을 들여 먼 거리를 가야 하는 많은 주민들을 위한 먹거리 상점 및 시장에 대한 계획은 없다.

오늘날의 정원 도시

도시 계획가의 눈에서 보면 농지를 위하는 논리는 언제나 이기적인 것이었다. (그러나) 도시 내부와 주변 농지는 도시에 물을 공급하는 하천 유역을 보호하는 데 기여한다. 농장은 자연을 빼앗긴 도시인을 위한 고요한 휴식처를 제공한다. 늘어나는 쓰레기 처리 문제 ― 사실상 모든 도시가 겪는― 와 싸우고 있는 도시들에 있어서 멀리 떨어진 쓰레기 매립장으로 보낼 유기질 음식물 쓰레기를 재활용하는 것은 도시 농업을 옹호하는 가장 강력한 환경적인 주장으로서 설득력을 갖는다.

지금까지 도시의 유기질 쓰레기를 비료로 바꾸려는 노력은 보통 일부 농민들이 호텔, 채소 가게 또는 쓰레기 매립장에서 "보물을 찾는" 사업을 시작한 개인들로부터 음식물 쓰레기를 수집하는 데 그쳐왔다. 대부분의 국가는 쓰레기 매립 비용이 매우 낮아서 그에 대한 대안을 찾을 동기가 거의 없었다. 그러나 유기질 쓰레기가 쉽게 분리 가능하고 농장과 텃밭이 근처에 자리하고 있는 환경이라면, 도시 쓰레기로 퇴비를 만드는 사업은 유망할 수도 있다. 아르헨티나 로사리오 대학교 교수 에두아르도 스피아기(Eduardo Spiaggi)는 빈민촌 거주민들에게 퇴비 제조 기법을 가르치고 있다. 이미 많은 주민들이 쓰레기를 모아 분류하고 재활용하는 일로 생계를 유지하지만, 유기질 쓰레기는 대부분 버려진다. 소규모 텃밭 가꾸기 기술 교육이 병행되자 참가자들(여성이 65~70퍼센트)의 집에서 소비하는 먹거리 양이 늘어났고, 남는 먹거리와 퇴비를 팔아 부가 소득을 올린다고 보고되었다.

식당, 호텔, 대형 슈퍼체인과 여타 사업체들에서 발생하는 다량의 음식물 쓰레기를 퇴비로 만들면 처리 비용을 절감하는 동시에 수익을 창출할 수도 있다. 미국에 585개 이상의 대형 슈퍼체인을 보유한 본스 사와 랄프

사는 가공실에서 나오는 상한 농산물과 쓰레기를 퇴비로 만들어서 쓰레기 배출량을 85퍼센트나 줄였고, "쓰레기"를 고객에 판매하는 수익성 있는 브랜드로 상품화 시켰다. 뉴욕 시에서 "쓰레기=연료" 운동을 하는 단체들의 연대체는 매년 발생하는 700만 톤의 음식물 쓰레기를 14억 킬로와트의 전력으로 전환하여 온실가스 배출량을 350만 톤 절감하고자 한다.

먹거리를 도시로 되가져오려는 최첨단의 디자인 혁신은 가장 탁월하기도 한 옥상 정원이다. 레슬리 호프만(Leslie Hoffman)에 따르면 "농작물을 기르기 위해서는 깊은 토양층이 필요한데, 지붕이 이 무게를 견디지 못하기 때문에 역사적으로 옥상 정원에 크게 주목한 적이 없었다." 뉴욕에 있는 환경 단체 <지구 서약>의 대표인 그는 녹색 옥상 운동으로 부동산 개발업자, 기업체 및 정부 기관들을 설득해 도시 전체 건물 옥상들을 식물로 뒤덮어 시의 대기 온도를 낮추고 오염을 줄이고자 한다.

지구 서약의 본부는 맨해튼 중심가에 있는데, 마천루의 그림자와 자동차 배기가스의 방해가 없는 옥상 텃밭에는 상추, 토마토, 고추, 오이, 각종 허브, 고구마 같은 유기농 채소가 무성했다. 그에 따르면 "더욱 전위적인 행위는 먹거리를 기르는 것 그 이상으로 옥상 정원을 활용하는 것이다." 즉 "공기를 맑게 하고, 빗물을 담아두며, 열섬 효과를 줄이고, 말 그대로 도시의 환경 상황을 개선한다." 큰 도시일수록 잠재력도 더 크다. 뉴욕 같은 거대 도시에서는 지표의 3분의 2 이상이 빗물을 땅으로 투과시키지 않는 건물과 도로로 채워져 있기 때문이다.

요즘 시카고 시청은 녹색의 옥상을 자랑한다. 도쿄는 조례를 만들어 1층 면적이 1,000제곱미터 이상인 신축 건물은 옥상의 20퍼센트에 식물을 심도록 했다. 멕시코의 <단순수경재배연구소>는 저렴한 옥상 정원 기술을 개발했다. 이 기술로 전 세계의 인구 팽창 도시들에 살고 있는 토지

없는 농민들이 도시 농업으로 직접 먹거리를 얻고 생계도 유지하게 만들어 줄 것으로 기대하고 있다. 캐나다의 발전 문제 단체인 <대안>(Alternatives)의 캐런 템플턴(Karen Templeton)은 모로코 도시에 옥상 정원을 만든 지역 사회단체에 대해 연구해왔다. 이들은 폐타이어로 온상을 만들고 거기에 퇴비와 질석을 채워 인근 농장과 비슷한 수확을 올렸다. 이들은 온상 바닥으로 배출된 물을 다시 모아 재활용했기 때문에 일반적인 채소 재배법에 비해 물 소비를 90퍼센트 줄일 수 있었다(가뭄에 취약한 나라에는 결정적인 요인이다). 비교적 저렴하고 쉬운 이런 기술이 저소득 주민이 자기 집 옥상에 신선한 채소를 기르는 데 도움을 줄 것이라고 그는 생각한다. (도시 농업 네트워크의 잭 스미트에 따르면, 관개 농업은 하수를 재활용하기 쉬운 "도시의 저지대가 고지대보다 적합하다.")

도시에서 먹거리를 기르는 저렴한 기술은 하워드의 시대보다 지금이 훨씬 더 중요할 것이다. 새로운 유형의 도시 개발을 시행하도록 하워드를 자극했던 당시의 이민은 오늘날 제3세계 전역에서 진행 중인 이민에 비하면 사소한 것이다. 그러나 19세기 런던 빈민가에서 집 없이 살던, 선거권도 없던 영국 농민이나 21세기 뭄바이 빈민촌에서 살고 있는 인도 농민들에게 하워드의 원래 명제는 여전히 날카로운 적실성을 갖는다. 도시와 농촌의 건강은 서로의 안정에 달려있다는 것 말이다.

도시 경관의 치유

토론토 식량정책협의회의 웨인 로버츠(Wayne Roberts)는 도시 농업을 두 가지 건강상의 잠재적인 이득을 갖고 있는 "공공 보건의 새로운 지평"

이라고 본다. 첫째, 도시민들에게 좀 더 신선한 과일과 채소를 공급하며 둘째, 먹거리를 키우는 일 자체가 운동이 되는 것이다. 그는 캐나다 같은 가장 부유한 나라들과 심지어는 많은 제3세계에서도 비만이 유행하고 있는데, 도시에서 생산되는 먹거리가 사람들의 태도를 근본적으로 변화시킬 수 있다고 강조한다. "도시 도처에 있는 팝콘과 사탕 자동판매기 대신에 신선한 과일과 채소를 보게 될 것이다."

그는 또한 도시 농업이 공공 보건을 증진할 수 있는 세 번째 길도 생각하고 있다. 즉 마을의 안전과 아름다움, 지역 사회의 유대와 사회적 상호 작용 강화 등 건강을 결정하는 사회적 요인들을 증진하는 것이다. 도시 계획가들은 농민장터가 주민들을 도심으로 모으는 데 가장 이상적이라는 것을 깨닫고 있다. 많은 경우에 장터는 정치인, 지역 운동가 및 지역 리더들이 지역 문제에 대한 의식을 드높일 수 있는 하나의 장이 되었다.

뉴욕 주 북부의 60개가 넘는 지역 사회 공공 텃밭에 대한 연구에서, 지역 내에 공공 텃밭이 있는 경우에 주민들이 이웃과 지역 자산의 보전 및 쓰레기 투기감소 등에 대한 태도가 개선되었고, 지역에 대한 자부심도 높았다. 어떤 활동가들은 공공 텃밭이 지역에 나무심기, 벽화 그리기, 지역 조직 형성, 범죄 예방노력 등을 고양한다고 말한다. 공공 텃밭이 있는 지역은 다른 지역보다도 저소득층 지역에서 그런 노력을 더 많이 고양시키는 것으로 나타났는데, 이것은 이 지역들에서 많은 심각한 지역 사회 문제들과 만날 수 있는 장소가 부족하기 때문이다. (입증된 공공 텃밭의 효과로는 신선한 채소 소비 증가, 먹거리 비용 감소, 자연과 함께 하는 야외 활동과 연관된 다양한 심리적, 건강상의 이점 등이 있다).

도시에서의 사회관계에 대한 또 다른 효과도 있을 수 있다. 코네티컷 주 하트포드의 경우, 농민장터를 주관하는 시민 단체인 <하트포드 먹거리

체제>(HFS)의 마크 윈(Mark Winne)에 따르면, 대부분의 농민장터에서 "백인 농민이 대개 흑인이나 푸에르토리코계 소비자에게 판매한다." 그에 따라 농민들이 콜라드 양배추, 고추, 방울토마토를 더 많이 기르지 않을 수 없었다. "모든 사람이 다른 먹거리 문화를 조금씩 배우고 나누면서 인종 관계가 개선되고 있다"고 그는 말한다. 전 세계 다른 지역처럼 농업의 다양성은 필연적으로 문화적 다양성을 강화시켜준다.

농사가 도시의 경관과 전체적인 도시 분위기에 도움을 많이 주긴 하지만, 도시민들에게 의미 있고 이익이 되는 일을 주는 경우에 가장 강력해질 것이다. 월리 사츠위치(Wally Satzewich)가 그런 사람이다. 캐나다 새스캐처원 주 새스커툰 도심에 흩어져 있는 20개 정도의 텃밭에서 농사를 짓는 월리와 그의 아내인 게일 부부는 택시 운전에 싫증이 나서 "즐겁게 살 방법을 찾았다"(이들은 땅주인에게 임대료를 내거나 먹거리로 준다. 땅주인의 대다수는 예전에는 농사를 지었지만 지금은 할 수 없어서 자기 밭을 보기 좋고 풍요롭게 관리해주기를 바라는 늙은 여성인 경우가 많다). 어느 바쁜 날에 이들은 걷거나 자전거를 타고 십여 곳의 텃밭을 돌아본다. 이들은 유기농으로 경작하며, 돌려 심기를 자주 해서 병충해 문제를 줄이고 현장에서 만드는 퇴비를 듬뿍 사용한다. 이들은 근처 가게 ― 그 지역 스타벅스를 비롯한 커피 전문점들. 이들은 커피 찌꺼기를 나눠주는 데 적극적이다 ― 에서 커피 찌꺼기를, 주민들에게는 낙엽을, 이웃과 식당에서는 음식물 쓰레기를 얻는다.

텃밭 하나의 크기는 45~280제곱미터 사이이고 전체가 0.2헥타르로 마늘, 대파, 상추, 시금치, 딸기류, 감자, 당근, 허브 등을 기르기에 적합하다. 이들에게 실제로 돈이 되는 것은 무인데, 다른 채소보다 일찍 팔 수 있고 일 년에 여러 번 수확 가능하기 때문이다. 이들의 일상은 게일이 사츠위치를 찍은 비디오에 잘 드러나 있다. 군복처럼 얼룩덜룩한 녹색의 작업복에 검은 작업화 차림으로 챔피언, 체리 벨, 프렌치 브렉퍼스트 무를 땅에서 뽑아서 고무줄로 한데 묶어서 묶음을 만들고 그것을 노란 플라스틱 상자에 담았다. 게일이 바삐 일하는 동안 뒤에서 까마귀가 울었고 사츠위치의 나레이션이 나왔다. 보통 8미터가량 되는 무밭 한 고랑에서 개당 10~15개가 들어 있는 묶음을 50~60묶음 수확한다. 한 묶음에 1.5달러(세 묶음에 4달러)에 새스커툰 농민장터에 있는 "월리의 도시장터 텃밭" 가판대에서 팔리니까, 밭 한 고랑 전체에서 나오는 무가 80캐나다 달러(약 7,000원)를 번다. 한 고랑에서 일 년에 세 번 수확하니까 여기에 3을 곱하고 110제곱미터의 밭에 고랑이 16개니까 다시 16을 곱하면, 부부는 20분의 1의 텃밭에서 한 해에 3,800달러(약 320만 원)를 번다. "이제 내가 왜 흥분하는지 알겠지요?" 그는 숫자를 계산하느라 숨이 넘어갈 지경이었다.

사츠위치는 그런 숫자를 열정적인 도시 농사꾼들과 나누기 위해 자신의 "판매용 텃밭 재배 컨셉" 웹사이트에 올린다("'소규모' 혁명의 탐사"가 이 사이트의 슬로건이다). 그가 전 세계에서 시작되는 것을 도운 많은 프로젝트 중에는 소머톤 탱크 농장(Sometorn Tanks Farms)이 있다. 펜실베이니아 주 필라델피아 시의 옛 상수원 저수조 아래에 있는 0.1헥타르의 텃밭은 필라델피아 수자원부 소유이고 몇몇 귀농한 도시 농사꾼들(예전에는 닳아 빠진 도시 사람이었던)이 경작한다. 이 밭은 회원 20명의 지역사회지원형 농업을 만들었고, 생산된 농작물은 필라델피아에서 가장 유명한 식당 몇몇에 공급된다. 그러나 이런 사업이 돈이 될 잠재력이 있다는 점만으로 다음과 같은 사츠위치의 말을 설명할 수는 없다. "내 시간을 선택하고 내 운명을 결정한다." 그는 상사와 싸울 필요도 없고 "삭막한 사무실 환경" 속에서 고생하지 않아도 된다는 데 무척 기뻐한다. 열심히 하루하루를 일한 구체적인 결과를 확인하는 것, 이웃한테서 해바라기에 대해 칭찬을 받는 것, 만족한 소비자가 계속해서 찾아오는 것을 보는 일이 즐겁다. "자기 일에 대해 다른 사람의 존경과 찬사를 받는다는 것을 확인하는 일은 매우 만족스런 경험"이라고 그는 말한다.

세계 곳곳의 도전: 브라질 벨로리존테

프랜시스 무어 라페와 안나 라페는 그들의 책 『희망의 경계』에서 1993년 벨로리존테에서 뿌리내린 "새로운 사회적 멘탈리티"에 대해 쓰고 있다. 영유아의 5분의 1이 영양실조 상태인 브라질에서 네 번째로 큰 도시는 "자본주의 세계에서 먹거리 보장을 시민권으로 만들기로 결정한 유일한 도시이다."

시는 지역 먹거리 시장이 활성화되도록 개선하기로 했다. 매일 네 끼의 영양가 있는 식사를 도시의 모든 학생들에게 제공했다. 이를 위해 40명이 넘는 지역 농민이 도시 근처에서 농산물 재배를 시작했다. 민중 식당이 생겨서 원가의 반 이하 가격으로 매일 6,000명분 이상을 제공한다. (미시건 대학교 앤아버 분교 박사과정에서 벨로리존테 사례를 연구하는 자이 차펠(M. Jahi Chappell)에 따르면 약간 "낭만적인 정의"(poetic justice)가 있다. 식당에서 청량음료와 사탕을 비보조가격으로 판매하면서 자선이 진행되고 있다.)

이런 노력으로 벨로리존테의 26개 대형 상점 연합이 지역 농산물을 할인된 가격 ― 대개는 근처 식료품점의 절반가 ― 에 판매한다. 시는 그 상점들에게 최저 가격으로 비싼 대지를 임대해줬다. 그 대가로 시는 농산물 가격을 결정하고, 상점은 주말에 도시 외곽에 살아서 좋은 농산물을 구할 수 없는 가난한 주민에게 배달해준다.

시는 시장을 직접 운영하지 않고 활성화해서 정책 비용 — 도시 예산의 1퍼센트 이하 — 을 줄일 수 있었다. 예컨대 시는 일주일 동안 40개의 대형 슈퍼체인에 45개 기본 먹거리의 가격을 공표해 소비자들에게 정보를 제공하고 가게의 담합을 막았다. 벨로리존테는 "녹색 바구니" 정책으로 병원, 식당 등 대규모 먹거리 구매자와 지역의 유기농 농민을 연결했다. 아이들은 가공식품 섭취가 줄고 학교급식으로 섭취하는 열량이 두 배로 증가했다. 학교급식 정책으로 운송 비용이 적은 지역 농산물을 구매할 수 있었고, 늘어난 공급업자 간의 경쟁으로 가격은 더 낮아졌다. 마침내 시는 교회, 노동조직 등 지역식량체계의 발전에 협력할 사람들 20명을 모아 지역 먹거리 위원회를 만들었다. 벨로리존테 정부는 양질의 급식으로 아이들이 더 열심히 공부하고, 시민들이 건강해지기 때문에 이런 정책이 비용에서도 효율적이라고 예상했다.

벨로리존테는 공동체의 학교, 병원, 주민들 속으로 계속 접근해서 더 나은 정책을 펼치고 있다. 태양열 발전 시설을 갖춘 두 번째 민중 식당을 2004년 중반 도시 외곽 지역에 열 예정이다. 그러나 벨로리존테의 사례가 브라질의 다른 도시로 확산될 수 있을지 아직 알 수 없다. 벨로리존테 정책을 담당했던 아드리아나 아라냐(Adriana Aranha)는 새로운 대통령 룰라가 빈곤을 퇴치하기 위해 전국적으로 시행한 <빈곤 제로> 프로그램 자문 위원으로 자리를 옮겼다. 이것은 벨로리존테의 사례를 확장하는 데 도움이 될 것이다. (그러나) 여전히 룰라 정부는 몇 배의 비용을 줄일 수 있음에도 불구하고, 벨로리존테에서 성공한 급식, 먹거리 상점, 원조 식당 정책 등을 전국적으로 실시하려는 의지가 없어 많은 사람들이 우려하고 있다.

안나 라페에 따르면 벨로리존테의 진정한 힘은 심리적인 것이다. "우리는 다른 세계에 대한 상상과 사고가 제한되어 있다." "여기서는 민중들의 자신감을 높이기 위해서 걱정할 필요가 없지 않은가."

6장

시장을 되찾아오기

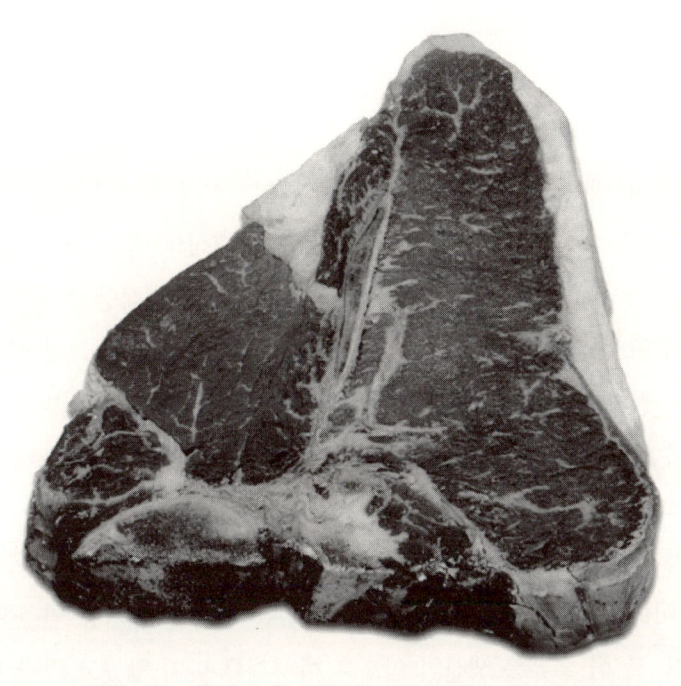

버몬트 주의 배리에 있는 농민식당에 들르게 되면, 자신도 모르는 사이에 당신은 혁명의 한 복판에 서 있는 것이다. 이곳은 대리석 채석장과 묘지석 조각으로 잘 알려진 읍내이며 재판소, 영화관, 철물점, 꽃집, 은행, 식당으로 구성된 메인 스트리트가 있는 곳이다. 60석의 식당에는 12개의 녹색 플라스틱 의자가 흰색 주방 옆에 줄 지어 있다. 뒤편 카운터 위에는 1960년대에 만들어진 유리로 된 케이크 진열장 속에 방금 구운 파이와 머핀들이 놓여 있다. 스테인리스로 만든 우유 디스펜서, 그리고 구식 믹서들이 밀크쉐이크를 만들 준비를 하고 있다. 부엌이 들여다보이는 창문 안으로는 오믈렛과 팬케이크을 뒤집으면서 탄 해시브라운과 베이컨 조각들을 치우고 있는 요리사들이 보인다. 70년 전에 길쭉하고 좁은 건물에서 개업했던 원래의 식당과 그리 다르지 않은 모습이다.

스산한 겨울 아침에 단골들 — 은퇴한 농민, 고속도로 관리 노동자, 전기 기사, 배관공 및 기타 기술자들 — 이 7시가 되자 이미 하얀 커피 머그잔들을 꺼내들고 있다. 좌석들은 1930년대식의 램프 불빛으로 밝게 빛난다. 여러 곳에서 대화들이 웅성웅성 들린다. 나는 식당 주인이자 지배인인 토드 머피와 대화를 나누었다. 커피 잔들이 접시에 쨍그랑 부딪친다. 때때로 접시들이 준비되었다는 종이 울린다. 여종업원들의 신발이 마룻바닥에서 소리를 낸다. 머피는 "내 아들은 아버지한테서 프렌치프라이 냄새가 난다고 해"라고 내게 말한다.

약간만 돌아다녀보면 다른 식당과는 좀 다르다는 것을 알아차리게 될 것이다. 믹서기와 디스펜서에 들어 있는 우유는 유기농 인증을 받은 것이다. 즉 이 우유를 생산한 암소는 항생제를 맞지 않았고 화학 비료와 농약으로 기른 사료를 먹지 않았다는 것을 뜻한다. 이 우유는 또한 지역의 목장에서 가져온 것이다. 즉 배리에 사는 대부분의 주민들이 한 번도 보지 못한 장소에서 탱크로리 트럭이 가져온 우유가 아니라는 것을 뜻한다.

오믈렛 속에 들어 있는 달걀 역시 지역산이다. 머핀과 파이 속에 들어 있는 딸기와 밀가루는 지역의 딸기밭과 밀밭에서 가져온 것들이다. 식당에서는 모든 프렌치프라이를 직접 만들고 햄버거 고기를 갈아내는데, 이것들도 역시 지역의 농가들에서 온 것들이다. 사실 미국인들이 먹는 대부분의 음식은 농가에서 식탁에 이르기까지 적어도 2,500킬로미터를 이동하는 데 비해, 이곳에 나오는 대부분의 음식은 80킬로미터 내에서 재배된 것들이며, 머피의 목표는 100퍼센트를 달성하는 것이다. 지금은 2월이고 주차장에는 아직도 눈이 남아 있다. 그러나 뉴잉글랜드의 한겨울 동안에도 빵과 파스타에 필요한 곡물에서 콩, 고기, 당근, 감자, 양파, 사과소스, 사과즙, 맥주에 이르기까지 식당의 메뉴는 계속해서 다양한 지역산 농산물을 내놓고 있다.

나는 먹거리를 공급하는 농민들의 사진으로 꾸며진 메뉴판을 보았다 (당신이 레스토랑에서 먹는 음식을 개인들한테서 가져올 수 있다고 누가 생각이나 했겠는가?) 이 플라스틱으로 만든 접시받침은 마치 현대 먹거리 체제에 대해 급진적인 생각을 하는 인명사전 『후즈후Who's Who』같아 보인다. 나는 컬럼비아 대학교의 영양학자이자 전원주택 생활자인 조앤 구소가 한 말을 듣고 낄낄 웃었다. "나는 마가린보다 버터를 더 좋아하는데, 왜냐하면 화학자들보다는 암소들을 더 믿기 때문이다." "먹는 것이 농사일이다"라는 웬델 베리의 유명한 선언이 있다. 그리고 머피 자신이 한 말이 있다. "지역적으로 생각하고 동네에서 행동하라." 그는 전 지구적으로 행동하거나 생각하는 누군가를 반대하진 않을 것이라고 말한다. 그러나 그에게는 그것이 너무 복잡해 보인다. "동네일은 우리가 잘 알고 있기 때문"라고 그는 말한다.

식당은 호황을 이루고 있다. 여종업원인 미건은 내게 말한다. "우린 매일 아침 5시 반에 가게를 열고 저녁 9시에 문을 닫습니다. 점심시간은 항상 붐벼요. 주말도 항상 바쁩니다. 그리고 계절이 바뀌는 때에는 매일매일 더 바빠집니다." 소유주는 네 곳에 추가로 가게를 열 계획을 갖고 있다. 식료품 가게, 식당 메뉴판, 그리고 집이나 지역에서 재배된 먹거리를 더 많이 볼 수 있길 원하는 지역 농민, 요리사, 환경주의자 및 먹거리에 관심 많은 사람들 사이에서 이것은 지대한 관심을 끌고 있다.

그러나 이런 관심들이 많다고 해서 작업이 쉽다는 것은 아니다. "나는 매일 사투를 벌이고 있습니다"라고 머피는 말한다. 대규모 사업체를 위해 만들어진 번거로운 식품안전 규정에서부터 버몬트 주의 작물 다양성을 감소시켜온 근시안적인 농업 정책, 그리고 분투하는 지역 사업체들에 대해 글로벌 식품 브랜드가 짓누르고 있는 파괴력에 이르기까지 지역 먹거리에 기반을 두고 식당을 운영하는 데 마주하고 있는 장애물들을 언급한다.

머피는 자신의 마스터플랜을 설명한다. 그의 말은 들떠있지 않고 사려 깊은 사업가처럼 진중했다. 일반적인 식당들은 많아야 5개의 공급처, 그리고 대부분은 그보다 적은 공급처를 갖고 있다고 말한다. 공급처들은 북미 최대의 식품유통업자이자 제2위의 식품가공업자(연매출 260억 달러로 식자재 유통산업 총매출 2,000억 달러의 약 13퍼센트를 차지)이기도 한 시스코 같은 거대 글로벌 농기업의 손아귀에 들어 있다. 대부분의 식당과 레스토랑들이 시스코에 주문을 넣으면 18륜 트레일러가 배달해주고 간다고 그는 말한다. 반면에 농민식당은 대략 35명의 공급업자를 두고 있으며, 다음 해에는 20곳을 추가할 계획을 갖고 있다(그림 6-1을 보라). 첫 6개월간의 영업에서 식재료 예산의 70퍼센트를 반경 80킬로미터 내에서 재배된 먹거리에 사용했다.

〈그림 6-1〉 버몬트 주 배리의 농민식당에서 쓰는 먹거리의 원산지

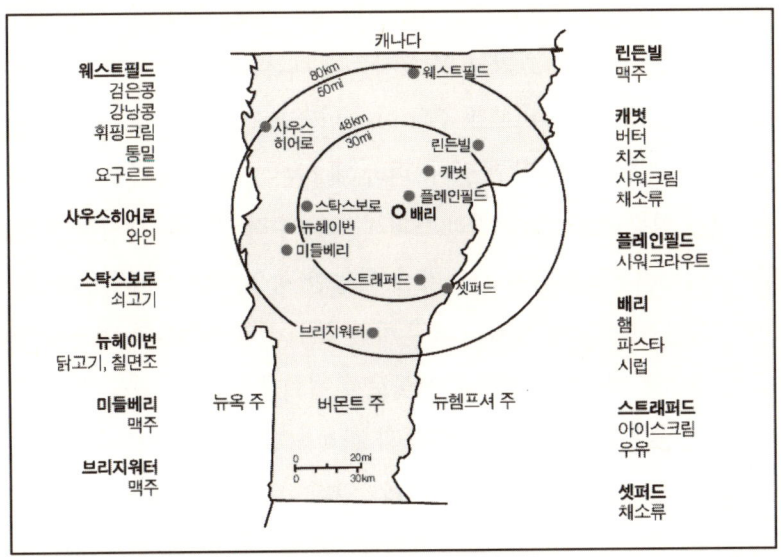

출처: 토드 머피, 농민식당에서 지은이와 인터뷰(2004. 3. 8)

그는 자신이 "새끼"라고 부르는 모델을 활용하여 점유율을 높일 계획이다. 식당 한쪽 편에는 정부 인증 육류 가공기를 둘 것이다. 다른 쪽 편에는 통조림, 건조 및 굽기를 위해 인증 받은 먹거리 가공 시설을 설치할 것이다. "대부분의 식당들은 다듬어진 냉동 당근을 사용하지만, 우리의 목표는 제철을 위해서 지역산 당근을 가공하고 또한 철이 지날 때를 위해서는 냉동하거나 피클로 만들거나 통조림을 만들 수 있는 장소를 갖는 것"이라고 말한다. 또한 먹거리 가공 시설은 농민들이 대개 수프나 잼 등을 만들기 위해 내다놓는 "이등품"이나 짓무른 과일과 채소를 사용하는 것이 가능하다.

그가 구상 중인 아이디어는 지역 먹거리에 대한 의존도 증대를 위해

'대형화의 물결 속에서 사라져온 지역 내 작물의 다양성과 먹거리 가공 시설을 되돌리는 일'이다. 수십 년 전까지만 해도 즐비했던 목장, 치즈 제조업자, 병조림업자, 그리고 빵 공장들이 대부분의 지역 사회에서 사라지고 있다. 이런 점에서 버몬트 주는 이미 미국과 전 세계 다른 지역 사회들에 비해 커다란 우위를 갖고 있다. 미국 내 다른 어떤 주보다도 총 농경지 중 유기농 인증 채소 재배 면적(23퍼센트)과 수작업 치즈 생산업자(35인) 숫자가 많아서 미국 내에서도 가장 다양한 농업 경관을 갖고 있다.

"우리는 이 식당이 촉매가 되길 바란다. 그러면 농민들과 먹거리 사업체들이 새로운 생산물과 새로운 작물로서 기회를 잡을 수 있을 것이다"라고 그는 말한다. 그가 지역 생산자들과 관계를 발전시키면서, 사업 비용은 실제로 절감될 수 있다. "매달 감자와 양파, 토마토가 얼마나 필요한지 알게 되면, 생산자들은 정확하게 자신이 얼마나 우리에게 팔 수 있는지를 알 수 있다"고 그는 말한다. 현금 흐름과 안정성의 측면에서 농민들이 혜택을 보고, 그 결과 그에게 돌아오는 외상액도 줄어들 수 있다.

물론 머피의 버몬트 식당이 먹거리 자급도를 높여 나갈수록, 지역민들이 먹거리에 쓰는 돈을 더 많이 잡아둘 것이고, 운송과 보관, 중개 비용으로 새나가는 돈이 줄어들 것이다. 이 식당은 현재 매달 지역 농민들로부터 1만 5,000달러 상당의 농산물을 구매하고 있고, 식당이 확장되면 그 금액은 더 늘어날 것이라고 말한다. 그는 "내가 가장 좋아하는 일은 농민들에게 수표를 써주는 거다"라고 웃으며 말한다. 그는 최근 식당에 댈 돼지를 길러서 가족 농장을 꾸려갈 수 있는지 가늠하고 있는 어느 농민의 아들과 이야기 중에 있다. 그러나 여기에는 기존의 식당 모델을 바꾸는 데 들어가는 비용이 존재한다. "우리가 어떻게 지난 60년 동안 사라졌던 것들을 다시 만들어내는 돈을 댈 수 있겠는가?"라고 묻는다. 그는 식당 비용의 10퍼센트는 지역에 존재하지 않는 공급업자나 가공 능력을 창출하는 데 들어갈 것이라고 추정한다. 그는 이런 비용을 투자로 본다. 그러나 "지금 당장 떼돈을 벌 생각이라면 절대 뛰어들지 말라"고 경고한다.

기업가 농민들

페루의 안데스와 히말라야 라다크의 여성 연대 같은 단체들은 지역 작물과 지역 농사법을 보존하는 데 시장을 갖는 것이 필수적이라는 것을 알고 있다. 그래서 안데스는 수천 년 전에 잉카인들이 시작했던 동서 먹거리 무역 통로 — 서쪽으로는 안데스 산맥에서부터 동쪽으로는 아마존 삼림까지, 그리고 사람들이 고원 먹거리(감자, 기니아픽, 야마, 리마콩, 아마란스, 그리고 클로코, 오카, 마슈아 같은 토종 덩이식물)를 저지대 먹거리(코코아, 코카, 망고, 파파야, 코코넛)와 교환하던 — 를 복원하고 있다. 안데스 또한 쿠스코에 지역 먹거리를 내놓는 음식점을 개업할 계획을 갖고 있다. 그리고 라다크에서 여성 연대는 잉여 작물들로 만든 살구 오일, 보릿가루, 보리 맥주, 말린 과일, 빵, 치즈, 황마 가방, 양털 모자 등을 집집마다 다니면서 시험판매 — 물론 크래프트나 맥도날드보다는 덜 공식적인 방식으로 — 하고 있다.

멀리 떨어져 있는 다국적 기업들로부터 먹거리 경제의 일부를 되찾아 오려는 농민과 지역 사회는 그동안 농장에서 멀리 떨어져서 사라지게 된 가공, 포장 및 판매 서비스를 더 많이 제공할 필요가 있다. 이런 다양한 능력을 갖춘 지역 사회들은 기업 수준에서 발생하고 있는 수직적 통합 — 하나의 다국적 기업이 작물의 재배, 가공 및 판매의 수단들을 장악하고 있는— 을 대체할 수 있다.

　농업에 대한 기업가적 접근은 불행하게도 대부분의 농민들에게 알려져 있지 않으며, 오랫동안 농업 훈련과 정책 속에서 무시되어 오고 있다. 영국 에섹스 대학교 줄스 프리티(Jules Pretty)교수는 제2차 세계대전 이후의 산업 세계의 정책과 제3세계의 녹색 혁명 정책 양쪽 모두에서 "농민들에 대한 주된 메시지는 단지 식재료(먹거리)를 생산하도록 하면서 다른 연결 고리들은 먹거리 공급망 내의 다른 행위자에게 남겨두라는 것이었다"고 언급한다(이런 태도는 북미와 유럽에서 상품 생산에 대한 보조금의 등장, 그리고 최초의 대형 슈퍼체인의 등장과 일치했다). 개도국들에서는 단순히 늘어나는 인구를 먹일 수 있는 충분한 원료 먹거리를 생산하는 것이 가장 큰 과제로 비춰졌으며, 그것이 가장 높은 우선순위가 되었다. "마케팅의 중요성을 간과하면 총체적인 농업 상품의 대량 판매에만 초점이 모아지기 마련이다"라고 그는 말한다. 지역 먹거리에서 상당한 사업 기회를 포착해 낸 영국 정부위원회는 절반에 가까운 농민들이 새로운 작물 재배나 좀 더 복잡한 복합 경작을 실시하고 먹거리 가공 및 사업과 마케팅에 대해 기술적인 지식을 결여하고 있는 것이 지역 먹거리 사업을 발전시키는 데 주된 장애물이라고 언급했다. 기업가적 강조의 결여는 개도국들에서도 광범위하게 확산되어 있는 것으로 보인다. 프리티 교수는 아시아, 아프리카, 중남미의 200개가 넘는 농업 개발 프로젝트를 조사했고, 12~15퍼센트만이 판매나 가공 분야를 갖고 있다는 것을 알아냈다.

　역사적으로 농민들은 시장에서 자신들의 집단적인 힘을 키우기 위해 협동조합을 결성해왔다. 그러나 대부분의 협동조합들은 사실 이처럼 마케팅을 무시해온 경향을 계속해왔다. 일반적으로 협동조합은 단일한 생산물에 초점을 두면서, 농민을 먹거리 공급망 속에서 가장 낮은 가치를 갖는 투입물의 생산자로서 분류해왔다. 현대 먹거리 공급망 속에서 생존하려면 상당히 다른 형태의 농민 단체를 필요로 하며, 과거의 단일 생산물에 대한 초점으로부터 지역 소비자들의 수요에 좀 더 재빠르게 반응하는 전략으로 수정할 필요가 있다.

농민장터는 농기업들이 가져가는 이윤의 대부분을 농민들이 되찾아오는 아마 가장 명백한 사례일 것이다. 또한 지역 농가를 지원하려는 사람들에게 가장 확실한 통로이다. 미국에서 농민장터의 수는 1970년대 중반 약 300개에서 1994년 1,755개로, 그리고 2004년 현재 3,100개 이상으로 증가했다. 약 300만 명의 사람들이 매주 농민장터를 찾고 있으며, 해마다 10억 달러 이상을 소비한다. 영국에서는 1997년 말, 바스에서 최초의 농민장터가 개장한 지 몇 해 지나지 않아 현재는 300개 이상의 농민장터를 자랑하고 있으며, 연매출이 1억 달러가량 될 것으로 추정된다(이런 통계는 농민들이 직접 판매에 나서는 최근의 경향을 보여주고 있는데, 전 세계 대부분의 국가들에서 비농민들이 운영하는 생산물 시장은 그리 오랜 역사를 갖고 있지 않다).

농민장터는 도매 시장에 판매하는 것에 비해 농민들이 받는 돈의 몫을 키워준다. 또한 중간 상인이 없다는 것은 소비자에게도 낮은 가격을 의미한다. 미국, 영국, 코스타리카같이 다양한 장소들에서의 사례 연구들은 농민장터에서 구매되는 생산물이 근처 대형 슈퍼체인에서 구매하는 같은 생산물보다 대개가 값이 더 싸다는 것을 보여준다. 표준화, 대량 유통, 그리고 규모의 경제로 대표되는 먹거리 체계에서는 농민장터가 소농이나 초보 농민들에게 가장 이상적인 것으로 보인다. 이들에게 비교적 적은 양의 생산물을 판매할 수 있고 새로운 작물과 농산물을 실험해볼 수 있는 기회를 제공하기 때문이다.

인기가 높은 또 다른 직거래 형태는 이미 언급한 것처럼 계약 영농, 또는 지역사회지원형농업이다. 이 이름은 이 제도와 연관되어 있는 사회적, 경제적 유대를 암시하고 있다. 지역사회지원형농업 회원은 일반적으로 농민에게 농가의 생산물의 일부에 대해 농사가 시작되기 전에 미리 지불하고, 과일과 채소가 나올 때에 정기적으로 배달을 받는다(회원들은 스스로 농가 일손을 거들거나 포장하는 일을 돕기도 한다). 많은 지역사회지원형농업 프로그램들은 자신들의 고객들이 부유한 중산층만은 아니라는 것을 입증하기 위해 곤궁한 가정, 무료 급식소, 복지 시설, 푸드 뱅크에 일부를 기부하거나, 소득별 차등 계약료를 지불한다. 자료를 구할 수 있는 곳에서는 이런 제도에 대한 관심이 급속하게 증대하고 있음을 보여준다. 미국에서 지역사회지원형농업 수는 1985년 1개에서 오늘날 1,000개 이상으로 증가했다. 영국에서는 200개 이상의 유기농 인증 채소 상자 배달 프로그램이 존재한다.

사전에 농민에게 지불금을 주는 제도는 소비자와의 직거래가 갖는 기본적인 경제적 이득 이상으로 농민들의 현금 흐름을 더욱 원활히 해준다. 계약자들은 무엇이든 잘 자란 농산물을 받는 것으로 알고 있기 때문에, 농민은 제철 농산물과 예기치 않았던 풍작 농산물의 확실한 판로를 확보한다. 농민장터에서 장 보는 소비자들과 마찬가지로, 계약자들은 멀리 이동하지 않아도 되는, 또는 유통 기한이 길지 않은, 따라서 최고로 잘 익은 상태에서 수확되어 더 신선하고 맛좋은, 하지만 훈증, 냉동, 포장되지 않은 농산물을 받는다. 계약 프로그램과 농민장터 또한 요리법, 영양 권고 또는 농업 관련 정치 사안들에 대한 정보를 나누기 위해 소식지나 간단한 대화를 이용하여, 소비자들에게 먹거리 관련 이슈들에 대한 인식을 높여주는 데 큰 역할을 할 수 있다.

이런 직거래 노력의 성공은 지역 먹거리 영역 재건을 위해 중요한 요소를 지적해주고 있다. 이런 성공은 얼마간은 그것이 제공해주는 생산물과 사회적 상호 작용이 갖고 있는 높은 품질을 증명해주는 것이다. 그러나 이런 직거래 프로그램들은 또한 지역 먹거리 영역을 재건하는 데 가장 쉬운 부분이 될 수 있다. 농민장터, 지역사회지원형농업 및 기타 직거래 프로그램들이 기존의 먹거리 공급망의 레이더 아래에서 작동하고 있긴 하지만, 익명의 대형 슈퍼체인과 다국적 식품 기업들에 의해서는 절대로 채워지지 않을, 진짜 사람과 연결되어 있는 신선하고 품질 좋은 먹거리 영역 속에 놓여있다는 점에서 그렇다.

그러나 농민들이 농민장터와 지역사회지원형농업 그 이상을 바라보게 되면서, 거대 기업들이 지배하는 시장 속에서 공간을 찾아내는 것은 커다란 어려움이 될 것이다. 가장 집약적인 집중화의 상당 부분은 농민으로부터 가장 멀리 떨어져 있는 다른 쪽 끝인 가공, 유통 및 판매 영역에서 일어나고 있으며, 이런 시장들은 지금 철저하게 보호받고 있다. "생과일과 채소 판매를 넘어서려고 노력은 하지만, 지역에서 포장 공장이나 도살장, 또는 통조림 공장을 찾아내는 것이 쉽지 않다. 농산업에서의 집약적인 집중화와 합병 때문에 대부분의 지역 사회 내에서 목장도 사라지고, 치즈 만드는 장인도 사라지고, 빵 만드는 장인도 사라졌다"고 미국에 본부를 둔 <지역 사회 먹거리 보장 연대>(Community Food Security Coalition)의 대표인 앤디 피셔(Andy Fischer)는 말한다.

오늘날의 먹거리 가공과 소매 단위들은 대규모이고 중심부에 위치하는 경향이 있어서, 소규모의 지역 주도 단위들을 불편하게 만든다. "시스코와 지역사회지원형농업 사이에 무언가"가 필요하다고 위스콘신 대학교 사회학과 잭 클로펜버그(Jack Kloppenburg) 교수는 설명한다. 이런 엄청난 공백은 지역 사회에 커다란 돈벌이 기회를 제공해주면서, 대규모 농장과 식품 기업들에게 지역 먹거리에 대한 관심을 갖도록 하여 좀 더 광범위한 소비자들이 지역산 먹거리를 먹을 수 있도록 해준다. 이런 공백을 메우거나 지역 먹거리를 좀 더 널리 소비시키려는 데 관심을 갖는다고 해서, 소규모 상점의 유지나 지역 사회와의 신의가 갖는 가치를 깎아내리는 것은 아니다. 그러나 이것은 지역사회지원형농업과 농민장터만으로는 먹거리 시장에서 "지역산"이 생존 가능한 공간을 확보하도록 하는 데 충분한 것이 아님을 의미한다.

시스코와 지역사회지원형농업 사이에서

"시스코와 지역사회지원형농업" 사이에 존재하는 많은 기회들은 일개 농민이 덤벼들기엔 너무도 큰일이며 또 복잡하다. 따라서 이런 중규모 먹거리 창업은 대개 농촌 사회에서 항상 있어왔던 방식이 아닌 방식 — 즉 독립적인 생각을 가진 농촌사람들이 협력을 수행하는 — 으로 농민들이 자원을 끌어 모으는 데 의존하게 된다.

케냐에 있는 <더 나은 농지 경작을 위한 협회>(ABLH)의 작업을 보자 (4장 참고). 이 단체는 지역 생산자들이 규모의 증대와 함께 발생하는 판매 및 유통 수익을 가져가도록 하기 위해 20개의 판매 협동조합을 설립하고 조율하는 데 기여했다. 농민들은 배달 트럭과 ABLH의 판매 인력이 갖고 있는 전문 지식을 공유한다. 협동조합은 지역 및 전국 매장에서 판매되는 생산물뿐만 아니라, 원료로 판매하는 것보다 농민들이 더 높은 가격을 받을 수 있는 방법으로서 조합원들의 작물로 만드는 초코바, 요리용 소스,

그리고 기타 먹거리 품목들을 판매한다. 케냐에 있는 또 다른 단체인 <국제 곤충 생리학 및 생태학 센터>(ICIPE)는 농민들이 다양한 아로마와 의약용 허브를 경작하도록 전환하는 것을 돕고 있다. 이런 허브들은 지역 상점들에서 나투르럽(NaturRub)이라는 상품으로 가공된다(나투르럽은 현재 케냐의 대형 슈퍼체인에서 경쟁하고 있는 더 잘 알려진 빅스 바포럽의 이름을 따서 붙여진 기침감기 치료제).

이런 프로젝트들은 케냐 정부의 원예 수출 시장 증진 노력과 극명한 대조를 보인다. 정부 계획에서는 화훼와 채소의 궁극적인 고객이 수천 킬로미터 떨어져 있는 유럽 소비자들이며, 대부분의 이익은 케냐를 떠나게 된다. 그러나 ABLH와 ICIPE 협동조합들의 조직자들은 "나투르럽과 음추지 카레 믹스(요리용 소스)가 농민들의 궁극적인 경제적 구원은 아니라는 점을 알 정도로 시장에 대한 충분한 이해를 갖고 있다"고 ABLH의 대표 짐 치틀은 말한다. "농민들에게 어떻게 혁신하고 어떻게 새로운 생산물을 개발하고 이를 지역 시장들로 확장시킬 것인가를 가르치는 것이 묘안"이라는 것이다. 그가 알고 있는 모든 기법들은 농민들에게 일반적으로 가르쳐지지 않는 것들이다.

이런 정보 및 전문지식의 부족은 특히 소규모 먹거리 가공의 경우에 문제인 것으로 보인다. <중간기술개발그룹>(ITDG) 농가공 프로그램의 코디네이터인 수 아잠-알리에 따르면, "가공이 일자리와 부가 소득의 주 원천일 수 있음에도 불구하고 농민들은 기초적인 농산물 가공을 거의 훈련받지 않은 상태이다." ITDG는 지역 단체들을 연결시켜 교육과 지원을 제공해 장래의 가공업자와 기업가로 만든다. 유연하고 자본 투자가 거의 필요치 않으며, 정교하거나 값비싼 장비가 필요 없이 가정에서 운영될 수 있는 사업을 강조한다(전통적으로 먹거리를 요리하고 가공하고 저장해온 여성들이 특히 그런 사업으로 돈을 벌기에 좋은 조건에 있다). 프로젝트 중에는 페루의 곡물 방앗간, 방글라데시의 과자 제조, 수단의 과일 및 채소 건조 등이 있다.

가장 성공적인 프로젝트 중의 하나가 짐바브웨의 땅콩버터 제조이다. 하라레 외곽촌인 치퉁위자에 사는 네 명의 여성들은 남편들이 공장 폐쇄로 일자리를 잃은 뒤 땅콩버터 사업에 뛰어들기로 했다. 이들은 정기적으로 구입하는 땅콩버터가 외국소유의 기업들이 수입 땅콩을 사용해 만든다는 것을 알게 되었다. 지역 농민에게서 땅콩을 구매할 수 있다면 지역에서 버터를 더 싸게 생산해 가계 지출을 줄이고 지역 생산자들을 도울 수 있을 것이라고 생각했다.

ITDG의 도움으로 이 여성들은 파드자반후라는 회사를 차리고, 사업계획을 짜고, 전기 분쇄기를 사기 위해 소액 대출을 받았다. "이 프로젝트는 높은 수준의 자립도에 이르렀으며, 상당한 수익을 거두면서 지역 관리로 완전히 넘어왔다"고 아잠-알리는 자랑스럽게 언급한다. 파드자반후는 현재 두 번째 공장에 투자하고 있으며, 지역 주민들은 자신들이 재배한 땅콩을 갈기 위해 공장을 빌릴 수 있다. 시험 결과 파드자반후 제품의 높은 품질이 입증되었으며, 이 제품들은 지역 상점과 대형 슈퍼체인에서 주요 브랜드들보다 15퍼센트 낮은 가격에 팔린다.

"특히 개도국들에게 지역의 가공 능력은 추가적인 돈벌이 기회를 제공해줄 뿐만 아니라, 연중 먹거리 공급을 일정하게 유지하는 데 기여한다"고 아잠-알리는 말한다. 비교적 간단한 건조, 통조림 가공, 조림 및 기타 가공 기법들은 한 가정이 나중을 위해 먹거리를 "보관"할 수 있게 해주는데, 이것은 흉작이나 춘궁기에 대비한 일종의 보험 역할을 해주며, 부족한 운송과 저장 시설 때문에 전 세계적으로 현재 낭비되고 있는 엄청난 양의 먹거리 문제를 해결할 수 있는 잠재적인 해결책이다.

농민과 먹거리 사업들이 지역에서 먹거리를 가공하고 판매하기로 결정을 내린 뒤에도, 지역 시장에 진출하는 데는 많은 어려움이 남아있다(예컨대 많은 ITDG 프로젝트들은 자사 상품을 위한 시장이 부족한 기업가들로부터의 피드백에 대한 대응으로 현재 가공 센터 옆에 있는 점포에서 실험을 벌이고 있다). 많은 나라들에서 먹거리 소매는 극소수의 다국적 유통 체인들이 지배하고 있으며, 이들은 먹거리 생산물에 대해 소비자들의 눈에 보이기도 하고 보이지 않기도 하는 가공할 권력을 휘두르고 있다. 주요 유통 체인들은 먹거리 제조업자들에게 마트 진열대 "진열료"로 수만 달러를 요구하는데, 소집단의 농민들이나 소규모 먹거리 사업체들은 이 돈을 감당할 수 없다. 적어도 선진국들에서는 대부분의 사람들이 거의 모든 먹거리를 대형 슈퍼체인에서 구입하기 때문에, 이런 시장을 되찾고자 하는 지역의 노력도 부분적으로는 사람들이 쇼핑에서 기대하는 편의성과 제품의 다양성을 그대로 본뜨는 데 의존하게 될 것이다.

유럽 전역에 확산되고 있는 한 가지 희망적인 혁신은, 다양한 생산물을 생산하는 일군의 농민들이 결합하여 먹거리 상점을 취득, 경영하면서 자신들의 생산물만 독점적으로 판매하는 "농가 상점"이다(지역의 비수기 때는 몇몇 외부 생산물을 팔기도 한다). 이 모델은 몇몇 다른 국가와 여건 속에서 정부 지원 없이 성공함으로써, 경제적으로도 성공적인 것으로 보인다. 생산자들 스스로가 주마다 열리는 농민장터나 자신의 농장에서 판매될 수 있는 많은 양의 먹거리를 위한 정기적인 시장을 보장받게 된다. 시간을 의식하는 소비자들은 대부분의 먹거리를 일주일에 6~7일을 문 여는 상점에서 구매할 수도 있다. 예컨대 타크베르크(Tarkwerk)는 독일 바바리아 지방의 농민, 제빵사, 정육업자들의 생태 지역 협동조합으로, 7개의 타크베르크 매장과 두 개의 "생태 이동 매장"(이동 시장 가판대), 5개의 빵집, 그리고 3개의 정육점을 운영한다. 조합원 180명의 협동조합은 다양성을 갖고 있어서, 보통의 소비자가 필요로 하는 거의 모든 기초적인 물품들을 타크베르크 상점에 갖출 수 있으며, 사업의 규모는 농민들뿐만 아니라 40명 이상의 사람을 (대부분은 파트타임) 고용할 수 있을 정도로 크다.

미주리 대학교 푸드 서클 네트워킹 프로젝트의 메리 헨드릭슨(Mary Hendrickson)은 "판매와 유통 기회를 확대시키기 위해서는 독점화 과정 속에서 떨어져 나가고 있는 다른 행위자들 — 독립 대형 슈퍼체인, 학교와 대학, 생활협동조합, 요리사와 요식업자, 호텔 소유주 등 — 과 농민들이 함께 연대를 형성할 수 있다"고 말한다. 이런 종류의 연대는 독립적인 행위자들이 살아남는 것을 점점 더 어렵게 만들고 있는 악순환을 포위, 잠재우는 데 도움을 줄 수 있다.

아마도 가장 명백한 원군은 해마다 먹거리와 급식(학교, 병원, 정부 기관 및 기타 다양한 공공 기관들)에 수십억 달러의 세금을 쓰고 있는 지방 및 중앙 정부일 것이다. 런던에 본부를 둔 <서스테인: 나은 먹거리와 농업을 위한 연대>(SUSTAIN)에서 일하는 제임스 페츠(James Petts)에 따르면, 영국 정부는 해마다 6만 1,500곳의 공공 부문 급식에 18억 명분을 공급하는 데 20억 파운드를 쓴다. 하지만 페츠가 집필한 공공 부문 급식 개혁을 위한 지침서에 따르면, 급식은 일반적으로 영양 및 환경 기준을 무시하며, 영국에서 재배된 다양한 생산물들을 내버려두고 "냉동 피자, 기름기 가득한 감자칩, 치킨너겟, 값싼 햄버거, 그리고 가공된 생선가스 등을 끝없이 반복하는 것을 더 좋아한다." 지침서에는 서포크의 교도소에서 스코틀랜드의 은퇴자 아파트에 이르기까지 급식소 관리자들이 지역 농산물을 중심으로 메뉴를 새롭게 짜게 된 사례들이 줄이어 등장한다. 이 모든 것들이 완고한 정부의 조달 규정과 빠듯한 예산의 제약 안에서도 가능했다.

길 건너에서 생산된 닭고기와 채소로 만든 치칸-채소수프를 제공하는 병원 식당을 찾아보는 것은 여전히 드문 일이다. 지역에서 나오는 식재료를 구매하는 음식점을 찾아보는 것도 그러하다. 그러나 전 세계적으로, 그리고 여러 경제 부문들을 걸쳐 기업들은 지역 먹거리를 구매하고 사용하기 위한 방법들을 찾아가고 있다. 다음 사례들을 보자.

먹거리 가공

- 구자라트 협동우유판매연합은 1946년 인도의 십여 명의 낙농가들에 의해 설립되어 현재 '아물'이라는 상표로 모든 종류의 낙농제품들을 판매하고 있는데, 2003년 매출이 2억 7500만 달러를 넘으며, 230만 조합원들에게 생계 소득을 제공하고 있다. 조합원들은 물소와 암소를 키우는 농민들인데, 각각 200명의 농민으로 구성된 지역사회로 조직되어 있다. 이 조합은 "인도의 맛"이라는 슬로건을 사용하여 국가적인 자부심을 활용하고 지역의 입맛에 맞추면서, 아이스크림, 치즈, 피자 사업에서 유니레버, 피자헛, 도미노 피자, 그리고 다른 경쟁자들로부터 상당한 시장 점유율을 확보하고 있다. 조합은 광고 비용을 낮추고(입소문에 의존) 모든 제품(크림에서 탈지유, 응유에 이르기까지)을 날것 상태로 판매 단계까지 관리함으로써, 대부분의 제품을 외국 경쟁사들보다 값싸게 판매한다.
- 보이어리히 에르조거 게마인샤프트 슈베비쉬 홀(슈베비쉬 홀 농민연합)은 독일 남서부 지방에 있는 협동조합으로, 조합원들에게 적절한 돼지고기 가격을 보장해주기 위한 목표를 갖고 1988년 창립되었다. 조합원은 8명에서 660명으로 늘어났다. 매출은 해마다 10~20퍼

센트씩 성장했고, 2004년에는 5,000만 유로(약 600억 원)라는 목표치를 세우고 있다. 조합 농민과 정육업자들은 멸종 위기에 놓였던 지역의 토종 돼지 품종을 일 년 내내 야외에 살도록 적응시켜 사육, 도살, 포장, 판매한다(조합원들은 일반 시장 가격보다 파운드당 25퍼센트를 더 받는다). 협동조합은 슈베비쉬 홀 주변 반경 150킬로미터 내에서 판매하는데, 약 150개의 호텔과 250개의 독립 정육업자들, 그리고 70개의 상점을 둔 지역 소매 체인에 판매하고 있다.

농가 상점
- 대개 인구 밀집 지역과 가까운 곳에서 먹거리 생산이 이루어지는 영국에서는 농가 상점의 매출이 해마다 20퍼센트 이상 성장하고 있다. 노팅엄셔에 있는 크리스티 농가 상점은 급식 서비스를 시작했으며 지역 학교 식당에 육류, 감자, 채소 등 대부분을 공급하고 있다.
- 프랑스 남서부 론-알프스 지역에 있는 농민협동조합인 아벡(AVEC, 집단 직거래 농민조합)은 치즈, 와인, 잼, 소시지, 과일, 채소를 포함해 조합원 농민들이 생산하고 가공한 다양한 먹거리를 제공하는 19개의 농민 상점을 운영한다. 한 상점은 대략 매주 2,000명의 고객을 맞고 있으며, 연간 200만 달러의 수익을 올리는데, 이를 10개 농장의 25개 가구가 공유한다.

학교
- 미국에는 농민과 학교 식당을 연결시켜주는 프로그램이 22개 주 400개 학군에서 시행되고 있다(중간 규모의 한 학교가 한 끼에 수백

킬로그램의 감자와 사과, 쇠고기를 소비할 수 있다는 것을 감안하면, 이런 협력 관계가 농민들의 소득 대부분을 책임질 수 있는 잠재력을 갖고 있다). 플로리다 주에서는 몇몇 농민들이 1995년 모여서 뉴노스플로리다 판매 협동조합을 만들어 녹채류를 가공해 학교에 판매하고 있다. 요즘에는 이 협동조합이 이 지역 30개 학교에 공급되는 ― 수확 직후에 선별, 포장되어 배달된다 ― 과일과 채소의 주공급원이며, 소규모 생산자들에 돌아가는 소득을 증대시켜주고 있다.

- 영국 콘월의 콘월 카운티 위원회는 32개의 카운티 내 초등 및 중등학교에 학교급식을 공급하는 100만 파운드(약 18억 원) 상당의 계약을 체결할 지역 먹거리 공급업자를 선정했다. 신선한 육류, 냉동식품, 채소를 공급할 네 개의 지역 공급업자가 지금까지 연간 총 35만 파운드(약 6억 3,000만 원) 상당의 3년 계약을 따냈다. 냉동식품 계약자인 <도블 퀄리티 푸드>를 운영하는 이안 도블(Ian Doble)은 학교와 아이들은 양질의 신선한 먹거리를 먹게 되고, 지역 경제는 활성화되며, 영국 전역을 다니는 트럭 숫자가 줄어든다는 점에서 "모두가 승자가 된다"고 말한다.

- 2000년 이탈리아 정부와 몇몇 광역 정부들은 지자체들에게 유기농이면서 지역에서 생산된 식재료를 학교급식에 포함시키도록 의무화하는 새로운 법안을 만들었다. 몇몇 지역에서 시행과 참여가 미흡한 점은 있지만, 이탈리아 학생의 4분의 1은 현재 유기농 급식을 먹고 있으며, 500개 이상의 지자체에 소속된 학교들이 유기농 급식을 받고 있다. 그리고 수백 개의 학교들이 지역 먹거리로 급식을 받는다. 이미 유치원과 어린이집 급식은 완전히 유기농으로 공급할

것을 요구하고 있는 에밀리아-로마냐 주에서는 35만 명의 학생 전부(그리고 3만 5,000명의 교사와 직원)가 2005년까지 유기농을 먹게 될 것이다. 공무원과 시민들은 전통적인 지중해식 식사를 권장하면서 더 많은 제철 과일과 채소 사용, 그리고 육류와 가공 식품 사용의 절감을 위해 이런 변화를 격려해왔다. 이런 변화의 일부로 많은 학교들이 영양, 요리, 그리고 먹거리 선택법을 가르치고 있으며, 교육 과정에 농장 방문을 포함시키고 있다.

음식점과 기관 구매자들
- 노스아이오와 대학교의 <에너지 및 환경 교육 센터>가 시작한 이 대학의 지역 먹거리 프로젝트는 아이오와 주 북동부의 기관 먹거리 구매자들(병원, 양로원, 대학, 레스토랑, 소매상점)과 함께 지역 농민이나 지역 먹거리 가공업자들로부터의 구매 비중을 높일 수 있는 방법들을 탐색해왔다. 1998년 이후로 이 프로젝트에 참여하고 있는 10개 기관들은 지역산 먹거리 구매에 80만 달러에 이르는 예산을 사용했다. 한 지역 레스토랑인 루디스 타코는 현재 먹거리 예산의 71퍼센트를 신선한 지역 재배 농산물에 사용하고 있다.
- 오하이오 주 애씬즈의 노동자 소유 레스토랑이자, 매출의 85퍼센트를 20개 지역 농장과 먹거리 사업체에서 구매하고 있는 카사 누에바 레스토랑 주점의 판매 담당자인 조쉬 콘라드는 "지역 구매는 더욱 신선한 생산물을 보장해주는 경향이 있다"고 말한다. 연간 100만 달러 이상의 매출을 창출하는 카사 누에바는 향후 3년 이내에 식자재를 100퍼센트 지역산으로 조달하고자 하는 목표를 갖고 있다. 카사 누에바는 최근 오하이오 주 전역에서 널리 판매되는 살사, 피클, 잼

및 기타 포장 식품 등 제철에 나오는 먹거리들을 생산하는 <리미티드 하비스트 푸드>를 키워가고 있다.

소비자 생활협동조합 또는 구매 클럽

- 일본의 농업협동조합은 1890년대까지 거슬러 올라가며, 오늘날 일본 농민은 생산물의 거의 60퍼센트가량을 농협을 통해 판매한다. 이런 농협들은 점차 직영 매장이나 농민장터를 세우거나, 또는 조합원의 상품을 소비자에게 직판하고 있다. 농민 사이에서 가장 친숙한 장치는 테이케이(제휴)라고 불리는 것인데, 이것은 문자 그대로 하면 "협력 관계"를 뜻하지만, 몇몇은 "농민의 얼굴이 새겨져 있는 먹거리"를 뜻한다고들 말한다. 가장 최근 추정치에 따르면 현재 800에서 1,000개의 테이케이 단체가 있으며, 그 조합원은 1,500만 명이나 되고, 연매출은 수백억 달러에 이른다. 이 중 대부분은 먹거리의 질이나 상점에서의 높은 먹거리 가격을 걱정하는 여성들이 처음 시작했다. 소규모 단체들은 10~30가구가 농민 한 명과 함께 관계를 맺고 있으며, 일본에서 가장 큰 단체는 140만 명 이상의 회원과 일본 전역의 농민 네트워크를 갖고 있다.
- 미국 북서부에서 1963년 15가구가 먹거리 구매 클럽으로 시작한 퓨제 소비자 협동조합은 현재 7개의 시장과 4만 명의 회원을 보유하고 있으며, 연매출 6,700만 달러로 미국에서 가장 큰 자연식품 협동조합이다. 협동조합은 "미생물 발효 두부"에서 허브차, 그리고 자연산 오레곤 쇠고기에 이르기까지 모든 것을 생산하고 있는 이 지역 농민들과 50개가 넘는 지역 먹거리 기업들을 지탱해주고 있다.
- 영국의 브리스톨에서는 <하트클리프 건강 환경 행동 그룹>이 영양

을 증진하고 지역 생산자와 소비자를 한데 묶기 위해 <모든 상점을 위한 먹거리>라는 생활협동조합을 창설했다. 협동조합이 부분적으로 브리스톨 시의회의 지원을 받고 있기 때문에, 조합원들은 연회비 2파운드(약 3,600원)라는 적은 돈만 지불하면 된다. 협동조합은 또한 조합원들에게 상점에서 자원 봉사를 하도록 하여 비용을 낮추고 있으며, 비용을 회수할 수 있을 정도로만 생산물의 가격을 책정하여 부담을 낮추고 있다. 협동조합에서 공급하는 과일, 채소, 육류, 낙농제품의 대부분은 지역 유기농 생산자들로부터 가져오며 요리, 영양, 텃밭 가꾸기 교육을 제공한다.

로컬이 커질 때

우리는 이런 성공에서 몇 가지 중요한 교훈을 끌어낼 수 있다. 첫째, 협력하라는 것이다. 먹거리를 지역에서 조달하는 데 관심이 있는 경우라 하더라도 어려움이 혜택을 압도할 수 있다. 레스토랑, 호텔, 급식, 대형 슈퍼체인, 식당 및 기타 기관들의 먹거리 구매 담당자들은 일 년 내내 어떤 생산물이라도 공급해줄 수 있는 하나나 두 개의 대형 도매상에 주문하는 데 익숙해져 있다. 누군가를 중개인이나 판매인으로 고용할 수 있는 농민 조직들은 자신들의 사업 전망을 밝게 만들 뿐만 아니라, 기관 구매자들이 지역 농업을 더욱 손쉽게 지원할 것이다.

둘째, 농민과 먹거리 사업체들은 다른 행위자들과 함께 고도로 집중화된 시장을 깨부수기 위해 연대할 필요가 있다. 대형 슈퍼체인이나 식품 제조업체들과는 달리 대부분의 소규모 사업체들은 자사 제품을 홍보하기 위해 엄청난 광고 캠페인을 할 수는 없을 것이다. 이들의 탈출구는 지역 먹거리의 장점에 호의를 갖고 있는 환경 단체, 소비자 단체 또는 기타 단체들과 연결하는 등 다른 전략에 의존하는 것이다. 미주리 주에서 돼지 도살, 포장 및 판매를 위한 돼지 사육 농민들의 협동조합인 <패치워크 가족농>은 가족농이 처한 곤경에 관심을 갖고 있는 농촌 교회 조직들을 통해 초기 판매의 대부분을 달성했다. 그리고 평판이 좋았다. 독일 남서부의 농민과 환경주의자들의 연대체인 알레스(ALLES, 다양한 농촌—살고 싶은 고장이라는 뜻)는 지역 먹거리 구매에 대한 관심을 선전하는 일련의 미디어 활동을 단계적으로 펼쳤다. 먹거리 운송 증대라는 문제를 알리기 위해 알레스는 읍내 중심지에서 근교의 공동묘지와 양조장까지 요구르트 컵과 맥주병으로 길을 만들었다. 알레스 회원들이 만든 지역산 우유, 맥주 및 기타 생산물들—지금은 광역 수준의 대형 슈퍼체인들에서 판매되고 있다—을 홍보하기 위해 이들은 그로 인해 촉발된 언론의 관심을 이용했다. 농촌 생계의 쇠퇴와 농가의 소멸을 알리기 위한 "저주받고·사라지고·잊혀지는 '농촌' 캠페인"을 위해 알레스는 1만 제곱미터가 넘는 푸른색 천으로 마을 하나 전체를 에워쌌는데, 이런 퍼포먼스는 400개의 신문 기사와 12개의 방송 보도를 이끌어냈다.

셋째, 지역에서 자신들의 산물을 판매할 때 농민과 먹거리 사업체들은 산업화된 먹거리 체제에 비해 항상 가질 수 있는 여러 가지 비교우위들—신선함, 다양성, 먹거리 생산에 관한 상세한 정보, 그리고 구매자와의 사회적 유대를 발전시킬 수 있는 기회—을 활용해야 한다. 소비자들은 "유기농" 같은 라벨보다는 "지역산"을 더 선호하며 또한 일반적으로 더 많은 돈을 지불할 용의가 있다는 점에서, 이미 지역산 먹거리를 산다는 아이디어를 지지하고 있음을 여러 조사들은 보여주고 있다. 아이오와 주립대학교에서 1,600명에 대해 실시한 조사에서 75퍼센트 이상의 소비자가 "가족농이 지역에서 재배한" 것을 "유기농"이나 다른 먹거리보다 더 선호하며, 참여자의 4분의 1은 지역산에 대해 더 많은 돈을 지불할 것이라고 응답했다. 그러나 조사들은 또한 지역 먹거리의 판매가 그와 관련된 생태적, 또는 사회적 구분 — "유기농", "호르몬 무사용", "가족농이 재배" 같은 — 에 편승하여 이득을 볼 것이라는 점도 밝혀냈다. 지역 먹거리를 판매하는 농민이나 다른 판매자들은, 만들어지는 데까지 독특하고 중요한 이야기를 지닌 먹거리인 "얼굴 있는 먹거리"에 대한 호소를 당연시하면 안 된다.

수천 킬로미터 떨어진 곳에서 오는 먹거리에 대해서도 이런 이야기를 말하는 것이 가능하다. 적어도 이것이 바로 각광받고 있는 공정 무역 운동의 전제이다. 농민에게서 직접 구매하는 것이 농민과 지역 사회의 손에 떨어지는 이윤 몫이 더 커지는 것을 보장하는 것처럼, 공정 무역이라는 제도는 이런 결과가 장거리 교역에서도 보장되도록 해준다. 대개 공정 무역이 성사되려면 생산자들이 자신의 상품에 대해 세계 시장에서의 가격보다 더 높은 몫을 얻을 수 있는 가격을 보장받거나, 아니면 농민과 농장 노동자들이 건강과 교육상의 혜택을 입거나 노동조합과 협동조합을 결성할 권리를 가지게 된다(먹거리 무역의 경제학을 감안한다면, 수출용 먹거리를 재배하는 농민들은 종종 자신들이 먹기 위해 써야 할 땅에도 그것들을 재배하는데, 이런 희생에 대한 적당한 보상은 얻지 못한다). 공정 무역 커피, 초콜릿, 그리고 기타 열대 수출품들은 이미 시장에 나와 있다. 특히 한 가지 혁신적인 사례로, 데이 초콜릿 사가 있다. 이 회사는 영국에서 널리 판매되고 있는 공정 무역 초코바 메이커이다. 몇몇 자선 및 기업 후원자들의 도움으로 4만 명이 넘는 가나 코코아 생산자 협동조합인 <쿠

아파 코쿠>가 이 회사를 만들었고, 지분의 3분의 1을 보유하고 있다. 또한 협동조합 조합원들이 이사회를 구성하고 있다.

넷째, 지역 먹거리를 먹는 일에 대해 대중들의 관심이 늘어나고 있는 점을 감안한다면, 몇몇 지역 먹거리 사업체들은 상당한 경제적 성공을 누릴 가능성이 있다. 얼핏 보면 이 점이 문제가 아닌 것처럼 보인다. 성공이 기업들의 뿌리에서부터 커져 나갈 것이라는 점을 의미하지만은 않는다. 그러나 균형을 맞추는 것이 항상 쉬운 일은 아니다. "기업이 커져서 지배력을 갖게 되면, 생존과 번영을 위한 동일한 본능이 의도하지 않았음에도 나쁜 것이 될 수 있다"고 폴 호켄(Paul Hawken)은 경고한다. "이는 표준의 저하, 그리고 비용에 대비되는 가격에 대한 강조를 가져온다. 또한 획일성, 권력, 집중과 통제를 가져온다." 1960년대에 최초의 자연식품 도매 사업 중 하나를 창립하고 1970년대에 텃밭 공급 기업인 스미스&호켄을 창립한 그는 사업이 어떻게 지속 가능성을 포용할 수 있는지에 대해 몇 권의 책을 펴냈다.

몇몇 기업들은 지역 사회에서 일자리, 소득, 그리고 먹거리를 지속적으로 창출하고자 하는 관심을, 성장이 반드시 위협하지만은 않는다는 것을 보여주었다. 몇몇 경우에 기업의 내규가 사업이 계속 지역에서 소유되고 뿌리를 가질 수 있도록 도와줄 수 있다. 600여 농가가 넘는 조합원을 보유하고 연매출이 1억 5,000만 달러가 넘는 미국에서 가장 큰 유기 축산 협동조합인 <오가닉 밸리>의 농민 조합원들은 주로 우유를 판매함으로써 조합의 사명 속에 "지역 색채"에 대한 헌신을 집어넣었다. 오가닉 밸리의 새로운 우유곽들 — 예컨대 미국 북동부 지역에서 판매되는 — 에는 "북동부 농민들이 북동부 소비자들을 위해 키운 것"이라는 표시가 붙어 있는데, 이것은 소비자들과의 연계를 튼튼하게 만들면서 지역 먹거리를 증진하는 데 기여한다. 이 조합의 테레사 마르케스는 서로 다른 우유곽을 관리해야 하는 물류관리의 어려움과, 가장 작은 낙농가들로부터도 우유를 수집하는 기업의 의지 때문에 아마도 우유곽 하나의 가격에 1센트 정도가 부가될 것이라고 말한다. 그러나 오가닉 밸리를 경영하는 농민들은 그것이 그만한 가치가 있다고 생각한다. "5,000마리의 소를 키우는 농장에서 하루 세 번 우유를 짜서 그것을 바로 옆으로 가져갈 수 있는 거대한 공장을 갖고서도 화석연료를 써가며 전국 각지에 우유를 선적하는 것이 그 잘난 '효율적인 경영'으로 알려져 있다. 이것은 지역의 정체성을 증진하지 못하며, 공장식 생산이 갖고 있는 모든 문제점들을 표출할 것이다. 우리 모델은 중앙 관리의 효율성을 지역 공급 및 선적의 지속 가능성과 결합시키고 있다"고 마르케스는 꼬집는다.

전 세계에서 가장 큰 유기농 및 자연식품 소매업체인 '홀푸드마켓' 사는 인근 농민들로부터 구매하는 개념을 포용한 최초의 대형 슈퍼체인으로 명성을 쌓았다. 이 회사는 원래 지역 생산물을 판매할 수 있는 지역 유통망을 활용했다. 그러나 지금은 미국과 영국에 156개의 점포를 갖고 있다. 그리고 연매출이 지난 10년간 세 배로 늘어 30억 달러가 넘어서자, 홀푸드는 전국 유통이라는 산업계의 표준으로 옮겨갔다. "우리는 가능한 최대한 지역 생산자들을 지원하고자 한다"고 이 회사의 중부대서양 지역 판매담당자 사라 케니는 말한다. 지역 농산물이 제철에 생산되면, 모든 지역들은 자기 지역만의 프로그램을 만들고 전국적인 구매를 방지하도록 장려된다. 홀푸드 사의 농산물 상자들에는 모두 생산된 주나 국가가 표기된 상표가 부착되어 있으며, 여름에는 홀푸드의 점포들이 종종 "지역 농산물의 날"을 갖기도 하면서, 고객들을 지역 농산물 쪽으로 유도한다. 케니는 "이는 상품 시장이기 때문에 때로는 지역 수준에서는 일관성과 신뢰성, 그리고 가격의 문제에 봉착한다"고 언급한다. 홀푸드는 유기농 생산물을 칠레나 뉴질랜드같이 먼 곳에서 가져올 수도 있다. 그렇지 않으면 점포들이 연중 특정한 유기농 물품을 제공할 수 없을 것이라고 한 간부가 주장한다.

뉴욕, 뉴저지, 코네티컷 주의 점포들에서 생산물 바이어로 일하는 리처드 소프는 "겨울에는 감자와 강호박 말고는 거의 내놓지 못했을 것이다"라고 말한다. 거대한 점포에서 수많은 소규모 생산자들로부터 생산물을 가져오는 것은 "마치 춤추는 것 같다"고 그는 언급한다. 구할 수 있는 곳에서는 지역 생산물을 구매하고, 그것이 불가능하면 다음으로는 수백 가지 물품의 라벨을 바꾸어야 하는 등 물류의 대혼란을 일으키지만 않는다면 전국 공급업자들로 구매처를 옮긴다. 그는 더 많은 지역 생산자들을 수용할 수 있도록 신호 체계를 단순화하고 창고 계획을 개발하고자 한다. 기업의 이사들이 그처럼 엄청난 매출 잠재력을 표출하고 있다는 것을 알고 있다는 점에서, 그는 또한 홀푸드의 다른 지역 바이어들보다 작은 지리적 지역에 초점을 맞추고 있다(전국적인 체인망에서 벗어나 있다는 점에서 미국의 대도시들 중에서 뉴욕은 예외적이었다). 그리고 그는 지역에 대한 관심이 주변에서 주류로 이동하게 되면 자신의 접근법이 모델이 될 수 있을 것이라는 희망에서, 실험의 여지를 두어왔다.

그러나 그 또한 지역 생산자들이 저지 토마토같이 진짜로 우수한 특정한 물건을 공급하는 데 있어서는 경쟁자가 없다고 생각한다. 따라서 그는 1960년대와 1970년대 초반에 재배되어 수분, 염도, 산도의 완벽한 균형으로 인해 뉴저지에 명성을 가져다주었던 품종들을 되살리고자 하는 뉴저지 주 남부의 몇몇 토마토 생산자들과 함께 일하고 있다(그 이후로 육종가들은 품종의 향을 버리고 운송의 편의성을 증대시켰다). "우리는 뉴저지에 매장을 갖고 있기 때문에, 토마토가 그 명성을 회복할 것이라고 생각한다"고 그는 말한다. "신선도와 맛에 대해 이야기할 때에는 위치와 산지 접근성이 매우 중요하다."

저지 토마토에도 불구하고, 뉴욕 시장에 대한 홀푸드의 최근 침략은 상당한 논란을 낳고 있다. 두 개의 새로운 매장 중 하나는 뉴욕 시민들에게 농산물을 팔 수 있는 장소를 농민들에게 마련해주기 위한 뉴욕의 힘든 싸움이 거둔 결실이었던 '유니언 스퀘어 그린마켓'의 건너편 대로에 계획되고 있다. 상당수의 농민, 요리사나 활동가들은 사람들이 둘 사이에서 어떤 선택을 할 것인지에 대해 우려를 표명했다. 폴 호켄 또한 "홀푸드가 지역 먹거리 그물망을 뒤흔들고 있으며, 유기농 운동이 지향하는 바를 장려하지 않는다"고 주장하면서, 이 회사를 지목했다. 그는 1960년대 후반의 유기농 운동은 지역 상점들이 가능한 가까운 곳의 생산물들을 갖다놓기 시작하면서 "지역 먹거리 그물망"을 재창출하고자 했다고 설명한다. "이들은 지역에서 갖고 오기 시작했으며, 지역에서 가져올 수 없는 것은 광역적으로, 그리고 광역적으로 갖고 올 수 없는 것들은 전국에서 가져왔다"고 말한다. "홀푸드는 더 나아가 더 크고 성공적인 매장들을 사들여서 여기에 새로운 브랜드를 붙였고, 생산물 구매를 중앙 집중화해 지금은 칠레, 뉴질랜드 같은 곳에서 가져온다." 신뢰를 위해 홀푸드는 고객들에게 법률이 의무화하는 것보다 훨씬 더 "상세한 설명"이 담긴 먹거리를 제공하며, 그리고 이것은 호르몬이 들어 있지 않은 육류, 유기농 먹거리, 유지를 쓰지 않은 과자를 주류 소매 공간으로 가져오는 데 기여하고 있다. 그리고 홀푸드에서 쇼핑하는 군중들은 덜 익명적인 요리에 대한 대중들의 욕구를 보여주는 또 다른 사례를 제공한다.

따라서 기업이 규모를 키우고자 노력하면 상당한 어려움에 직면하게 된다. 그래서 아마도 규모를 키우지 말라는 것이 핵심일지도 모르겠다. 몇몇 농기업 경영자들에게 지역 먹거리를 공급받는 것이 저주가 될 수도 있는 것과 마찬가지로 최근 경영대학 졸업생들에게는 이것이 저주가 될지도 모르겠다. 호켄은 홀푸드를, 지역산이라면 모든 것을 구매하는 오레곤 주 포틀랜드에 있는 '뉴시즌즈 마켓'과 비교한다. "이는 오레곤 주와 워싱턴 주 남부, 그리고 캘리포니아 주 북부의 지역 먹거리 그물망을 먹여 살리고 증진하고 있다"고 그는 말한다. "내게는 이들의 소매점이 농민과 시민과 지역 사회를 도울 수 있는 모델이다. 그리고 가격 경쟁력을 갖추고 있다. 내가 그들에게 왜 베이 지역(그가 살고 있는 샌프란시스코)으로 진출하지 않았는지 물어보자, '아니오! 우리는 로컬입니다!'라고 대답했다."

그러나 전 세계가 먹는 것의 대부분을 공급하고 있는 기존 대형 슈퍼 체인, 패스트푸드점, 그리고 다른 거대 농기업들은 어떤가? 지역 농민들을 지원하는 것과는 완전히 다른 원칙들에 근거하고 있는 몇몇 대규모 식품 기업은 기존의 먹거리 공급망의 문제를 정말로 이해하고 있으며 심지어는 소비자들이 요구한다면 완전히 다른 먹거리 공급망의 옹호자가 될 수도 있다는 것을 보여주었다. 2004년 4월, 30개의 의료원과 800만 명의 회원을 보유하고 있는 미국에서 가장 큰 건강관리 기관인 카이저-퍼머넌트 병원 체인은 <해롭지 않은 건강관리>라는 활동가 연대체와 함께 개발한 철저한 먹거리 구매 정책을 채택했다. 카이저-퍼머넌트는 몇몇 시설들에서 이미 대중들에게 개방된 농민장터를 개최하고 있으며, 병원 체인은 샐러드바에 필요한 지역 재배 생산물을 조달하고 구내식당에서 무항생제 육류를 내놓을 수 있는 가능성을 탐색하고 있다. 시스코의 CEO인 릭 슈나이더는 "집 가까운 곳에서 조달되어야 할 많은 생산물들이 있다"고 말한다. 그는 자사 고객들이 점점 더 요구하고 있는 샐러드 믹스, 토종 토마토,

그리고 방사해서 키운 닭을 공급할 수 있는 것은 농민들이라는 점에서, 중소규모 농민들의 손실은 "시스코에게는 엄청난 전략적인 위험"이라고 언급한다. "지난 1년 반 동안, 우리는 대기업 세 곳에서 ― 일부는 다국적 기업 ― 지속 가능한 농업이라는 지뢰밭을 뚫고 지나가는 노력을 하자고 요청받았다"고 <먹거리 연대>의 대표인 스콧 엑소는 말한다. "이는 일종의 새로운 시대이다. 이들은 소위 기업들의 녹색 포장(그린 워시)이 아니라 신뢰받을 수 있는 방식으로 이것을 어떻게 할 수 있는지 질문해오고 있다"는 것이다.

엑소는 6년 전에 농민장터와 지역사회지원형농업을 증진하기 위해 오레곤에 본부를 둔 먹거리 연대를 창립했지만, 경관과 농민에 미치는 영향이라는 측면에서 비교적 작은 것이라고 판단했다. 연대는 화학 물질 사용을 줄이고 목초지에 가축을 방목하는 기준을 적시한 새로운 생태 라벨을 홍보하면서, 인증 받은 농민들의 생산물을 소매 체인으로 보내기로 결정했다. "우리는 가치를 공유하면서 먹거리 연대의 생산물이 대형 체인들과는 차별화할 수 있는 방법이라는 것을 알게 된 지역의 의지 있는 소매상들을 찾아냈다"고 말한다.

그에 따르면 먹거리 연대는 최근에 수십억 달러 규모의 시장인 먹거리 서비스 영역 ― 없어서는 안 될 영역이지만 일반인들의 눈에는 대개 보이지 않는 ― 에 뛰어들었다. 그 이후로 연대는 포틀랜드 대학교(오레곤)와 인텔의 구내식당과, 그리고 본아페티트와 소덱소 같은 주요 먹거리 공급업자들과 일하게 되었다. 소덱소가 참여하게 된 것은 지역 식재료 구매로 인해 경쟁자들이 유명세를 얻어가는 것을 지켜보았기 때문이기도 하다고 그는 말한다. 다른 사례들에서는 대학들도 개입되었는데, 학생들이 구내식당 음식에 대해 첨단 기업들의 비교적 교육 수준이 높은 인력들에 비해서도 더욱 빈번하고 세밀하게 질문을 던져왔기 때문이었다. 미국의 북서 태평양 지역에 39개의 패스트푸드 체인점을 보유한 버거빌은 맥도날드와 거의 동일한 메뉴를 선보이고 있지만, 그 식재료들은 오레곤 주와 워싱턴 주 농민들한테서 대량 구매한다. 버거빌은 먹거리 연대와 협력한 최초의 패스트푸드 체인이며, 몇몇 공급자들에게 연대와의 작업을 인증하도록 장려했다.

먹거리 연대 또한 성장했다. 이 단체는 포틀랜드에서 두 명의 직원과 19개의 인증 농가로 출발했다. 6년 뒤 연대는 세인트폴에 사무실을 추가로 내었고, 두 지역에 175개의 인증 농가 및 방목장을 보유하고 있으며, 100만 헥타르(대부분은 목초지)를 관리하고 있다. 만약 신규 생산자가 없다면 매주 1만 6,000킬로그램의 오레곤산 육류를 필요로 하는 버거빌의 제안을 체결하는 것이 어려웠을 것이다. 그리고 먹거리 연대의 인증 생산물에 대한 수요는 계속해서 공급을 초과하고 있다.

"궁극적으로 우리의 고객은 농민들입니다. 만약 먹거리 연대의 생산물을 조달하고 홍보하고 싶다고 말하는 시스코 같은 거대 기업이 우리가 농민들에게 경제적 보상을 줄 수 있고 또한 더 많은 농민들을 끌어들일 수 있도록 해준다면 이건 매우 좋은 일입니다"라고 엑소는 말한다. 월마트가 핼러윈 축제일을 대비해 지역산 호박이나 사과를 매장에 쌓아놓는 것을 상상해보라. 의외로 많은 사람들이 호박 랜턴과 파이용 사과를 월마트에서 구매한다. "우리가 이런 거대 기업들의 영업 전반에 대해 극히 엄격한 순도 시험을 요구한다면, 기업들은 우리를 무력화시킬 것"이라고 덧붙인다. "이들 기업들이 미치는 생태적 영향을 개선할 기회를 우린 내팽개치는 것이고, 전투에서 패하는 것이 된다."

세계 곳곳의 도전: 미국 워싱턴 주 밴쿠버

잭 그레이브스는 "내 이야기를 하고 싶소. 더 많은 사람들이 이야기를 들어야 하오"라고 말을 꺼낸다. 처음에는 27년 전 워싱턴 주 센트럴리아의 버거빌 16호점의 지배인으로 일을 시작했던 그는, 지금은 영업 부사장으로 39개가 넘는 버거빌 레스토랑을 운영하고 있다.

버거빌이라는 이름을 보면 이 이야기가 맥도날드같이 더 잘 알려진 패스트푸드 체인점과 그리 다르지 않을 거라고 생각할지도 모르겠다. 최초의 버거빌 매장은 1950년대 캘리포니아에서 맥도날드가 가져온 패스트푸드와 밀크쉐이크의 대유행에 관심을 가지게 된 지역 낙농가의 아들이 1961년 개업했다. 사실 버거빌 고객들이 주문을 위해 카운터 앞에 서면 메뉴는 햄버거, 프렌치프라이, 파이 등 맥도날드에서 볼 수 있는 것과 같았다.

그러나 최근 『미식』 잡지가 버거빌을 "미국에서 가장 신선한 패스트푸드"라고 부른 것처럼, 메뉴가 비슷하다고 해서 다른 패스트푸드와 같은 것은 아니다. 쇠고기는 소를 목초지에 방목하는 오레곤의 협동조합에서 가져왔으며 치즈버거는 틸라묵 낙농장 협회 주위의 체다 치즈를 얹고 로그 밸리 낙농장에서 생산한 블루치즈가 샐러드를 장식한다. 햄버거 빵은 프랭크 베이커리 근방에서 오고, 피쉬앤칩스는 북서 태평양의 넙치를 쓴다. 피클은 70년 동안 그것을 만들어온 지역 업자인 슈타인필드에서 가져온다. 그리고 패스트푸드를 규정하는 획일성의 문화에 대한 직접적인 거부로서, 철마다 메뉴가 바뀐다. 예컨대 이 지방의 견과류 수확철인 겨울에는 초콜릿 헤이즐넛쉐이크를, 봄에는 딸기쉐이크를, 여름에는 라스베리와 블루베리쉐이크를, 그리고 가을에는 호박쉐이크를 제공한다. 왈라왈라 양파링은 7월 메뉴로 제공되고, 9월에는 고구마 프라이가 제공된다(지역 색채는 먹거리 이외의 것들로 확장된다. 어린이 메뉴는 북서부 모험담에 나오는 레인저 버드와 연어 그림으로 장식된다. 다른 캐릭터들로는 엘크사슴 멜빈, 아기 새스쿼치, 그리고 비버 에이스 등이 있다).

그리고 식재료들이 인근 지역에서 오지 않는 경우에도, 버거빌은 지역 도매상이나 유통업자들과 협력하는 것을 원칙으로 삼고 있다고 그레이브스는 말한다. 그는 "그렇게 하는 것이 바람직한 일인 것 같다"고 말한다. "버거빌과 사업을 하고 있는 사람들의 자녀들은 버거빌 식당에서 일하게 된다. 그리고 이들은 우리 식당에서 먹게 된다. 버거빌은 당신의 고향에서 오는 인력을 받아들이고, 대신 이곳 북서부 지역에 돈을 묶어둔다"고 그는 자신의 지역주의를 냉소하면서 말한다.

버거빌의 슬로건인 "(우리는) 당신이 가는 곳이고 당신이 알고 있는 때이다"(where you go when you know) 그 자체는 지역민들에 대한 인사이며, 멀리서 온 사람들을 궁금하게 하는 경향이 있다고 그는 설명한다. 그리고 당신이 버거빌에 갈 때 당신은 정확히 무엇을 알고 있는가? "조리 과정에 무엇이 들어가는가, 먹거리들이 어디에서부터 오는가. 당신은 지역의 땅, 물, 사람을 걱정하는 양심 있는 지역 기업으로부터 구매하는 것이다"라고 그는 말한다. 그는 자기 딸과 남편이 "좋은 햄버거를 즐기고 있지만 공장식 농장이 아닌 지속 가능한 농업"으로 생산되는 쇠고기를 먹고 싶어하는 채식주의자, 그리고 "안전하고 건강한 먹거리"를 제공하는 패스트푸드 사업에 자기 아이를 참여시킬 수 있다는 데 희열을 느끼는 어머니를 포함하여 감사를 표하는 여러 어머니들로부터 받은 이메일들을 넘겨본다.

이런 신념이 과연 버거빌의 성장에 족쇄가 될까? 버거빌이 항상 대량 구매의 장점을 활용할 수 있는 것은 아니라고 그는 인정한다. 때로는 지역 생산물이 수입된 것보다 비용이 더 들기도 한다. "대부분의 경우 우리는 일이 되는 방법을 찾아낸다"고 언급한다. 실제로 지역 생산자들과 함께 일하는 것이 대개는 더 쉬울 수 있다. 후지 농장 근방의 딸기 생산자들은 딸기를 손질하고 블루베리를 압착하여, 레스토랑에서 우유와 섞어서 내놓기만 해도 되는 형태로 과일을 배달한다.

   그레이브는 1,600명을 고용하고 있는 회사가 "성장의 양보다는 질에 더 관심을 가져왔다"고 말한다. 북서부 시장은 아직 거의 개척되지 않았다. 가령 시애틀에는 버거빌이 아직 없다. 그리고 그는 자사가 지역에서 사업을 계속하면서 가장 신선한 식재료를 제공한다면, 새로운 고객들은 이를 거부하기 어려울 것이라는 데 확신을 갖고 있다. 가장 새로운 쉐이크 향은 심지어 가게에서도 구할 수 없는 야생 허클베리(월귤나무류)로 만든 것이다. 이것들은 지역 내 국유림에서 수확된 것들이다.

7장

농경지를 고르게 만들기

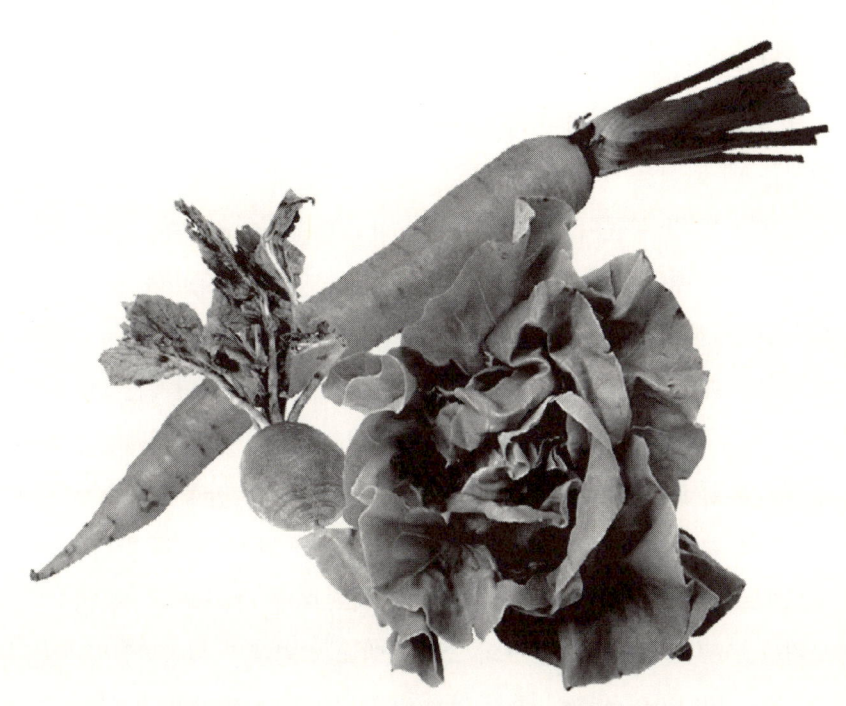

이안 허치크로프트(Ian Hutchcroft)는 "농촌의 재생"에 관심을 갖고 있다. 그에게 이 용어는 토지의 적절한 이용, 먹거리 운송의 축소, 농가 소득의 제고, 그리고 먹거리 사업에서의 새로운 일자리 창출뿐만 아니라 지역 사회 전반에 걸친 더욱 강력한 사회적 유대까지도 포착하고 있다.

그는 1998년 영국 남서부에서 세계에서 가장 종합적인 먹거리 계획 노력의 하나인 <데본 카운티 푸드링크>(Devon County Foodlinks)를 설립했다. 정부 자금을 받은 이 사업은 농민들이 새로운 작물을 찾고, 농산물 직가공을 탐색하는 데 도움을 주며, 농민장터와 지역사회지원형농업을 세우고, 지역 먹거리 사업체에 자금을 공급하며, 지역 농민과 이들로부터 정기적으로 식재료를 구매하는 상점, 주점, 식당, 학교 및 정부 기관을 서로 연결시켜준다(재정의 대부분은 비만과 패스트푸드 문화의 성장에 맞서는 데 관심을 갖고 있는 공중 보건 기구들에서부터 나온 것이다).

그는 "민간 부문이 지역의 먹거리 사업에 투자하지 않아 많은 경우 그 사업들이 매우 불리한 상황에 봉착해 있다는 점에서, 우리는 지역 시장의 실패를 해결하고자 개입하고 있다"고 말한다.

50만 파운드(약 9억 원)도 안 되는 1년 예산으로, 이 단체는 150개로 추산되는 새로운 일자리, 15개의 농민장터, 18개의 지역사회지원형농업을 만들어냈다. 또한 많은 성공적인 먹거리 사업체들을 만들어냈고, 900만 파운드(약 160억 원)로 추산되는 돈이 지역 경제에 남아 있도록 했다. 데본 프로젝트는 영국 잉글랜드 남서부와 그 밖에도 여섯 개 카운티에서 비슷한 노력들을 고무시켰고, 웨일즈와 스코틀랜드 전역에도 확산되었다.

지역 먹거리의 상황이 좋지 않은 것은 사실이다. 먹거리 체제는 고도로 견고하고, 장거리 먹거리에 대한 지지는 워낙에 널리 퍼져있기 때문에, 지역식량체계를 활성화하고자 하는 분산된 노력들은 마치 모기가 트랙터를 무는 것처럼 효과가 거의 없을 수 있다. 상당한 수준의 정치적 지원이 없으면 광범위한 범위의 변화는 기대하기 어렵다.

정부가 농민과 먹거리 사업체에 대한 우대 조치(지역조달법이나 세금 감면 같은)를 취해야 한다는 주장의 일부 근거는, 건강한 지역 먹거리 영역이 사회에 이익을 가져온다는 것이다(그런데 농민들이 농산물을 파는 데 받는, 그리고 소비자가 그에 대해 지불하는 가격에는 그런 이익이 적절하게 반영되지 않는다). 신선하고 잘 익은 먹거리를 생산해내는 산지가 되는 것 말고도, 지역의 농장은 도시의 무분별한 확장을 막고 더 큰 심미적인 호소를 제공하는 데 기여할 수 있다. 시민들의 비만을 걱정하는 시장(市長)은 농민장터가 과일과 야채 소비를 증대시킬 것이라는 것을 알고 더 많은 농민장터를 세울 공간을 창출하는 데 관심을 둘 수도 있다. "지자체들은 지역의 부동산 혹은 대형 쇼핑몰 개발이나 심지어는 스포츠 센터에 대해 인센티브를 계속해서 창출하고 있다. 그러나 지역 먹거리 사업, 지역 급식소, 또는 도시 농업을 위한 인센티브는 과연 어떠한가?"라고 위스콘신 대학교 농촌사회학과의 잭 클로펜버그(Jack Kloppenburg) 교수는 반문한다.

그런 정책을 증진하는 데 도움을 주는, 전 세계에 걸쳐 주나 시에서 비교적 새롭게 등장하고 있는 기구가 바로 <지역식량정책협의회>(local food policy council)이다. 데본 카운티 푸드링크처럼 이들 협의회는 지자체가 시민의 먹거리에 대해 더 나은 결정을 내리는 데 기여한다. 북미에는 적어도 15개의 지역식량정책협의회가 있으며, 몇몇 도시와 주는 만들 준비를 하고 있다(북미 이외 지역의 식량정책협의회 숫자에 대해 잘 정리된 자료는 없지만, 비슷한 기구들이 전 세계적으로 존재한다). 이들 협의회는 지역 정치인, 기아 활동가, 환경주의자, 지속 가능한 농업 옹호자, 지역 사회 발전 단체들로 구성된 비공식적 연대에서부터 보통 등장한다. 이것은 먹거리 정책의 결정에 광범위한 이해관계를 반영하고, 가능한 시너지 효과를 이끌어낼 수 있게 한다. 예를 들면, 굶주리는 시민들이 건강한 먹거리를 살 수 있고, 농민들이 새로운 고객을 가질 수 있도록 해주기 위해, 빈민과 노인들이 농민장터에 사용할 수 있는 쿠폰제를 도입하는 노력에 기아 활동가, 노인, 그리고 농민들이 힘을 합칠 수 있다. 운영이 잘되는 몇몇 협의회들은 얼마나 많은 것을 할 수 있는지를 이미 잘 보여주고 있다.

1978년에 설립된 비영리 단체인 하트포드 먹거리 체제는 코네티컷 주 주민들이 영양 많고 적당한 가격의 먹거리에 대한 접근권을 개선하기 위해 일한다. 이 단체는 농민장터를 열고, 저소득층 가정에 농민장터에서 사용가능한 쿠폰을 나눠주고, 먹거리를 사러 가는 대중교통망을 개선하며, 이동이 어려운 독거노인을 위해 부식 배달 서비스를 만들어내고, 코네티컷 주의 먹거리에 대해 결정하는 일을 지원하는 기구인 코네티컷 식량정책협의회의 출범 등을 지원했다. 또한 이 단체는 하트포드의 대형 슈퍼체인들의 가격을 조사하고, 다른 지역에서도 먹거리와 관련된 여러 추세를 점검하며, 생산물의 40퍼센트를 저소득층에게 제공하는 회원 400명의 지역사회지원형농업을 운영한다. 이 단체는 또 농지 보존에 대해 대중들을 가르치며, 그와 관련된 정책을 로비한다. 2002년에는 농지 보존을 위해 주 차원의 트러스트 사업을 시작했다.

1993년 창립 이후 <팜 포크/시티 포크>(FFCF)의 대표를 맡고 있는 허브 바볼렛(Herb Barbolet)은 이 비영리 단체가 캐나다 브리티시콜롬비아 주에서 지역 먹거리를 지원하는 네트워크가 만들어지게 된 촉매라고 기술하고 있다. FFCF는 먹거리 배달 프로그램과 농민장터를 조율하는 것 말고도, 옥상 텃밭 프로젝트를 시작했고, 좋은 먹거리의 선택이 제한적인 밴쿠버 시내에 건강 카페를 열었다. 이 단체는 많은 사람들이 참여하는 "들판의

향연" 수확 축제를 시 외곽의 농장에서 매년 개최하고 있다. 또한 개발이 예정되어 있던 몇몇 대규모 도시 공원을 농장으로 바꾸어냈다. "땅과 미래의 농민을 연결하는" 프로젝트의 일환으로 FFCF는 농지는 갖고 있지만 더 이상 농사를 지을 수 없는 사람과 농사를 짓고자 하나 돈이 없어 못하는 사람들을 서로 이어주는 역할을 한다. 이런 연결은 후계자가 없는 은퇴 농민과 신규 이민자들을 빈번히 묶어주고 있다.

1991년 토론토는 생활협동조합, 관행농 및 유기농 농민, 노동조합, 사회 정의 및 종교 단체, 그리고 시의회를 대표하는 대표자들로 구성되는 기구인 토론토 식량정책협의회(TFPC)를 출범시켰다. 협의회는 신선한 먹거리 제품을 원하는 토론토 저소득 주민들과 고품질의 채소를 갖고 있는 농민들을 연결하는 "농장에서 식탁으로" 프로그램을 발전시켰다. 그리고 지역 농민과 학교급식 프로그램, 생활협동조합 및 병원과의 중개 사업을 지원하고 있다. 또한 야심찬 먹거리 사업체들을 위해 "창업용 조리 시설"을 발전시키는 데 기여했다. 협의회는 농지 보전, 먹거리 낭비 근절을 위한 운송 디자인, 유전자조작 식품에 이르는 사안들에 대해 대중들을 지도했고, 정치인들에게 로비를 했다.

이들 지역식량정책협의회들은 정책 결정에 있어 또 다른 장점을 가질 수도 있다. "지역 사회를 알고 지역식량체계의 속뜻을 아는, 현장에 발을 딛고 있는 실체만이 지역민들을 위해 시스템을 어떻게 작동시키는가를 안다"고 코네티컷 식량정책협의회의 출범을 도운 단체인 하트포드 먹거리 체제의 마크 윈(Mark Winne)이 말했다. 관료들의 숨 막히는 분위기 속에서 만들어진 정책들은 특정 시나 지역 사회에 대해 적실성이나 효과가 떨어질 수 있다. 하트포드 먹거리 체제는 도시에서 굶주림이 발생하는 주된 원인을 파악하고자 수백에 달하는 이 지역 저소득 가구들을 면접했다. 빈번한 굶주림의 발생과 교통편에 대한 빈약한 접근 간에 높은 상관관계가 있다는 것을 발견한 후에, 이 단체는 시 공무원들과 함께 저소득층 주민들이 마트에 갈 수 있도록 버스 노선을 변경했다. 또한 접근성이 빈약한 지역에 몇 곳의 농민장터와 한 곳의 신규 슈퍼체인점 개설을 도왔다. FAO의 마케팅 담당인 에드워드 자이들러는 급속하게 커지고 있는 제3세계 도시들에서 당국이 저소득 소비자들의 요구를 충족하는 한편, 농민들 특히 도시 근교에서 야채를 재배하는 소농들에게 판매처를 제공하기 위해 전략적으로 장소를 잡은, 예컨대 버스 노선이 지나가거나 주요 상업 지구가 자리한 근처에 지역 소매 시장을 세우도록 제안했다.

많은 경우 지역 먹거리 사업체들이 성공적으로 안착하도록 지원하는 데 자금 및 기타 인센티브가 필요하다. 예컨대 1993년 <애팔래치아 경제 네트워크 센터>(ACENet)는 미 농무부로부터 일부 지원을 받아 오하이오 주 애씬스의 오래된 목재 야적장을 지역 먹거리 사업가들이 창업 보육 센터로 이용할 수 있도록 완전 설비를 갖춘 승인된 상업용 조리 시설로 바꾸었다. ACENet은 현재 먹거리 가공, 마케팅, 제품 개발, 경영에 대한 훈련을 제공하고 이에 덧붙여 창업 가공업자들로 하여금 지역에서 생산된 과일, 채소, 고기, 낙농제품과 연결시켜준다. 이 조리 시설은 300개에 달하는 전문 먹거리 사업체들이 이용하고 있으며, 120개 이상의 신규 사업체와 수백 명의 일자리를 창출했다(창업용 조리 시설에서 "졸업한" 사업체로는 허벌 세이지티 컴퍼니, 도티 베이커, 클리피즈 살사, 인터그레이션 에이커즈 등이 있다). 토론토는 또 다른 사례를 제공한다. 토론토 식량정책협의회는 도시의 소규모 먹거리 가공 사업체를 장려하는 조세 및 토지구획 정책을 밀어붙였고, 이것은 일자리 창출의 원천이 될 뿐만 아니라 본사 근처에서 원료를 조달함으로써 토론토의 그린벨트 보전에 일조하는 온타리오 주 농장들을 지속시킬 수 있었다.

정부 기관들은 구내식당에 선례를 만들어냄으로써 지역 먹거리 수요를 창출하고 증진하는 데 기여할 수 있는데, 이것은 지속 가능하게 벌목된 목재에서부터 에너지 효율적인 전구에 이르기까지 다양한 "대안" 제품들의 시장을 활성화하는 데 이용하는 전략이다. 정부 기관(그리고 대학, 학교 및 레스토랑)의 대량 구매는 지역 먹거리 유통망을 증진하여 다른 판로에도 공급할 수 있도록 해주는 임계치(critical mass)를 만들어 줄 수 있다. 영국에서 이튼과 애비스테드 소도시의 계획가들은 학교, 호텔 및 먹거리 사업체들의 지역 먹거리 구매 정책을, 청년 및 신규 농민들에 대한 저리 융자, 농지 규모와 부재지주 제한을 포함하여 영농 체류가 지역 사회 복지와 긴밀하게 연결되도록 하기 위한 다른 정책들과 결합시켰다. 영국에서 농민의 평균 연령이 거의 55세에 달하는 데 비해 애비스테드 농민의 평균 연령은 32세이며, 이곳 농장들은 영국에서 수익성이 가장 좋다.

지역 먹거리에 대한 관심의 증대로 인해 대형 슈퍼체인들이 구매 지침을 채택하기 시작한 영국에서는, 최근 정부의 한 위원회에서 흥미로운 금전적 인센티브, 즉 "지역 생산자들에게 일정 부분 판로를 제공하도록 하는 유통업체들의 부동산에 대해 사업세 감면 혜택을 줄 것"을 제안했다.

기업들도 자신들이 선택할 경우 마찬가지 역할을 해낼 수 있다. 미국의 대형 슈퍼체인 중 하나인 웨그만스 푸드 마켓은 지역 농민들의 제철 생산물을 우대하는 "지역에서 재배된"(Home Grown) 프로그램을 갖고 있다. 이 프로그램에서는 지역 농민들의 생산물 할당량(대략 30퍼센트)을 초과 달성한 매니저에게 보너스를 지급하는데, 이 유통 체인은 지역 생산물이 소비자들을 매장으로 끌어들이고, 사람들은 거기에 종종 더 많이 지불한다는 것을 알고 있기 때문이다.

지역식량체계에 대한 강력한 위협의 대부분은 국가나 국제적인 수준에서 만들어지며, 따라서 그에 대한 대응이 필요하다. 현재의 국제무역협정들은 국내 가격의 지지와 수입 관세 부과, 원산지에 기초한 차별을 금지함으로써 자국 농가 경제를 보호하고 구축하는 능력을 제약하고 있다. (국제적인 자유 무역 카르텔은 "자급률을 높이고 농민을 보호하며 소비자들에게 자국에서 재배한 값싸고 안전하고 신선한 농산물을 공급"할 필요가 있다는 일본의 최근 선언에 대해 전투를 벌일 채비를 하고 있다. 제3세계 국가들에 대한 너그러운 원조를 자랑하는 일본 외교관들은 자국 쌀 농민을 보호하려는 일본의 노력이 인근 아시아 국가 빈농들의 몫을 빼앗는 것이라는 비판에 특히 민감하다. 한 외교관은 만일 일본이 농민들에 대한 보조를 중단하고 시장을 개방하게 되면 새로운 시장을 장악하게 되는 것은 태국이나 인도네시아 농민들이 아니라 캘리포니아 쌀 경작자들일 것이라고 내게 말했다). 동시에 이들 협정들은 부국들이 보조금을 받은 곡물을 세계 시장에 덤핑하는 등 스스로를 위하는 다른 형태의 무역 조작들이 가능하도록 상당한 여지를 남겨두는데, 이것은 가격 하락을 유도하고 가족농을 빈곤의 늪으로 몰아넣어 지역 먹거리 생산을 억제할 수 있는 경제적 무기로 작용한다. "WTO와 관련 무역협정들은 19세기의 미국, 그리고 제2차 세계대전 이후 아시아의 경제 기적과 중국의 경제 성장에서 핵심적인 것으로 입증된 전략, 즉 국가들이 강력한 국내 먹거리 시장에 입각한 발전 전략을 추구하는 것을 봉쇄한다"고 식량 및 발전 정책연구소 전 소장인 피터 로셋은 지적한다.

지역 먹거리 영역의 재건을 돕는 광범위한 정책 변화를 기대하고 있는 선출직 공무원들 또는 이들에게 로비를 펼치는 사람들은 다음 우선순위를 고려해야 할 것이다.

국가 그리고 세계 수준에서 반독점 법안을 발효시킬 것. 농산업 그물망 속의 고리들이 더욱 견고해지면서 정부와 국제무역기구들이 독과점을 깨고 반독점 법안을 발효시키는 일이 절실하게 필요하게 되었다. 광범위한 독점적 결속에 직면하여 농민과 지역 먹거리 사업체에 의한 단체 교섭이 핵심적이다(하지만 몇몇 국가들은 그런 단체 교섭을 금지하는 법을 갖고 있다).

상품 보조금을 폐지할 것. 오늘날 대부분의 농업 정책은 일반화된 상품의 생산을 장려하는데, 이것은 사실상 지역 시장을 위해 농민들이 생산하는 것을 방해한다. 핵심은 선진 산업 국가의 정부들이 매년 3,000억 달러 이상의 돈을 농업 보조를 위해 지출한다는 점이다. 이런 돈의 대부분은 옥수수, 콩, 밀 같은 소수의 상품 생산에 묶여 있기 때문에, 이런 장치는 다각화를 방해한다. 보조금을 지원받는 소수 작물들로부터 다각화를 하면서 먹거리 가공에 참여하는 데 관심을 갖는 농민들은 상당한 소득원을 위태롭게 만드는 것이다.

농업 교육, 연구 및 지도 사업을 재편할 것. 농업 관청, 연구 센터 및 대학들은 거의 전적으로 생산에 초점을 맞추는 것이 아니라 농장 사업 전체에 관한 좀 더 통합적인 관점으로 전환해야 한다. 아이오와 대학교의 <지속 가능한 농업을 위한 레오폴드연구소>의 리치 피록(Rich Pirog)은 지역 식량체계의 구축에 관심을 가지는 사람들은 "경영대학원이 마케팅, 유통 및 공급망을 디자인하는 전문가들을 보유하고 있다는 점에서, 농대가 아니라 경영대를 가진 대학들에서 새로운 연대를 창출할 필요가 있다"고 주장한다.

화석연료에 보조금이 아니라 세금을 부과할 것. 많은 지질학자 및 에너지 분석가들이 주장한 것처럼 다음 몇십 년 안에 석유 생산이 한계에 이르러 석유 가격이 폭등한다면, 장거리 이동 먹거리는 터무니없이 비싸질 것이다. 반면 먹거리 생산의 안전성에 직접적 효과를 미칠 가능성이 높은 기후 변화는 화석연료 사용을 근본적으로 줄여야 한다는 가장 강력한 주장을 제공한다. 정부는 석탄, 석유, 천연가스에 대한 기존 보조금을 철폐하고 대신 세금을 올림으로써 이런 전환을 가속화할 수 있다.

식량의 덤핑을 근절하고, 식량 주권을 보장하도록 세계 무역 규범을 개혁할 것. 기존의 무역 규범은 국가가 지역 먹거리 생산과 국내 먹거리 생산을 보호하고 발전시키는 것을 가로막고 있다. 지역 및 원산지 표시, 공공 조달 정책, 품질 기준 등은 종종 무역 장벽으로 비춰지지만, 국가들은 국내의 수확기에는 특정 먹거리의 수입을 금지할 수 있는 권한을 포함해 어떤 먹거리가 국경을 통과하도록 허용할 것인지를 결정할 수 있어야 한다.

무역협정을 논의하는 데 있어서 농민들이 정치인들에게 국내에서는 무역 장벽을 세우라 하고 해외에서는 무역 장벽을 허물라고 요구하는 것을 보면 이들이 순전히 이기적인 것이 아니냐고 생각할 수도 있을 것이다. 미네소타 대학교 농업경제학자인 딕 레빈스(Dick Levins)에 따르면, 농민들이 수확물을 팔거나 투입재를 살 때 대개는 다국적 기업들과 상대할지라도 자신들은 한 국가에서 왔고 주요한 경쟁자는 다른 국가에서 오는 것으로 여긴다고 한다. 그는 브라질과 아메리카 대륙의 콩 재배자들, 또는 미국과 캐나다 밀 경작자들 사이의 적대감에 대해 비애를 느끼며, 이들의 경쟁의식이 "결국엔 모두를 파괴시킬 것"이라고 말한다.

세계 상품 시장에 직면하여 다른 나라의 농민들이 정치적으로 자신들의 힘을 합치는 것을 고려할 수 있을 것으로 그는 생각한다. "경제적인 힘을 감소시키는 세계 경쟁보다는 그 힘을 구축해주는 전 세계적인 농민 네트워크라는 전망은 단지 하나의 꿈에 불과한가?"라고 그는 묻는다. "아마도 그럴 것이다. 하지만 나는 최근에 집단행동에 대해, 특히 단체교섭에 대해 쓴 글들의 경우 농민들 중에 독자가 많다는 것을 발견하고는 무척 힘을 얻고 있다"고 말을 맺는다.

농민 간의 연대를 보여주는 최근의 한 예로, 35개 주의 1만 4,000명의 옥수수 농민들을 대변하는 <미국옥수수재배자연합>(ACGA)은 2004년 초 멕시코 농민 조직과 연대하여 양국 정부가 NAFTA를 재협상하도록 하는 노력을 시작한다고 발표했다. 이들 단체들은 NAFTA가 양국의 농민들을 토지에서 몰아내고 있다고 주장했다. 다른 무엇보다도 우선 정부 관료들에게 농민이 공정한 가격을 받도록 보장하고 농촌 지역에 공공 지출과 투자를 보장하며 "양국의 경제적, 사회적, 문화적, 정치적 발전에 중소농들이 매우 중요한 역할을 한다는 것을 공개적으로 인정할 것"을 요구했다. "노동이나 환경 기준과 마찬가지로 먹거리 주권도 재협상되어야 한다"고 미국옥수수재배자연합의 래리 미첼(Larry Mitchell)이 덧붙인다. "모든 국가들은 스스로를 먹일 수 있는 능력을 지키는 것이 허용되어야 한다"는 것이다.

이런 먹거리 주권의 개념은 심지어는 외교계까지도 공략하고 있다. "오늘날 농업 무역은 자유와는 거리가 매우 멀고, 심지어는 공정성과는 더더욱 거리가 멀다"고 식량권에 관한 UN 특별보고관 장 지글러(Jean Ziegler)가 최근 UN 인권위원회에서 발언했다. 세계 상품 시장은 생산자 가격을 더 낮추도록 요구하면서 소비자 가격은 높게 유지할 수 있는 권력을 갖고 있는 소수의 글로벌 초국적 기업들에 의해 점점 더 지배되고 있으며, 이것은 의도된 것은 아니겠지만 전 세계 수천만 명의 사람들을 기아에 계속 허덕이게 하는 부정적인 영향을 가져오고 있다. 많은 국가와 많은 사람들이 "자유 무역의 장밋빛 약속을 불신하고 있으며, 충분히 이해할 만하다"고 그는 말했다(빈국들에게 부국들은 말과 행동이 다르다는 것을 뼈저리게 느끼도록 만들었던 2003년 멕시코 칸쿤에서 열린 WTO 회담은 지글러의 증언 몇 개월 전에 붕괴되었다). 그는 이런 신중한 사람들— 농민, 소비자, 심지어는 드물지만 무역 관련 관료— 이 공공선을 위해 농업을 규율할 수 있는 완전한 통제력을 국가에 되돌려주는 농업 및 농업 무역의 대안 모델을 규정하기 시작했다고 말했다. 몇몇 경우 이것은 기초적인 먹거리 생산자에 대한 지원을 뜻하며, 또 다른 경우에는 수계 보호 구역의 농민들에 대한 지원을 뜻한다. 보조금은 대농이나 수출부문이 아니라 지역 생산을 하는 소농을 지원하는 데 허용될 것이다.

지글러의 보고서는 이전에는 급진적인 농민 단체들의 영역이었던 개념에 정당성을 부여함으로써, 이데올로기의 전환 그 자체가 되었다. 갑작스럽게, 지난 50년 동안 무역 정책을 이끌어왔던 먹거리의 수출과 산업형 농업으로의 방향이 인권에 기초하여 도전을 받게 된 것이었다.

반세기나 된 무역 규범을 다시 쓰는 것이 쉽지는 않을 것이지만, 새로운 기준이 설정되고 있는 중이다. 국제 기아 권리 단체인 FIAN의 미카엘 윈드푸르(Michael Windfuhr)의 말을 빌리자면, 무역협정은 국가들이 기아를 근절하고 가족농의 토대를 유지하거나 일정 수준의 자급률을 유지하는 자국의 목표를 추구할 수 있는 얼마간의 공간— "먹거리 주권이 최우선이며 공정한 무역이 지배하는 무역 체제"— 을 창출해야만 한다.

세계 곳곳의 도전: 미국 매사추세츠 주 사이스디어필드

사람들에게 지역 먹거리의 판매는 커다란 도전일 수 있다. 공장식 농업의 공포나 18륜 차량이 내뿜는 오염과 같이 나쁜 점들을 지나치게 강조하는 캠페인은 사람들이 등을 돌릴 수도 있다. 동시에 먹거리를 재배하는 이웃과의 대면 접촉이나 잘 익은 복숭아의 비교할 수 없는 향과 같은 즐거움에 의존하는 캠페인은 지나치게 추상적일 수 있다.

그래서 매사추세츠에서 농민들을 보호하기 위해 비영리 단체인 <지속 가능한 농업에 개입하는 지역 사회>(CISA)는 마음 속 깊이 자리하고 있는 인간 본성인 자긍심을 건드리기로 했다. 이 단체는 전투에서 목숨을 거는 군인이나 불붙은 건물로 뛰어 들어가는 소방대원에게 종종 붙여지는 칭호를 이용하여 "지역의 영웅이 됩시다"라는 슬로건을 내걸고 캠페인을 시작했다.

지난 1년 반 동안 캠페인을 지휘한 마크 라탄지(Mark Lattanzi)는 농민과 그들의 먹거리를 사는 사람 중에 누가 영웅인가 라는 피할 수 없는 질문에 대해, "그건 매우 모호하기 때문에, 그 누구라도 스포트라이트를 받을 수 있다"고 말한다. 6년간의 캠페인에서 CISA는 매우 강력한 것을 건드렸다는 것이 명확해졌다.

이 캠페인은 매사추세츠 주 서부의 3개 카운티를 대상으로 했고, 전국적인 체인망, 독립적인 식품점, 영세 동네 시장을 포함하여 87개 농장, 12개 식당, 55개 식품점이 참여했다. 지역에서 재배한 먹거리에 대한 홍보는 라디오, 자동차 스티커, 버스 정류장 광고판 등 거의 어디서나 볼 수 있다. CISA는 지역 먹거리를 판매하는 농장 판매대, 식당 및 상점 목록을 수록한 안내 책자를 1년마다 발행하며, 이 책자는 모든 주요 신문에서 홍보되고, 지역 상공회의소가 여행사, 호텔, 그리고 고속도로 휴게소에 배포한다. CISA는 지역 먹거리 판매자들에게 농민들을 소개하고 병원, 학교, 호텔 및 기타 기업체들에 더 많은 지역 먹거리 사용을 권장하는 어지러울 정도로 많은 일련의 정례 모임을 갖는다. CISA는 마늘, 사과즙, 라벤더, 옥수수 축제를 비롯한 몇 가지 제철 농산물 축제를 부활시키고, 농민, 먹거리 사업체 및 소비자들을 위해 관련 질문에 응답하는 무료 정보 전화를 개설했다.

"요약컨대 이 캠페인은 지역에서 재배한 농산물에 대한 의식을 높이는 데 놀라울 정도로 효과적이었다"고 라탄지는 말한다. 한 설문 조사는 조사한 사람들의 87퍼센트가 캠페인에 대해 알고 있다는 것을 보여주었다. "그 조사 기관도 놀랐다"고 그는 말한다. "그게 바로 마케팅의 핵심이다."

농민들은 달걀, 과일, 벌꿀 등 모든 것을 더 많이 파는 것으로 알려지고 있다. 식당들도 지역산 식재료를 더 많이 사용한다. "한때 닫혔던 문이 지역산을 위해 열리고 있다"고 라탄지는 덧붙인다. "목장집 아이들이 농민이 되는 것에 대해 학교에서 조롱을 받았었다. 그러나 그 가족이 광고에 나온 후 그 아이들은 축복의 대상이 되었다."

농민들에 대한 일련의 조사 결과들에 고무되어 CISA는 이 캠페인을 "프랜차이즈"할 계획을 세우고 있다. 이미 라탄지는 상황에 맞게 로고와 슬로건을 사용하고자하는 시카고와 워싱턴의 단체들과 일하고 있다. 그는 지역산 구매 캠페인 출범에 관한 안내서를 썼고, "수백 부"가 팔렸다.

그는 성공의 비밀이 진정성에 있다고 느낀다. "우리는 지역 먹거리가 얼마나 좋은지에 대해 고함을 지르면서 똑같은 문구를 반복하지 않는다. 이들은 진짜 농민들이다"라고 말한다. 시끄러운 소리, 충격적인 색깔, 불필요한 성적 자극들은 없다. 단지 진짜 사람들이 있을 뿐이다. 물론 캠페인은 여전히 알리는 것이고, 자금 마련이 지속적인 관심사다. "맥도날드, 코카콜라와 펩시콜라, 월마트는 광고를 멈추지 않을 것이다. 우리도 역시 멈출 수 없다."

8장

나폴리 시대가 열리다

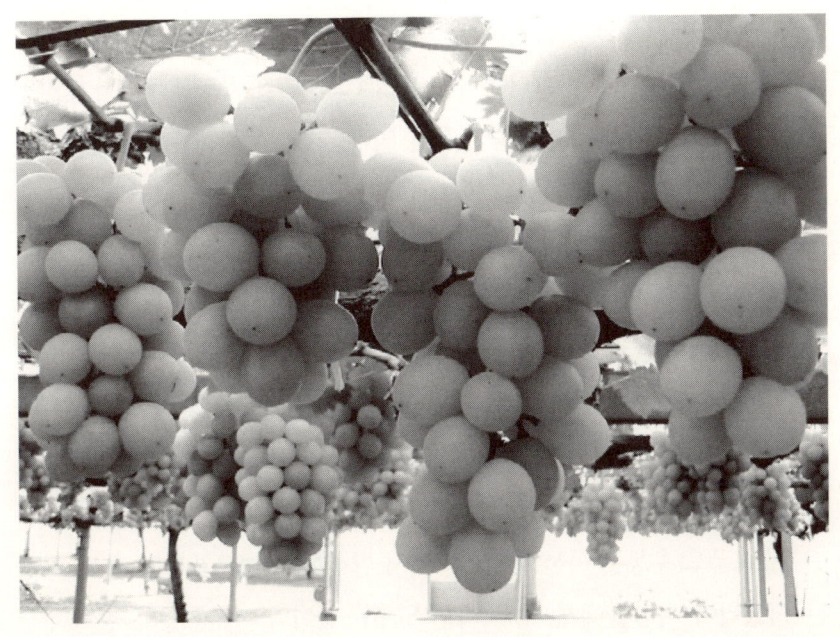

나폴리에서 음식을 먹는 일은 음식과 친해지는 연습이라 할 수 있다. 나폴리 사람들은 요리의 재료, 그리고 그 재료의 산지를 알아야만 한다. 식사가 시작되고 코스 요리가 진행될 때, 남자들은 재킷을 벗고, 스웨터 소매를 걷고, 커프스를 원래대로 되돌린다. 여자들은 목걸이를 블라우스 속으로 넣고, 머리카락을 귀 뒤쪽으로 넘긴다. 이 모두가 음식의 냄새를 좀 더 깊이 느끼고, 좀 더 쉽게 만지고, 식사를 좀 더 완전히 즐기고자 하는 시도이다. 지난 11월 초 기온이 찬 밤에 나폴리의 한 식당에서 있었던 저녁 식사에서도 음식과 친밀하고자 하는 이런 갈망이 좌중을 압도했다. 이 식사의 주인공들로는 제4차 국제 슬로푸드 회의에 참석하기 위해 캘리포니아, 뉴욕 및 그 중간에 있는 도시들에서 온 사람들로 시끌벅적한 미국인들의 테이블도 있었다. (잘 알고 있듯이 전 세계에 피자를 제공한) 나폴리의 폭넓은 요리 전통에 흠뻑 젖은 나폴리 회의는 지난 5년 동안 처음으로 열린 슬로푸드의 국제 행사였다(나폴리는 물소젖으로 만든 모짜렐라, 카치오카발로, 페코리노 카르마시아노를 비롯한 여러 가지 치즈, 레몬, 밤, 헤이즐넛을 비롯한 여러 종류의 과일과 채소, 그리고 지역의 풍경을 느낄 수 있게 해주는 수많은 올리브유와 와인을 만들어낸 농업 생물 다양성의 모범 지역인 비옥한 캄파니아 지방에 자리하고 있다). 이 회의는 슬로푸드 운동, 그리고 지역 먹거리를 키우고자 힘쓰는 사람들에게 진리의 순간을 보여주었다. 40개국에 가까운 나라들에서 온 600명의 대표자들은 모두 과거에는 이탈리아와 서구 선진국, 그리고 음식이 주는 즐거움에 뿌리를 두었던 것에서 좀 더 앞으로 나아가야 할 필요성을 이해하는 것처럼 보였다.

슬로푸드 운동은 물론 이탈리아에서 탄생했고, 슬로푸드의 정서는 모든 이탈리아 사람들에게 매우 자연스러운 것이다. 이 운동의 정치적인 의미를 과대평가하기엔 아직 이르다. 이 단체가 회의 기간 동안 여러 번의 화려한 연회와 관련 이벤트를 위해 확보했던 선망의 장소를 한번 생각해보자. 예컨대 성과 정부 청사들에 둘러싸여 있는, 바다를 내려다보는 플레비시토 광장은 표준화에 대한 반대를 규정한 이틀간의 먹거리 축제를 위해 비워졌고, 수많은 종류의 페코리노 치즈, 프로볼로네 치즈, 모르타델라 치즈, 꽃봉오리 절임, 저장 무화과 및 기타 미식들을 포함하여 슬로푸드 운동이 보호하기로 지정한 120가지의 이탈리아 요리들이 전시되었다(같은 광장에서 열렸던 연회를 몇몇 참가자들은 '왁자지껄한 축제'라고 묘사했다). 나폴리 언덕 위에 자리한 14세기의 성인 성(聖) 엘모 성의 두터운 돌벽 회랑이 회의장을 둘러싸고 있었다. 격렬했던 베수비오 화산의 발밑에 있던 폼페이 유적 사이에서 달빛이 비치는 저녁 식사를 위해 고대의 집안뜰 주위로 테이블이 꾸며졌다. 그리고 월식이 일어나는 밤에 이탈리아 최고의 요리사들이 마련한 저녁 식사는 (유럽 거장들의 예술 작품들로 장식된 왕궁인) 카포디몬테 미술관 앞마당에 차려졌다. 이곳에서 미국 버클리에서 온 앨리스 워터스, 캘리포니아 소노마 카운티에서 온 바바라 보우만, 새그하버에서 온 사라 헬웨일(지은이의 아내)이 전통 복장을 입은 젊은 남자과 함께 나폴리 전통 춤을 추었다. 회의 중간에 참가자들은 국제회의에서는 들어본 적이 없는 2시간가량이나 계속된 점심 뷔페와 와인 시음을 즐길 수 있었다(각국 대표들끼리 식사를 함께 하는 것보다 연대를 쌓을 수 있는 더 좋은 방법이 있을까?).

물론 종교에 가까운 식사 경험만이 전부는 아니었다. 비교적 역사가 짧은 이 운동은 이미 상당한 정도로 가지를 쳐 나가고 있다. 이 회의에는 지난번 회의보다 참가국과 참가자 수가 더 늘어났다. 이 운동은 현재 몇 년 전보다 크게 늘어난, 80개국 이상에 약 10만 명의 회원을 가지고 있다. 아르헨티나, 프랑스, 일본, 미국 및 기타 국가의 회원들은 위협받는 먹거리와 요리를 보호하기 위한 미각의 방주(Ark of Taste)를 건설했다. 이탈리아에서 빠르게 채워지고 있는 방주를 이들 — 이들 각각은 이 책을 채울 수 있는 흥미로운 이야기들을 갖고 있다 — 이 채울 것이다.

방주의 실질적인 오른팔인 프레시디아 프로젝트 — 위협받고 있는 생산물의 시장 개척을 위해 노력하는 — 또한 여러 나라에서 뿌리내리고 있다. 일본의 회원들은 오신코(피클)를 만드는 토종 순무 품종을 보호하고 있다. 페루 사람들은 수천 가지의 감자와 다른 뿌리 작물들을 보전하고 있다. 폴란드 회원들은 한때 잊혀졌던 지역산 치즈를 바르샤바 먹거리 상점에 다시 도입하고 있다. 중미 전역의 단체들은 토종 커피 브랜드를 좋아하는 지역의 애호가들을 구축하고 있다. 인도의 과학자이자 활동가인 반다나 시바는 첫날 대회를 마치는 발표에서 "광우병 소에게 광우병 소를 먹인 결과" 우리 먹거리는 위험 자체가 되어버렸고, "슬로푸드의 가치를 포용하게 될 때가 무르익었다"고 지적했다.

슬로푸드의 발전에 대해서는 언급할 가치가 있다. 지역 먹거리 운동에서 가장 가시적으로 빠르게 성장한 이 운동이 마주했던 어려움들은 먹는 것에 대해 염려하는 모든 사람들이 함께 나눈다. 대회는 이 운동의 정치적 통일성을 공고히 하는 데 결정적인 기회를 제공했다. 참가자들은 성공담, 신규회원 확보 전략, 공통의 어려움을 함께 나누었다. 지금까지 전 세계의 미디어들은 이 운동에 대해 대체로 비판적이지 않고 관대하게 다루어 왔으나, 많은 대표들은 슬로푸드의 정치적, 과학적 토대를 구축하는 것이 시급하다는 의견을 표명했다.

여러 기념사 중 하나에서 슬로푸드의 지칠 줄 모르는 창시자이자 회장인 카를로 페트리니는 '낙천적인 익살' — 슬로푸드 운동에 대해 국제적인 사회 운동이기보다는 쾌락적인 음식 유희라고 전 세계 빈국들이 보이는 경멸—을 넘어 이 운동을 확대할 필요성을 표현했다. 특히 "먹거리의 환경적 함의를 알지 못하는 미식가는 어리석고, 미식에 대해 무지한 환경주의자는 불쌍한 사람"이라는 그의 표현은 커다란 공감을 얻었다. 달리 말해 세계 곳곳에서 즐거움을 낳는 먹거리의 향과 요리는 식량작물의 전지구적 다양성과 이를 재배하는 사람 없이는 존재할 수 없다는 것이다.

이런 목적을 이루고자 이 운동은 "맛의 퇴보를 방지하기 위해" 두 가지 주된 전략, 즉 먹거리 분야의 교육과 먹거리 생물 다양성의 방어를 이용하고 있다. 슬로푸드는 지역 주민의 거주지를 넘어 먹거리 경로에 대한 존중을 드높이기 위해 음식학 대학을 세웠다. 여러 나라의 학생들로 구성된 이 대학의 첫 입학생은 2004년에 공부를 시작했고, 이탈리아 정부로부터 인증을 받았다. 울려 퍼지는 박수소리에 대해, 앨리스 워터스는 학생들이 자신의 모든 감각기관을 사용하는 '슬로 학교'에 대한 자신의 비전을 제시했다. 이런 비전은 학교 텃밭 가꾸기와 식용 작물의 재배에 초점을 맞추지만, 학교 주방과 식당을 교실로 활용하고 먹거리를 교육 과정에 포함시키는 데 역점을 둔다. 몇 가지 사례가 이미 미국에 있으며, 그래서 그는 이 프로그램의 국제화—미국이 직접 재배 프로그램을 이탈리아에 있는 국제 본부에 역수출한 흥미로운 반전이다—필요성을 제시한다(열정적인 후속 코멘트에서 페트리니는 모든 콘비비움—지부를 뜻하는 용어, 또한 라틴어로 연회를 뜻함—은 적어도 하나 이상의 학교 텃밭을 만들고 지원해야 한다고 역설했다).

먹거리 다양성을 보호하기 위한 주요 도구들인 프레시디아, 방주, 그리고 슬로푸드 생물 다양성 보호상은 또한 국제적인 의미를 띠고 있다. FAO에서 온 대표는 슬로푸드가 FAO의 농업다양성 보전에 기여한 데에 감사를 표시했다(높은 위상을 지닌 협력기구의 이런 발언은 이 운동의

성숙된 정치적 토대를 더욱 강화했다). 멕시코의 음식 유산에 대해 54권의 책을 저술한 멕시코의 음식 인류학자 호세 이투리아가 드 라 푸엔테(Jose N. Iturriaga de la Fuente), 미국 미네소타 주에서 야생 벼, 산버찌, 오지 크렌베리, 토종 옥수수와 같은 토종 작물과 땅을 회복하는 대지회복 프로젝트와 위노나 라듀크(Winona LaDuke), 지난 40년간 잃어버렸으나 최근 토종 옥수수(작은 알을 가진 부드러운 사탕옥수수)를 다시 발견한 브라질 북부 원주민 연대체인 크라우 마을조합, 빈곤한 아프리카 나라에서 토종 작물과 나무를 이용하여 사막의 확장을 막고자 하는 3만 명의 조합원을 가진 부르키나 파소의 농민조합 등을 포함한 10명의 수상자에게, 평소에는 오페라나 위엄 있는 음악회를 위한 공간인 산카를로 극장에서 상이 수여되었다.

다양성에 대한 관심은 간단하다. 경작지에서 선택권이 존재하지 않는다면, 부엌에서도 식탁에서도 선택권은 사라진다.

마늘과 양파를 기름으로 데치는 소리와 쟁반 부딪히는 소리를 얇은 벽으로 분리시킨 회견장에서 마지막 날 점심 식사 전에 카를로 페트리니 옆에 앉았다. 그는 슬로푸드의 이상이 갖는 가시적인 필연성에 대해 시간을 넘겨서 좀 길어진, 그리고 좀 불손한 내용의 강의를 방금 마쳤고 기진맥진해 보였다. 그의 비서는 그가 병을 앓았었다고 말했다. 분명 생기가 있긴 했지만 그의 얼굴은 수척해 있었고, 눈 주위는 어둡고, 눈꺼풀이 무거워 보였다. 강당에서 연설을 하고 있는 그는 무심한 군중들을 혁명에 동원하고 있는, 말랐지만 강인하고 지칠 줄 모르는 대 웅변가 — 또 다른 키케로 혹은 또 다른 호라티우스 — 같이 보였다. 깔끔하게 손질한 턱수염을 위아래로 움직이거나 손짓을 해가면서 자신의 말을 강조했다. 곁에 앉았을 때 나는 아마도 친목, 축하 및 음식을 나누는 일을 통해 운동의 결속을 이끈 불가피한 결과였을 그의 튀어나온 배를 보고 놀랐다(전날 밤의 지나

친 친목 도모로 우리 동료 회원 중 적어도 한 명 이상이 아침 회의에 참석하지 못했다).

나는 페트리니에게 지난 회의 이후에 무엇이 변화되었는지를 물었다. 그는 통역을 통해 "슬로푸드론이 농장에서 수확, 그리고 요리에 이르는 전 과정을 지날 수 있을 정도로 충분히 용기를 갖게 되었다"고 말했다. "슬로푸드의 독특성은 그것이 음식이라는 매개체를 통해 세계 무역 규범, 유전자조작, 빈곤 근절 같은 쟁점에 대해 생태적, 정치적, 사회적 변화를 가져오는 동력이라는 점이다."

"모든 사람이 제3세계의 음식을 장려하고 있다"고 페트리니는 계속 말했다. "이것은 거대한 테마 파크와 같다. 이들 쇼 비즈니스 뒤에는 현실 경제와 진짜 농민들이 있다. 슬로푸드는 엔터테인먼트 사업에 머무는 것을 원치 않는다. 이것은 이들 국가들이 건강, 농업, 그리고 생태적 운명을 증진하도록 이끌어주고자 한다. 멕시코 대표는 이것을 잘 표현하고 있다. 제3세계 국가들은 자신들의 음식이 갖고 있는 존엄성을 회복할 필요가 있다. 그러면 자국의 농업을 재규정할 수 있다." 회의에서 발표된 새로운 조치 중에는 2004년 10월에 계획된 전 세계 농민들의 모임이 있다. 이 모임에서는 각국 농민들을 서로 싸우게 만들고 있는 세계 무역 규범과 다국적 농식품 기업들에 직면하여 연대를 구축하고자 한다. 제3세계 지부 설립 및 회원 모집과 프레시디아 프로젝트 기금 마련을 위해 새로운 슬로푸드 생물 다양성 재단이 설립되었다.

일은 빠르게 진행되고 있다. 1년 전에 이 국제 운동의 지도자들은 서구 선진국들을 다음 전선이라고 불렀다. 나폴리에서 이들은 제3세계를 비슷한 용어로 말한다. 페트리니가 다음 회의를 이탈리아 밖에서 개최하는 것을 상상할 수 있을까? 아프리카일까, 아니면 아시아일까? 그는 잠시 멈추고는 나지막한 목소리로 운을 떼었다. "다음 회의를 제3세계 국가에서 개최하는 것, 그것이 내가 갖고 있는 원대한 꿈이다."

만약 페트리니가 이 꿈을 실현하는 데 성공한다면, 그는 또한 지역 먹거리 운동 전체에 대한 완고한 비판, 즉 더 비싸다는 비판을 반박하는 데 기여할 수 있을 것이다. 슬로푸드 옹호자들은 대형 슈퍼체인의 대안으로 두 배나 비싼 유기농이나 방목으로 생산된 육류 또는 수제 치즈의 가격을 먹거리 풍경(foodscape)의 발전 과정에서 불가피한 단계라고 여기는 경향이 있다. 그들은 수요가 늘 때까지는 후원자들이 한정되어 있어서 가격이 떨어지지 않는다고 주장한다. "여권 운동, 민권 운동, 환경 운동 등 모든 위대한 사회 운동들은 교육받은 엘리트들이 시작한 것들이다. 처음에는 모두가 소수에 의해 받아들여져서 차츰 성장했다"라고 미국 슬로푸드 운동의 패트릭 마틴즈(Patrick Martins)가 말했다. "누군가는 우리가 부자들을 위해 싸운다고 말한다. 그렇지 않다. 우리는 슬로푸드를 위해 싸우고 있다."

특히 미국처럼 크고, 고유의 요리에 익숙하지 않은 나라에서 슬로푸드는 여전히 이런 방식을 바라보고 있다. 발전은 느리면서 많은 노력을 요하며, 때로는 모순에 봉착할 것이다. "(농민)장터와 지역사회지원형농업 프로그램은 훌륭한 것이긴 하지만, 그것으로만 미국의 농업을 구할 수는 없다"고 마틴스는 최근 『뉴욕 타임스』에 썼다. "이를 위해서는 뉴욕, 시카고, 샌프란시스코 농민장터에 붙어 있는 '지역 농산물을 먹자'라는 슬로건을 넘어서야 하고, 미국 전역의 소비자들이 다수가 재배하지 않는 한 사라지게 될 '광역적인 농산물'에 접근할 수 있는 방법을 생각해야 한다. 몇몇 경우 그 해답은 생각은 지역적으로, 반면 배송은 전국적으로 하는 것이다."

달리 말해 슬로푸드는 전국 곳곳의 장인적인 먹거리 생산자들이 기반을 가질 때까지는 무엇보다도 먹거리의 속도를 높이는 데 기여했던 것과 동일한 수단들 — 전국적인 판촉, 장거리 유통, 세심한 포장 등 — 을 포용해야 할 것이다. 서구에서 그랬던 것처럼 수십 년, 심지어는 수세기가 걸릴 수도 있다. "원주민들로부터 물려받은 품종들인 북미의 소, 염소, 돼지, 양, 가금류 품종들이 멸종 위기에 처해 있다"라고 그는 쓰고 있다. "이들 품종을 대표하는 마지막 몇 안 되는 품종이 시장과 도시 지역에서 멀리 떨어진 캔자스, 미주리, 아이오와 주의 농장에 남아 있다. 우편을 통해 이들 희소 가축들을 판매하는 헤리티지 푸드(Heritage Foods) 사를 막 창업한 마틴스는 "나라의 품종의 운명이 보장될 때까지는 지역 먹거리 운동이 지역과 광역, 국가를 구분하는 것은 의미가 없다"고 주장한다. 지역사회지원형농업이 지역 농민을 지원하는 것은 좋은 일이지만, "국가적인 지역사회지원형농업이 사라질 위기에 처해 있는 품종, 그리고 지역(농업 지역)과 기후에 의존하는 생산물을 지원할 수 있을 것"이라고 말한다.

최소한 몇몇 슬로푸드 회원들은 지역 먹거리 순결주의자들을 매우 싫어하는 마틴의 말을 받아들이기 어렵다는 것을 알게 되었을 것이다. 슬로푸드는 모순을 낯설어 하지 않는다. 실제로 몇몇 평론가들은 이 운동이 겉보기엔 상반되는 아이디어로 요술을 부리는 재간을 갖고 있다고 생각한다. 음식 저술가 마이클 폴란(Michael Pollan)은 슬로푸드의 "고결한 세계화"에 대한 관심을, 자유 무역에 대한 흔한 흑백논리에 복잡성의 고통을 던져주는, 단순하지만 매우 강력한 아이디어라고 묘사했다.

자유 무역이나 유전자조작 먹거리, 장거리 운송 먹거리에 대한 반대를 오직 잘 먹는 서구인들만이 감당할 수 있는 입장이라고 말하는 농기업 중역과 식품 공학자들로부터 슬로푸드가 비난을 받는 것은 그리 놀라운 것도 아니다. 그러나 주류 판매점이나 패스트푸드 가게는 있지만 신선한 먹거리를 파는 식료품 가게는 없고, 농민장터만이 신선한 과일과 채소에 유일하게 접근할 수 있는 장소가 될 가능성이 있는 도심 빈민가를 한번 보라. 아니면 먹거리를 수입할 여유는 없지만 정부의 적절한 지원으로 자기가 먹을 것을 더 많이 재배할 수 있는 가난한 국가를 보라. 슬로푸드의 정신은 돈 가진 사람들만의 것이 아니라는 점이 분명해진다.

나는 이 점을 최근까지 <푸드 퍼스트>로 더 잘 알려진, 캘리포니아에 있는 경제학 싱크탱크인 식량 및 발전 정책연구소 소장이었던 아누라다 미탈과 이야기했다. 이 연구소는 녹색 혁명, WTO, 유전자조작 종자, 생명특허에 대한 비판으로 잘 알려져 있지만, 그는 이 모든 악에 대한 주 해독제로 보고 있는 지역 먹거리에 특히 관심을 갖고 있다.

"지역 먹거리 생산은 국제 시장의 변덕스런 변동과 국제무역협정들의 폭정에서 독립하는 것"이라고 그는 말했다. "먹거리의 자급을 훼손하기 시작하는 그 순간이 바로 기근을 부르는 지름길이다." 그리고 식량 재고가 없는 빈국들은 거지에게 선택권이 있을 수 없다는 것을 알게 될 것이다. 그는 기아에 직면한 몇몇 아프리카 남부 지역 국가들이 유전자조작 농산물이 포함된 미국의 식량 원조를 거부하자 발생했던 최근의 외교적인 악몽을 지적했다. 미국의 협상가들은 이 나라 지도자들을 자국민들의 생명을 위협한다고 비판한 후에, 원조할 비유전자조작 곡물을 찾거나 또는 농민들이 유전자조작 종자를 심지 못하도록 곡물을 갈아서 공급하는 데 최종적으로 동의했다. 그러나 이 사건은 먹거리 주권에 대해 여러 문제들을 제기했다.

사실상 전 세계 농업을 이끌어온 원칙은 민주주의와는 거리가 멀다고 미탈은 주장한다. 2003년 멕시코 칸쿤에서 있었던 WTO 협상은 제3세계 무역 장관들이 대부분의 협상 과정에서 상당수의 국가들이 제외된 밀실거래에 의해 진행되었다는 사실에 항의하기 위해 퇴장함으로써 결렬되었다고 그는 말한다. WTO 농업합의안의 뼈대가 된 말들은 다국적 식품가공업체이자 무역업체인 카길의 부사장이 처음 만든 것이다. 최근 몇 십 년 동안 미국과 유럽은 빈국들의 관세를 낮추는 데 성공적으로 영향을 미친 반면, 자국 관세와 보조금은 높은 수준을 유지했던 것을 설명하면서, "이는 먹거리 민주주의가 아니라 먹거리 위선"이라고 말한다.

미탈은 인도 태생이어서 나는 인도에서 먹거리 자급률을 높이는 데 도움을 준 나브다냐("아홉 개의 씨앗") 운동에 대해 물어보았다. 1987년에 시작된 이 운동은 지역의 밀, 벼, 기타 작물 품종의 목록을 만들고 이를 공유 자산으로 선언하여 보호한다. 나브다냐는 지역 소유의 종자 은행, 농자재 상점, 저장고를 세웠고 화학 비료와 농약, 유전자조작 종자, 생명 특허를 거부하기로 서약한 "자유 지구" 마을의 설립을 도왔다. 여기서 "자유"는 경제적 의미와 생태적 의미 모두를 포함한다. 작물 다양성은 값비싼 농화학 비료를 비롯한 여러 농자재 의존을 줄이고, 주요 해충 발생이나 기후 변동에 대항하는 복원력을 제공한다. 그리고 농민들이 (수출에 반대되는) 지역 시장을 위해 생산할 때, 그들의 소비자 기반이 크게 다양화되고, 농민들로 하여금 다양한 작물들을 심도록 장려한다. 이처럼 작물 다양성은 먹거리 자급률을 강화한다.

"나브다냐는 사람들이 상황이 얼마나 끔찍한지를 깨닫고, 생물 다양성의 소멸, 환경의 훼손, 생계의 파괴에 대응하여 지역에서 일어난 수많은 운동 중 하나"라고 그는 말한다. 인도에만도 수백 가지의 운동이 있다는 것이다. 또한 태국에서 있었던 유전자조작 식품 반대 장거리 행진(생물 다양성에 대한 지역적인 통제와 지역 작물 품종에 대한 존중을 위한 운동)과 브라질의 무토지 노동자 운동(MST, 브라질에서 토지가 없는 농업 노동자나 농민들을 대지주의 땅에 정착시켜 심각한 토지 소유의 불평등을 개선하고자 하는 운동)에 대해서도 지적했다.

8장 나폴리 시대가 열리다 | 197

그는 지금 이 목록에 슬로푸드 운동도 포함시킨다. 인도나 다른 곳에서 슬로푸드가 가난한 사람들과 키다란 관련이 있다는 것은 의심의 여지가 없다. 가난한 나라들에서 어떻게 우호적인 재정을 마련하고 회원 관리를 할 것인지는 슬로푸드가 곧 맞닥뜨려야 할 과제다. 슬로푸드의 호소는 진정으로 보편적인 것으로 보인다. 한 낙관적인 연사는 "전통과 의례, 그리고 문화는 공유될 수 있다. 언어가 유일하게 심각한 장애물"이라고 말한다.

나는 동의하지 않을 수 없다. 새로 사귄 이탈리아 친구와 점심시간에 풀리아 지방의 요리에 대해 열정적으로 나누었던 대화는 한 허브의 이름을 영어로 옮길 수 없었을 때 끝났다. 그는 그것이 샐러드용으로 뿌리를 먹기 위해 재배한 허브이며, 이탈리아의 자기 지역에서는 전통적으로 햄과 같이 요리된다고 말했다. 주변에 물어본 후에 우리는 그 식물이 치커리라고 결론을 내렸다. 내가 치커리를 맛보았던 유일한 경우는 뉴올리언스에서 커피에 향을 내기 위해 가루로 볶은 것이어서, 이 요리법은 나를 놀라게 했다. 그의 눈썹이 올라가며, "정말입니까?"라고 물었다. 그리고 그는 와인 잔을 들어 축배를 들면서 슬로푸드가 맞닥뜨릴 미래의 과제를 찾아내었다. "아직도 발견해야 할 많은 향들이 있네요."

세계 곳곳의 도전: 미국 뉴욕 주 이스트햄튼

뉴욕 주 이스트햄튼에 있는 로스 학교의 조리사인 앤 쿠퍼는 자신이 미국이 아이들에게 음식을 먹이는 방식을 바꾸는 십자군이 될 것이라고 진지하게 선언했다. 점점 더 많은 아이들이 임상적으로 비만이 되고, 교육청이 급식 서비스를 펩시나 타코에 둘러싸이게 만드는 이 시점에도, 대부분의 미국인들은 자신의 점심 식사가 정상이 아니라고 생각하지 못할 것이다.

모든 음식은 (반조리가 아니라) 처음부터 만들어지며, 롱아일랜드 지역의 농장과 어민들이 제철에 공급하는 지역 먹거리로 구성된다. 지난 9월의 하루 동안 급식 종사원들은 기름에 살짝 데친 브로콜리 라브, 가지·토마토·올리브 카포나타, 스파게티 호박, 쌀밥, 땅콩버터 국수, 으깬 두부, 벽돌 오븐에 구운 피자, 컬리플라워와 감자 짜파티, 된장국, 갖은 샐러드, 만들어 먹는 샌드위치, 빵조각 푸딩을 제공했다.

겨울 동안 하루에 1,500인분의 식사를 제공하기 위해 급식 종사원들은 잉여 수확물의 대부분을 말리고, 얼리고, 아니면 다른 방법으로 보관한다. 특히 냉동식품 저장소는 후추 200킬로그램, 토마토소스 100킬로그램, 가지 퓨레 20킬로그램, 옥수수 100킬로그램, 에다마메(일본 완두콩의 일종—옮긴이) 12킬로그램, 아스파라거스 130킬로그램, 블랙베리 130킬로그램, 딸기 70킬로그램, 복숭아 70킬로그램, 천도복숭아 35킬로그램, 천도복숭아 주스 10리터, 바질 3킬로그램, 그리고 많은 양의 완두콩과 강낭콩 등이 저장 가능하다.

로스 학교의 급식 종사원들은 또한 수백 킬로그램의 스테이크용 토마토를 썰어 말리고, 수천 킬로그램의 사탕무, 당근, 붉고 푸른 양배추, 셀러리 뿌리, 중국 장미무, 큰 순무, 순무 등을 저장한다. "뿌리채소는 매우 실용적"이라고 쿠퍼는 말한다. "냉동할 필요가 없고, 사용하기 직전까지는 손 댈 필요도 없다." 로스 학교는 농사철이 시작될 때 농민들과 접촉하며, 대량의 생산물을 지속적으로 구입하고, 여름이 지나고 관광객이 줄어들지만 농장들이 가을 수확물로 여전히 가득한 시기에도 얼마간 구입한다. 한 지역 농민의 말로, 로스 학교는 "최고의 친구"가 되었다.

옥수수 수프나 토마토 수프, 딸기 머핀이 몇 달 지났어도 향과 색깔로 가득 차 있는 겨울밤에는 이런 노동집약적인 작업이 필요한 것처럼 보인다

(많은 학교들은 공급하기 전에 다시 덥히거나 튀기거나 단지 포장을 여는 인스턴트 가공 식품만을 취급한다). 그러나 로스 학교의 메뉴는 또 다른 장점을 갖고 있다. 하버드 의대와 질병통제연구소의 공동 연구는 로스 학교 학생들이 미국의 보통 아이들보다 지방, 설탕, 소금을 적게 섭취하고 섬유질과 산화방지제를 더 많이 섭취하며 두 배의 과일과 채소를 섭취하는 등 실질적으로 더 나은 식사를 하고 있음을 밝혀냈다. 학생들의 소변 샘플에서는 일반 집단보다 11가지 유기인산염 농약이 상당히 적게 검출되었다. 이에 영향을 받은 부모들이 가정에서의 요리 방법을 바꾸었다.

로스 학교는 쿠퍼의 자문을 받아들인 다른 12개 학교와 인근 공립학교에도 식사를 제공한다. 미국에서 가장 큰 뉴욕 시 교육청은 그에게 미 북동부 지역에서 생산한 좀 더 건강한 식재료와 더 많은 먹거리를 포함시켜 14개의 주 식단을 다시 짜줄 것을 요청했다.

그는 아침, 점심, 간식 및 음료수에 지출되는 학생 1인당 1일 식비가 4달러 미만일 것이라고 추산했다. 그리 많아보이지는 않지만, 연방 정부는 2.25달러만 지출할 뿐이다. "이 모델을 전국으로 확대하기" 위해 최근에 로스 학교를 그만둔 쿠퍼는 가장 적은 학교 예산을 갖고서도 개선의 여지는 있다고 믿는다. "장기간의 건강이 왜 삼각함수보다 중요하지 않은가?" 라고 그는 반문한다. "우리는 지금 아이들의 생명을 담보로 잡고 있다. 왜냐하면 아이들의 식사에 대해 돈을 대는 방도를 생각하지 못하고 있기 때문이다."

(현재 그는 캘리포니아 주 버클리 교육청의 영양담당 책임자로 일하면서, 16개 공립학교의 9,000명이 넘는 학생들을 책임지고 있다. 더 자세한 내용은 그의 개인 홈페이지 http://www.lunchlessons.org를 보라.)

9장

지역 먹거리가 개인들에게 보편화될 때

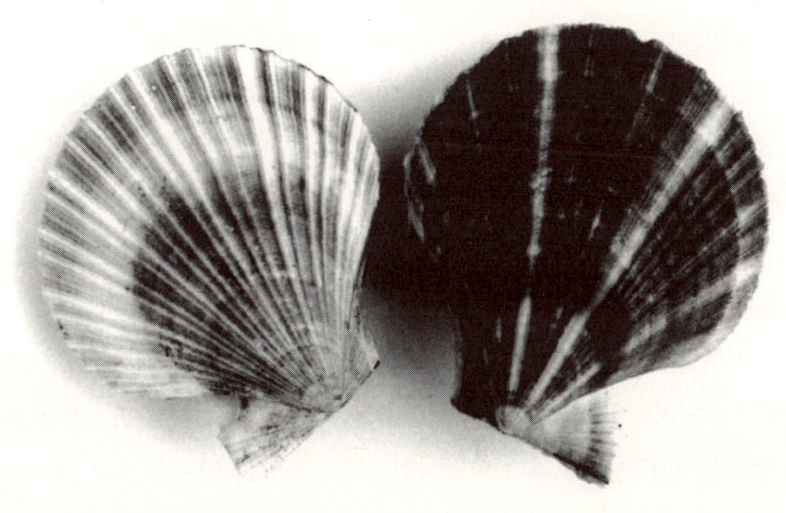

먹거리 독립을 선언하고 있는 많은 사람들은 "슬로푸드"에도 불구하고 점점 더 커져가는 다급한 마음을 갖고 있다. 과거 어느 때보다도 먹거리의 이동 거리는 더 길어지고 있고, 소수의 전 지구적 실체들에 의해 통제되고 있다. 지역 사회들이 먹거리 자립을 포기하면 할수록, 이 시장을 독점 기업들에게서 되찾아오는 것은 더 어려워진다. 지역 농가와 먹거리 사업체가 사라지고 있는 이 놀라운 속도는 지역 먹거리를 지원하고 보호하려는 정부 관료들의 선의만으로는 충분치 않을 것이라는 점을 시사한다.

분산되어 있긴 하지만 잠재적으로는 더욱 강력한 행위자인 먹거리 소비자가 지역 먹거리 영역을 재건할 열쇠를 쥐고 있는 것 같다. 사회적, 생태적으로 건전한 식습관은 먹거리 생산 방식의 변화가 가져오는 수동적인 결과일 뿐만 아니라, 실제로 이런 변화를 추동하는 가장 강력한 동력일 수도 있다. "로비스트들은 무슨 일이든 한다"고 농민과 요리사를 연결시켜주는 <버몬트 프레쉬 네트워크>의 대표 니나 톰슨은 말한다. "하지만 지역 먹거리에는 특별한 이해 집단이 없다." 지역 먹거리 생산의 옹호자들은 주요 로비 단체를 갖고 있진 못하지만 이들을 지지하는 사람은 점점 늘어나고 있다. 집에서 텃밭을 가꾸는 사람들, 먹거리를 이웃에 팔고자 하는 농민들, 학교 식당에 나오는 먹거리를 걱정하는 학부모들, 그리고 집에서 요리한 먹거리를 가족과 함께 먹는 데 시간을 내는 가족들, 이 모든 사람들이 원래 생산지에서부터 점점 떨어져서 변형되고 살균되고 멀어지는 먹거리에 대해 강력히 저항하고 있는 것이다. 지역 먹거리 경제를 활성화시키기 위해 일반 사람들이 취할 수 있는 여러 단순한 행동들 중에는 지역의 농민장터에서 장보기, 단골 식당이나 상점에 지역산 먹거리를 내놓도록 요청하는 일, 그리고 제철에 나오는 먹거리로 음식 차리기 등이 있다(부록 5를 보라).

우리가 먹거리를 선택하는 행위가 우리의 경관을 바꾸고 기후를 바꾸는 힘을 갖고 있다는 사실을 받아들이는 것이 그리 쉬운 일은 아니다. 걱정거리가 하나 더 늘어난다는 점 때문에, 많은 사람들은 아마도 이렇게 (약간은 방어적으로) 물어볼 것이다. "값이 싸고 시스템이 잘 작동한다면 내가 먹는 것을 멀리서 가져오는 게 대체 뭐가 잘못된 건가?"

지역 먹거리를 먹자는 여러 주장들 중에서 엄청난 에너지 사용량(과 그에 따른 오염)이나 먹거리 기업들의 독점화로 인한 작물 다양성의 손실 같은 추상적인 개념들은 대개 설득력이 좀 떨어질 것이다. 그 대신 가장 그럴듯한 주장은 심리적이고 감성적인 것들이다. 즉 우리가 현재의 경로를 계속 따른다면 언젠가는 지역에 농가, 목장, 공장, 가게가 사라져 보이지 않을 것이고, 농민이나 먹거리 기업들이 자기들 마음대로 가져다주는 먹거리에 감사하지 않으면 안 될지도 모른다는 것이다.

이런 사실이 최근 영국에서 일어났던 광우병과 구제역, 그리고 유전자 조작 식품에 이르기까지 일련의 불운한 먹거리 공포들을 설명해주는 것으로 보인다. 이것은 영국 시민들로 하여금 자신들의 먹거리가 어디에서 오는지 의문을 갖도록 했고, 장거리 운송 먹거리를 신중하게 대해야 한다는 점을 가르쳐 주었다. 영국산 육류 판매를 일거에 멈추게 하면서 영국 농촌 사회를 황폐화시켰던 2001년 구제역은 장거리 먹거리 운송으로 인해 더욱 악화되었다. 1967년 때보다도 상당히 더 멀리, 그리고 더 빨리 확산되었는데, 이것은 대체로 오늘날의 가축들이 전국 각지에서 중앙의 도살장으로 운송되기 때문이다. 1967년에는 대부분의 도살과 소비가 지역에서 이루어졌다(정부 조사 또한 이번 창궐을 일으킨 감염 가축 사료가 중국에서 온 것임을 밝혔다).

공포감을 느낀 많은 영국 소비자들은 먹거리 구매 습관을 꼼꼼히 점검하게 되었고, 믿을 수 있는 인적 관계를 갖는 먹거리를 찾는 과정에서 농민장터를 이용하게 되어 "박스 프로그램"(영국식 지역사회지원형농업)을 신청하게 되었다. 영국에 본사를 둔 식품 컨설팅 기업 프로마 인터내셔널 사의 마샤 부쉬우드는 "먹거리 안전에 대한 우려의 증대와 농기업들의 동기에 대한 냉소의 증대로 인해 자신들의 돈을 농민의 손에 직접 쥐어주고자 하는 매우 강력한 열망"을 보여주는 소비자 조사 결과를 지적한다. 소비자들은 대형 슈퍼체인이나 패스트푸드 체인보다는 농민이 덜 속이거나 거짓말을 덜할 것이라고 느끼고 있는 것 같다. 그리고 익명의 먹거리 체계 속에서 작물이나 가축이 전 생애 동안 어떻게 다루어지고 있는지 알고 있는 사람과 소통 가능한 능력이 일종의 프리미엄을 부여받으면서 특히 가치를 부여받고 있다.

식품산업계의 용어로 하자면 이런 프리미엄은 "추적 가능성traceability"으로 알려져 있으며, 이것은 많은 부분 농민과 소비자 사이의 사슬을 단축시키는 것과 관련 있다. 시장 점유율 상실을 우려하는 영국의 대형 슈퍼체인들이 매장에서 지역 먹거리의 날을 개최하고, 지역 농민들과의 대화 이벤트를 가지며, 심지어는 매장 주차장에 농민장터를 열기도 한다고 그는 언급한다(웨이트로즈 체인은 최근 "다른 어떤 슈퍼체인들도 우유 생산자 개개인을 알지는 못합니다"라는 슬로건을 곳곳에 걸었다). 2002년에 나온 정부 보고서는 "지역 먹거리가 향후 몇 년 안에 주류에 진입할 것"이라고 예측하면서, 몇몇 대형 슈퍼체인들이 "지역 먹거리가 먹거리 소매의 주요 아이템으로 발전할 것으로 보고 있다"고 언급했다.

안전과 신뢰를 추구하는 이런 경향이 영국 소비자들 이야기만은 아니다. 최근 테러 사건들은 특히 미국에서 고도로 집중화, 장거리화된 먹거리 체제가 조작과 혼란에 얼마나 취약한가에 대해 우려가 커지고 있다(어떤 관측에 따르면, 미국 동부 대부분 주요 도시들은 이틀 분의 먹거리 공급량도 보유하고 있지 않으며, 따라서 갑작스런 운송의 중단에 취약하다고 한다).

운송에 많은 시간이 들고 여러 차례 손이 바뀌며, 거대한 묶음으로 가공되는 먹거리는, 분산되고 짧은 먹거리 공급망에서는 도저히 있을 수 없는 규모의 사고와 오염을 일으킬 수 있는 무제한적인 기회가 제공된다. 소규모 지역 가공 공장들이 이런 오류나 사고, 태업에서 완전히 자유로운 것은 아니지만, 규모면에서 그 파급 효과를 줄이는 데 도움이 된다.

영국이나 다른 지역 사례들을 단순히 공포와 의심에 사로잡힌 사람들에 관한 이야기라고 판단하는 것은 정확하지 않다. 많은 영국 사람들은 처음에는 먹거리 안전에 대한 우려 때문에 자극받긴 했지만, 이제는 지역 먹거리가 먹거리 공급망의 붕괴에 덜 취약할 뿐만 아니라, 값도 싸고 맛도 좋고 기분도 더 좋다는 것을 배워가고 있다.

슬로푸드의 창시자인 카를로 페트리니는 연중 어느 때나 이용 가능한 먹거리에 접근하기 위해 사회가 지불하는 가격은 "먹거리의 즐거움이 아니라 먹거리 산업에만 봉사하는 특성을 갖는 품종을 의도적으로 개발하게 만들고, 그 결과 많은 품종들이 희생되면서 대량 생산을 위해 육종이 이루어진다"고 주장한다. 예컨대 가장 즙이 많고 맛있는 과일을 잃어버렸다고 그는 주장한다. 운송이 어렵거나 가공 비용이 너무 많이 들기 때문이다. 작물 육종가들은 그 대신 선적과 기계 수확을 견뎌낼 수 있는 품종을 개발해왔다(장거리 먹거리의 전 세계 선두주자인 미국에서 토마토의 80퍼센트는 아직 파랄 때 수확, 선적되어 최종 목적지에 도착할 때에 인공적으로 후숙된다는 점을 상기해보라). 전 세계 사람들은 전통적으로 향과 과숙 정도가 절정에 달할 때에 음식을 먹는 흥분을 즐겨왔으며, 이런 흥분은 먹거리의 제철과 여러 수확 축제들에 대한 친숙한 지식으로 더욱 커진다고 그는 말한다. 비판가들은 이런 제철 먹거리에는 제약이 많다고 볼지도 모르지만, 표준화되고 제철에는 드문 까닭에 낮은 품질을 갖고 있으며 보존료와 인공향료로 가득한 맛없는 산업형 먹거리를 먹도록 강요받는 것에 훨씬 더 큰 제약이 있다고 그는 본다.

만약 지역 먹거리를 옹호하는 데 있어 맛의 즐거움(이 점에서는 농민 장터에 나오는 농산물이 지속적으로 대형 슈퍼체인의 농산물을 압도하고 있다는 것을 블라인드 테스트를 시행한 연구들이 보여주고 있다)에 의존하는 주장이 상당히 이기적인 것으로 비춰진다면, 대형 슈퍼체인, 포장 식품, 패스트푸드 체인이 갖는 익명성과 차가움과 비교했을 때 지역 먹거리 영역에서 발생하는 끈끈한 인간관계들을 한번 생각해보자. 슬로푸드는 시민과 제과업자, 정육업자, 농민 간의 이런 사회적 상호 작용을, 친구와 가족과 함께 하는 식사와 함께 지역산 먹거리를 먹는 즐거움과 분리하여 생각할 수 없는 것으로 바라본다.

생태학자인 게리 나브한은 자기 지역의 먹거리 영역을 깊이 파헤치면서 집에서 400킬로미터 내에서 재배되는 — 수천 킬로미터 바깥에서 재료들을 가져오는 전형적인 미국식 식사와 비교했을 때 — 먹거리만 먹는 1년간의 실험을 하면서 여러 명의 새 친구들을 만들었다. 특히 도시민들에게 지역 먹거리는 얼마 남지 않은 자연, 농촌의 방식, 농촌 사람과의 연결고리, 그리고 우리의 먹거리 공급에 무슨 일이 일어나는지에 대한 자각을 제공해줄 수도 있다. 캘리포니아 북부에 사는 저술가 댄 이모프(Dan Imhoff)는 지역사회지원형농업 회원으로서 한 쌍의 벨기에산 말 뒤에서 밭을 갈았던 자신의 경험을 이렇게 서술하고 있다. "(농민) 데카투르는 적은 시간에 더 효과적으로 일을 마쳤지만, 이런 경험은 나를 변화시켰고 농업에 대한 열정을 갖고 있는 사람들에 대한 감사의 마음을 더 크게 해주었으며 의심의 여지없이 농장에 대한 정성을 더욱 배가시켰다." 마가렛 미드(Margaret Mead)는 먹거리가 "환경의 오염과 고갈이라는 문제 전체에 대해 가장 가까운 연결고리가 될 것"이라고 주장했다.

약간의 땅을 보유한 집들은 텃밭으로 자신들의 먹거리 필요 중 대부분을 충족시킬 수 있다는 사실에 아마도 놀랄 것이다. 쿠바에서는 10만 4,087개의 소규모 도시 및 근교 텃밭이 3,595헥타르의 면적에서 모든 "유기농장"과 집약적인 시장경작지 전체보다 실제로 더 많이 생산한다. 컬럼비아 대학교의 영양학자 조앤 구소는 자신의 책 『이렇게 유기적인 삶This Organic Life』에서 현재는 잔디밭인 곳에 자신의 먹거리의 대부분을 기를 수 있다고 주장하고 확신한다(서구의 대부분의 가정은 잔디가 심어진 마당을 갖고 있다—옮긴이). 그는 그 이유를 설명하면서, "내가 속해 있는 자연계의 일부를 돌보고 이를 먹는 데서 생겨나는 즐거움"을 지적한다("맛"이 또 다른 가장 큰 이유이다). 실제로 전 세계의 텃밭들은 최근 정치적이고도 지적인 만남의 장을 형성하고 있다. 2003년 말 메인 주 스카보로에 사는 로저 도이런(Roger Doiron)은 사람들로 하여금 집에서 기르고 집에서 요리한 음식을 여러 국제적인 형태로 찬양함으로써 자신들의 먹거리와 좀 더 가깝게 접촉하게 만들 목적으로 <키친 가든 인터내셔널>을 창립했다. 이 단체는 이미 30개국이 넘는 곳에 1,000명의 회원을 갖고 있으며, 2004년에 최초의 연례 "키친 가든의 날"을 계획하고 있다. "스낵업계가 자사 제품을 홍보하는 데 한 달 내내 쓸 수 있다면 우린 적어도 하루는 가질 수 있을 것"이라고 그는 말한다.

지역산을 먹자는 가장 설득력 있는 주장은, 우리가 먹는 먹거리에 대해 더 큰 통제력을 행사할 수 있다는 것이다. 먹거리 공급망에서의 의사 결정들이 점점 더 원격화되고 소수의 기업들 속에서 폐쇄적으로 집중되면서, 먹거리 공급망 속에 무엇이 들어가는지를 알고 영향을 미칠 수 있는 일반인들의 능력은 더욱 축소되고 있다.

여기에 잘 들어맞는 사례가 최근에 폭발하고 있는 유전자조작 식품이라는 영역이다. 유전자조작 식품에 대해 커져가는 대중들의 우려에 대응하고자, 대규모 식품 유통업체, 가공업체, 생명공학 기업 및 기업농들로 구성된 <더 나은 먹거리를 위한 연대>(Alliance for Better Foods)라는 단체는 유전자 조작 식품에 대한 의무표시제를 날려버리기 위해 2000년 이래로 미국의 의원과 정당들에 쥐어준 수천만 달러도 모자라 5,000만 달러 상당의 대중 "교육" 캠페인을 시작했다. 가족농과 공익 단체의 네트워크 <농기업 책임 운동>(Agribusiness Accountability Initiative)이 발표한 최근 보고서는 미 농무부의 규제 정책이 농산업에 의해 "강탈되어 왔다"는 것을 보여주었다. 과거 산업계에 종사하던 임원이 농무부에서 정책을 만들어내는 여러 고위직에 들어와 있으며, 광우병에 대한 엄격한 안전 및 검사 조치를 방해하고, 축산산업의 반경쟁 관행을 무시하고 도살장 검역 관행을 무력화하며 거대 가축 사육장을 장려하는 데 기여해왔다.

이런 검은 배후 거래와 비교했을 때 농민장터, 지역사회지원형농업, 그리고 지역 소유의 먹거리 사업체들은 의사 결정 권력을 지역 사회에 되돌려주는 경향을 갖는다. 지역 먹거리를 선택하는 것은 호르몬과 항생제 없이 길러지는 육류를 원하는 소비자들이 근처에서 이를 공급해줄 농민을 찾을 수 있는 좋은 기회를 가짐을 뜻한다. 농민들과의 직접적인 의견 교환은 개인적인 선호에 대해 즉각 반응할 수 있음을 뜻한다.

이런 통제권을 되찾으려는 사람들은 그게 쉽진 않을 것임을 재빨리 인식할 것이다. 거리뿐만이 아니라 흙에서 수확한 원료를 대용 먹거리로 변형시키는 썰기, 조리, 착색, 착향 및 여타 가공 형태들에 의해 우리는 점차 먹거리로부터 멀어지고 있다. 특히 선진국에서는 음식들이 점점 더 플라스틱 튜브나 스티로폼 용기에 담기면서, 몇 세대 전만 해도 많은 사람들의 생존에 필수적인 기술이었던 어떻게 요리하고 음식을 보존하는지, 먹을 수 있는 야생초들을 어떻게 가꾸고 확인하는지를 사람들이 점점 더 잊어버리고(또는 전혀 알지 못했거나) 있다.

그렇다고 모든 사람들이 통조림 만드는 시절로 돌아갈 것이라는 의미는 아니다. 현대화된 생활 속에서 길어진 노동 및 출퇴근 시간은 집에서 요리한 음식을 즐길 수 있는 시간을 항상 남겨주지는 않는다(영국에서의 조사에 따르면, 집에서 요리하는 데 드는 시간의 감소분은 먹거리 상점까지 가서 쇼핑하는 데 드는 시간의 증가분과 거의 정확히 상쇄된다고 한다). 이처럼 잊혀진 기술을 다시 배우는 데에는 엄청난 즐거움과 독립성을 필요로 한다. 지역사회지원형농업에 참여하는 사람들은 종종 창조적이고 영리한 요리에 도전하지 않을 수 없게 된다고 말한다. 이들은 철마다 요리를 만들고 남는 음식을 이용할 줄 아는 유능한 수프 요리사로 발전해 간다. 가정에서 먹거리의 재배, 수확, 선별, 보존, 조리하는 것 또한 아이들에게 먹거리에 대한 존중을 가르치고 좋은 식습관을 전달해주며 단순하게는 자기 아이들과 시간을 함께 보낼 수 있는 이상적인 기회를 부모에게 제공해준다.

레지나 대학교의 사회학자인 조앤 야폐는 음식에 대한 숙련의 상실이 소비자 주권을 약화시키면서, 기호와 욕구를 조작 가능한 먹거리 제조업체와 유통업체의 힘을 강화시키고, "포장, 가공 및 산업적으로 변형된 식재료의 끊임없는 흐름"을 만들어내는 것을 가능케 한다고 주장한다. 그는 통제권을 회복하기 위해서는 "먹거리를 가능하면 지역에서 구매함으로써 판매망 속의 더 낮은 단계에서 먹는" 대응 전략을 제시한다. 그런 방법이 많은 경우 더 건강할 것이다. 생산자로부터 먹거리를 직접 더 많이 구매하는 것은 일반적으로 더욱 신선한 과일과 채소를 먹는다는 것을 뜻한다. 그리고 농민과 소비자 사이에 존재하는 많은 불필요한 단계들은 영양소와 섬유질을 감소시키고, 지방, 설탕, 소금 및 다른 첨가물들을 더하게 한다.

지역산 먹거리를 사는 것은 돈을 절약할 수 있는데, 그 이유가 반조리 포장 먹거리보다 제공하는 영양 단위당 원료가 좀 더 값싸기 때문만은 아니다. 몇몇 경우—특히 도심의 먹거리 불모 지역, 그리고 먹거리 선택권이 제한되어 있는 다른 지역 사회들— 에는 지역산 먹거리의 값이 더 저렴할 것이다. 한 조사에서는, 영국 남서부 지역 농민장터에서 판매되는, 그리고 먹거리 배달 프로그램에서 공급되는 먹거리는 지역의 대형 슈퍼체인에서 공급하는 동일 품질의 상품보다 평균 30~40퍼센트 저렴했다(많은 경우 대형 슈퍼체인은 농민장터에 나오는 제철 산물과 같은 물건을 갖다놓지 못했다). 미국 매사추세츠 주 해들리에 있는 푸드 뱅크 농장은 대형 슈퍼체인에서는 800달러어치에 해당하는 양을, 그리고 고급 먹거리 매장에서는 1,200달러어치에 해당하는 양을 375달러에 제공할 수 있다. 짐바브웨의 지역 땅콩버터 제조 기업인 파드자반후는 케언즈 푸드 같은 다국적 기업 경쟁자들보다 15퍼센트 정도나 저렴하게 판매한다.

이런 개별적인 행위들이 작고 서로 연결되지 못하며 심지어는 무용한 것처럼 보일지도 모른다. 하지만 그렇지 않다. 지역의 먹거리 영역을 재건하기 위한 전 세계의 모든 성공적인 노력들은 궁극적으로는 개인이나 소집단의 작업에서부터 시작된 것들이다. 네 명의 주부가 파드자반후 기업을 시작했다. 지금은 많은 지역 농민들에게 시장을 제공하고 있으며, 지역 상점들을 지배하는 외국 소유의 땅콩버터 브랜드들을 상당 부분

위협하고 있다. 농민 소유의 낙농협동조합이면서 현재 미국에서 가장 큰 유기농 낙농제품 판매업체인 오가닉 밸리는 15년 전 미국 중서부 지역에서 몇 명의 유기농 농민이 시작한 것이다. 그리고 일본에서 1,500만 명의 회원을 자랑하면서 일본 농민들로부터 연간 수십 억 달러 상당의 농산물을 구매하고 있는 수백 개의 소비자 협동조합들은 거의가 가족의 먹거리에 뿌려지는 농약과 대형 슈퍼체인의 높은 가격을 우려한 주부들이 시작한 것들이다.

당신이 농민이거나 음식점 주인이거나 정치인이거나 은행가이거나 기업인이거나 직장을 찾는 학생이거나 걱정 가득한 부모이거나 간에 상관없이, 지역 먹거리 경제 속으로 진입할 수 있는 수많은 고리들이 존재한다. 지역 먹거리 영역을 재건할 수 있는 기회와 필요성은 광대하다. 그리고 이런 작업은 좀 더 안정적인 생계를, 좀 더 강력한 지역 사회를, 또는 단지 좀 더 맛있는 음식을 추구하려는 동기를 부여받은 개인들에 항상 의존하게 될 것이다.

롱아일랜드에서의 내 경험

내가 살고 있는 롱아일랜드의 이스트엔드에서 가장 아름다운 길은 가장 험한 길이도 하다. 200여 년 전 그 길은 브리지햄튼의 농장들과 새그하버 항구를 연결하는 도로였다. 자주 물에 잠겼던 저지대의 그 길은 감자나 옥수수를 잔뜩 실은 짐마차가 시장으로 나가는 길에 종종 "엎어졌다" (물론 사고였다). 농민들은 그 길을 '엎어지는 구덩이'라고 불렀다. 요즘엔 아스팔트로 포장을 하긴 했지만 비가 많이 내리면 도로 전체가 흙탕물에 잠긴다.

　이 길은 더 이상 먹거리를 장터로 운반하는 데 사용되지 않는다. 새그하버는 19세기 초 대서양의 포경 산업이 몰락한 이후로 상업항으로서의 명성을 잃어버렸다. 남아 있는 브리지햄튼 농장들은 수확물을 더 이상 배로 운송하지 않는다. 그러나 엎어지는 구덩이 길의 대부분 지역은 여전히 농지로 쓰이고 있다. 웨스노프스케 농장은 웨스노프스케 씨가 여러 연못을 파고 버드나무를 심었지만 언제나 물에 살짝 잠겨있다. 폴코프스키 농장상점은 양배추, 브로콜리, 방울양배추 등 양배추류 작물을 기르는 농경지와 마당에 여러 색깔의 금속, 나무 조각품, 몇 마리의 양떼가 있는 예술가의 원통형 집 사이에 있다. 한 경작지는 정착민들이 개간하기 전에 이곳을 뒤덮었던 리기다 소나무, 동부 붉은 참죽나무, 흰 참나무, 흰 자작나무, 아카시 나무 등으로 가득한 황야 속의 오아시스처럼 우뚝 솟아있다. 다른 경작지는 지금은 목초지가 있는 목장으로 쓰이는데, 가끔씩 미관을 위해서 풀을 벤다. 괴짜 예술가 주인이 포도밭 사이에 거대한 목조 조각품들을 둔 포도 농장도 하나 있다. 엎어지는 구덩이 길 주변에는 감자 저장고(단열을 위해서 지붕까지 흙을 쌓은)가 최소한 일곱 개, 옥수수 사일로가 최소한 두 개 있고 녹슨 농기계 잔해들은 수없이 많다. 들판이 수평선까지 뻗은 것 같은 평평한 지형 때문에 여기가 마치 중서부 대평원 같다는 착각이 든다.

　이 목가적인 지역을 차나 자전거를 타고 가면서 나는 절망감 때문에 마음이 심란했다. 엎어지는 구덩이 길 주변에 가장 많이 들어선 것은 "매각" 간판이었다. 매 주마다 새 매각 간판이 여러 개 생기는 것 같다. 또 다른 농민에게 팔리는 것은 없다. 길가의 부식된 저장고와 불도저, 시멘트 배합기, 포클레인 근처에서 또 다른 저택을 세우고 있는 것을 보고는 섬뜩

했다. 대서양으로 뻗어 있는 농지는 43개의 욕실이 있는, 믿을 수 없게도 주거 공간만 약 2,800평에 달하는 미국 최대의 저택 등과 같은 괴물에 의해 침범을 받고 있었다.

지역민들과 오랫동안 이야기를 나누면서 내가 얼마나 순진했던지 깨달았다. 나는 가족들과 함께 지난 20년간 이 지역을 계속 찾아왔고 2년 동안 여기서 살고 있다. 사람들은 '엎어지는 구덩이'에 농장 건물들 외에는 집 한 채도 없던 때를 기억한다. 한 농민은 1960년대까지만 해도 바닷가에서 북쪽 고속도로까지 3킬로미터를 자전거를 타고 가면서 포장도로도 전혀 없었고 농경지를 벗어나지 못한 것을 떠올린다. 오늘날 그 지역에는 각종 개발과 사유 도로들이 수없이 만들어졌다. 몇몇 농경지들은 300년 이상 한 가족이 계속 농사를 짓는 곳도 있다.

농민이자 향토사가이며 기상관측자인 딕 핸드릭슨(Dick Hendrickson)이 아마 이 지역에 대해 가장 장기적인 관점을 갖고 있는 사람일 것이다. 카키색 군복과 인디언 신발을 즐기는 91세의 그는 낡은 흔들의자에 앉아서 과거 이 지역의 농업 이야기를 했다.

"롱아일랜드 동부 지역은 1900년부터 1920년대 초반까지 주로 농업에 종사했고 여름철에는 방문객들이 찾아왔다." 그는 마실 나온 노인들이 정담을 나누는 것처럼 편안한 목소리로 말문을 열었다. "방문객들은 남북전쟁 직후부터 시작해서 가족농들과 함께 머물렀고 해변에 같이 가거나 사냥을 나갔다." 그 전에는 동부 알곤킨 부족인 시네코크 인디언이 큰 비버와 곰을 사냥하면서 수천 년 동안 살아왔다. 그 후로 인디언들은 바다와 만에서 물고기를 잡고, 조개와 굴을 따고, 옥수수, 강낭콩, 호박을 심었다. 첫 유럽 정착민들은 이곳 바다에서 나는 굴이 사람 머리만 하다고 놀라움을 감추지 않으며 묘사했다.

그는 제2차 세계대전 이전에 시네코크 운하와 몬톡(롱아일랜드의 동부 지역의 동서 경계) 사이에 감자농장 73개, 가금류 농장 38개, 낙농장 17개가 있었다고 추정한다. 오늘날에는 감자농장 6개, 가금류 농장 2개, 치즈 제조용 소를 대여섯 마리 기르는 농장이 하나 있다. "우리는 1,000평마다 10~15달러는 쉽게 벌 수 있는 산림에서 나와서 요즘에는 엄청나게 비싼 해변 부동산들로 이동했다"고 그는 말한다.

제2차 세계대전이 끝났을 때 동부 지역 농민들은 5만 헥타르 이상을 경작했다. 비슷한 시기에 미국 최초의 현대적인 교외 붐이 롱아일랜드 레빗타운에서 시작되어 많은 땅을 잡아먹으며 확산되자, 이 지역은 1970년대 중반 미국 최초로 농지 보호 프로그램이 도입되었다. 그에 따라 농민들은 토지개발권을 카운티에 팔아서 받은 목돈으로 농장 판매대를 짓고, 새 기계를 마련했으며, 자녀를 대학에 보낼 수 있었다(1995년의 조사에 따르면 주민, 별장 소유주, 관광객들이 1에이커(1,200평)의 농지(및 농촌경관과 그에 딸린 농장 가판대)를 지키는 데 놀랍게도 7만 4,500달러를 지불할 의향이 있었다. 전국적으로 유례없는 이 금액은 여전히 시장 가격보다는 많이 낮다). 선의에도 불구하고 카운티 지자체는 농민들이 시장에서 얻을 수 있는 가격과 경쟁할 수 없었다. 몇 년 전 카운티 지자체는 농지 보호 목표치를 1만 2,000헥타르에서 8,000헥타르로 축소했다. 남은 농지는 1만 4,000헥타르 정도밖에 되지 않는 것으로 추산되었다. 2003년의 경우 2,800헥타르를 약간 상회하는 농지만 보호되었다. 현재의 농지 감소율이 계속되면 2012년에는 4,000헥타르만 남게 될 것이다.

이처럼 미국 최초로 농사와 고기잡이를 시작한 이주민들이 정착했던 "롱아일랜드"가 이제는 "햄튼"으로 알려진 저택 가득한 국제 리조트 지역으로 변모했다. 이 지역에 최초로 정착한 유럽인들, 그리고 이들이 몰아냈던 알곤킨 인디언들은 이런 운명을 꿈에도 생각 못했을 것이다. 22,000년 전에 마지막 빙하가 물러나면서 대서양으로 200킬로미터 뻗어 나온 "롱아일랜드" — 토양학자들이 세계 최고의 토질이라고 평가하는 — 를 만들어냈다. 마치 불도저처럼 빙하가 움직이면서 땅위에서 구르던 바위들을 "브리지햄튼 흑토"라고 하는 2.5~3미터에 달하는 양질의 진흙과 점토, 흑토로 만들었다. 점점 더 아스팔트로 뒤덮이고 있긴 하지만 여전히 농무부 토양 분류 체계로 최고 등급에 해당한다.

미국 도처에서 많은 농촌 사회들이 죽어가고 있긴 하지만 이런 변모를 되돌릴 방법이 분명 있다. 엎어지는 구덩이 길을 따라 절망의 이미지와 희망의 신호가 공존하고 있다. 농민들이 세계 최고의 감자를 기르고 있는 농장을 방문해보면 영감을 얻을 수 있을 것이다. 그런 상황이 만약 우리 이웃이나 고장이라면 영감을 얻는 것이 그리 어렵지는 않을 것이다.

대서양에서 2킬로미터도 떨어지지 않은 사가포낵(시네코크 인디언들이 큰 야생 덩이뿌리가 많음을 가리키는 말)의 한 도로 끝에는 한 친구가 가족의 감자 농장을 되살려서 유지하기 위해 노력하고 있다. 땅값은 오르는데 감자 도매가격은 떨어지자 마릴리 포스터와 그의 남동생 딘은 감자칩을 만들고 있다. 그는 껍질 벗기는 기계, 절단기, 튀김기를 구비해 개조한 창고를 "미니 칩 공장micro-chippery" — 지난 20년 동안 미국 전역을 휩쓴 미니 맥주 양조장에서 따온 이름 — 이라고 부르기를 좋아한다. 봉지에는 "농장에서 만든"이라고 씌어 있었고, 감자 자루와 마찬가지로 김이 나는 버터 바른 감자를 호랑이가 입술로 핥고 있는 그림이 그려져 있다. 감자칩은 이미 수십 곳의 지역 상점들에서 불티나게 팔리고 있다.

진지하고 독립적이며 너무도 창백해서 진한 녹회색 눈을 가진 포스터는, <롱아일랜드 팜 뷰로>의 회원이자 열정적인 조류탐사가이며, 영화와 패션의 제국 한가운데에서 농업을 유지하려는 투쟁에 대해서 책을 쓴 작가이다. 그는 이 지역 농업이 옥수수 미로나 건초 타기 같은 일종의 "농업 엔터테인먼트"로 변질될까 걱정이다. 그래서 그녀는 감자칩이 제일 중요한 생산물이 아니라고 말할 것이 분명하다. 그러나 몇 년 전 포스터는 수천 평의 감자밭을 도로변 가판대에서 판매할 꽃과 채소 재배지로 바꾸었다. 이 가판대는 돈이 되었고, 포스터는 농장을 확장했다. 지금 이들 남매는 직접 만드는 감자칩을 프링글스나 도리토스 같은 유명 브랜드와 더욱 차별화하기 위해 처음으로 1에이커(1,200평)의 감자밭을 유기농으로 재배하고 있다. 포스터는 일부 이웃들이 자신이 실험중인 땅을 비웃는다는 것을 인정하면서, "이것은 분명 고전적인 다각화"라고 말한다. "나는 이것이 혁명이라고 한동안 느끼고 있기 때문에 이 일이 매우 즐겁다. 감자를 몇 달러에 팔려고 농장을 가꾸려는 것은 아니다."

포스터 남매 말고도 이런 일에 나서는 사람들이 많이 있다. 이들의 전략은 아직까지 잃어버리지 않은 이익을 잡는 데 대한 관심을 불러일으키는 것이다. 포스터 남매처럼 대부분의 지역 농민들은 모든 농산물을 도매업자에게 넘기는 것을 그만 두고 직접 음식점에 팔거나 고객에게 차로 배달하기 시작했다. 이것은 감자나 낙농장을 40헥타르 줄이고, 대신 채소밭이나 과수원을 4헥타르 늘리는 것을 의미한다.

많은 농민들이 와인용 포도 재배로 전환했고, 비교적 최근에 탄생한 "롱아일랜드 와인 지역"에는 지금 20여 개가 넘는 와인 제조장이 있다. 지역의 와인 생산자들은 해양성 기후라는 독특한 특징을 살려서 멀롯, 샤르도네, 게뷔르츠트라미너스 등의 와인을 만들어서 국제적인 찬사를 받고 있다.

한 채소 농민의 조카는 미생물학을 익혀서 온실 짚더미에서 표고, 무이, 느타리 같은 귀한 버섯들을 기르기 시작했다. 오랫동안 감자를 재배했던 한 농민은 감자 농사를 그만두고 오래된 우유 창고에 있던 치즈 만드는 장비의 먼지를 털어내어 세 종의 생우유 치즈를 만들었는데, 그 중 하나는 미국 치즈 협회가 주는 상의 후보에 오르기도 했다. 음식점과 고급 식재료 가게들은 이런 생산물들을 들여놓기 시작했다. 또한 한 지역 양봉업자가 은퇴를 준비하고 있을 때, 도시에서 귀농한 생명영농농법 양봉가 부부가 이 사업을 인수해서는 이스트엔드 작물들의 계절과 개화기에 맞는 다양한 꿀들을 혼합하여 판매하고 있다. 버섯 재배, 치즈 제조, 양봉을 막 시작한 이 사람들은 다른 누구도 없기 때문에 이런 생산물들을 만들어내고 있는 것이다.

흑자로 전환할 수 있는 농민들은 무엇을 생산하는지에 관계없이, 농장에서 자란 아이에게 떠나지 말라고 설득하는 것이 덜 어려울 것이다. 20년 전에 워터밀에 있는 멕코스 만 근처의 가족 땅에서 일하던 할세이 가문(Halseys)의 13대손은 도매 과수원을 현장판매방식pick-your-own으로 바꾸고 사과, 직접 만든 사과즙, 파이, 사과소스, 사과즙 도넛을 진열하는 농장 상점인 "밀크 페일"을 세웠다. "우리가 외부인들이 농장을 활보하게 하는 것을 아버지가 아신다면 당장 무덤에서 뛰쳐나올 것"이라고 존 할세이는 털어놓는다. 최근에 할세이의 두 딸(14대손)은 복숭아와 화훼류를 농장에 추가하기로 결정했다.

페코닉에 있는 생 리 농장(Sang Lee Farms)의 프레드 리는 "농장을 물려받을 수 있다는 걸 생각도 못했었다"고 말한다. 그는 아버지와 삼촌이 제2차 세계대전 후에 시작한 농장을 이어받아, 아시아인들이 먹는 채소를 뉴욕과 토론토의 차이나타운에 팔아서 유명해졌다. 5년 전 수입산과의 경쟁으로 그가 주로 재배하는 작물 가격이 하락하자, 그와 아내 캐런은 영농 규모를 줄였다. 이들은 농장 가판대를 짓고, 1,000평의 온실에서 키운 농산물을 일 년 내내 구비해놓았다. 자녀들은 그가 대학을 졸업할 때까지 그랬던 것처럼 농장에 그다지 많은 관심을 보이지 않고 있다. "내 10년 계획은 그냥 기다리면서 지켜보는 것"이라고 말한다.

농민들 말고도 남아 있는 것들을 지키고자 하는 사람들이 있다. 시네코크 문화 센터와 사우스햄튼 박물관은 토종 먹거리 ― 서코타쉬와 샘프(호미니라고도 부르는 하얀 옥수수 요리로 보통 하얀 콩이나 사슴고기와 곁들인다) ― 로 되돌아가는 것이 지역의 인디언 마을에 만연하는 고지혈증과 당뇨병, 비만 확산을 저지하는 데 도움이 될 것으로 기대한다. 인디언 마을은 최근 문화 센터에 회원과 대중들에게 토종 음식을 제공하는 식당을 만들기 위해 돈을 모금하고 있으며, 시네코크 건강 센터는 2004년 토종 텃밭을 만들고 있다. 전통 요리를 보존하는 일이 영양상의 문제에 국한되는 것은 아니다. 약용 식물을 채취하고, 뱀장어를 잡는 덫을 만들고, 굴껍질로 장식품을 만드는 등, 먹거리는 시네코크 문화에서 매우 깊은 의미를 간직하고 있다. 시네코크 인디언이자 토종 요리사인 조세핀 스미스는 "잃어버린 예술을 다시 살림으로써 완전히 사라지지 않도록 하는 것이 문화 센터의 목표 중 하나"라고 말한다.

지역 농업국은 관광객이 몰리는 7월에 음식점에서 각종 롱아일랜드 요리와 롱아일랜드산 와인을 제공하도록 하는 "롱아일랜드의 맛" 캠페인을 시작했다. 많은 요리사, 제빵사, 식자재 공급업자들이 지역 먹거리와 해산물을 마련했다. 한 지역 요리사는 뉴욕의 환경 단체 지구서약과 함께 "농장에서 식탁으로"라는 홈페이지를 만들어서, 요리사, 식재료 공급업자, 그리고 가정에서 지역 농민 및 와인 장인들과 연결되는 것을 지원하고 있다. 이스트햄튼 타운은 최근 농경지 16헥타르를 사서 지역 사회 농장으로 만들었고, 이웃 타운인 브리지햄프턴도 이를 따랐다. 1983년부터 <페코

닉 토지 트러스트>(Peconic Land Trust)는 농민, 개발업자, 여타 지주들과 함께 2,600헥타르 이상의 농경지를 보호하고 있다. 내가 살고 있는 새그하버에서는 시민들 일부가 돈을 모아, 폐업한 빵집을 지역 농산물로 만든 수프, 샐러드, 샌드위치를 팔면서 농민과 먹거리 사업가에게 처트니(인도의 매운 양념—옮긴이), 잼, 말린 과일 등을 만들 수 있는 공간을 제공하는 일종의 "생태적으로 건강한 카페"와 지역 사회 조리장(community kitchen)을 만드는 노력을 하고 있다. "사람들은 항상 캘리포니아 요리에 대해 이야기하지만, 롱아일랜드 요리를 우리가 갖지 말라는 법은 없다"고 이스트햄튼 론드리라는 음식점의 요리사 앤드루 엥겔은 말한다. "우리에겐 지역 농장과 포도 농장, 그리고 세계 최고의 지역 어장이 있다."

몬톡 포인트(롱아일랜드 섬의 동쪽 맨 끝 마을—옮긴이)에는 거대한 농어를 잡으려고 전 세계 스포츠 낚시꾼들이 "바다낚시의 고장"으로 찾아온다. 게르치 떼가 여름 내내 해안에서 고등어와 벙커(전갱이류의 작은 생선, 미국에서 낚시미끼로 많이 쓴다—옮긴이), 정어리를 쫓아다닌다. 지역의 선단들이 해안 가까이에서 넙치와 참치, 대구를 잡는다. 아마추어 낚시꾼들은 가자미, 뱀장어, 벵에돔, 도미, 쥐치, 성대 및 다섯 종류의 청어를 비교적 풍부하게 잡을 수 있다. 20~30명의 어민들이 생계를 위해 갈퀴로 긁어 대합을 꺼내고, 바다가재를 잡는 소수의 어민이 지역에 남아 있다.

이런 어업이 일련의 문제에 봉착하고 있다. 나와 아내를 비롯하여 점점 더 많은 사람들이 이 지역에 거주하기 시작하면서 도로, 잔디밭, 정화조에서 발생하는 오염이 증가하고 있다. "갈조류"가 1980년대에 만을 덮쳤고, 조개 개체수가 지금까지도 회복이 안 되고 있다. 이에 대한 대응으로서 사우스홀드에 있는 코넬 대학교 해양 센터가 운영하는 조개 양식 프로그램의 일환으로 수백 명의 주민들이 자기 땅의 양식장에서 굴과 대합, 가리비를 기르고 있다. SPAT(사우스홀드 양식 기술 프로그램의 앞 글자를 딴 것이자, 어린 조개를 가리키는 말)이라고 불리는 3년째 된 이 프로그램은 롱아일랜드 섬 41개 타운십(카운티를 구성하는 행정단위—옮긴이)에서 200명 이상이 참가하고 있다. 체사피크 만에서의 비슷한 시도와 마찬가지로 이 프로그램은 야생 조개 개체군을 회복시키는 데 일반인들을 참여시키는 몇 안 되는 사례이다. 양식자들은 자기가 키운 조개의 절반을 가져가고 ― 예컨대 굴 파티에 쓰고 ― 나머지 절반은 지역의 만들에 돌려보낸다.

그리고 해양 생물학자 카렌 리바라(Karen Rivara)는 양식 운동이 시작된 1960년대에 세워졌다 문을 닫은 조개 양식 시설을 손질하여 다시 열었다. 그는 이것이 조개양식 협동조합으로 전환되어, 페코닉 만 가리비 ― 슬로푸드 지역 지부가 위험에 처한 먹거리를 위한 "국제 미각의 방주"에 싣는 데 성공한 ― 를 비롯한 조개류를 길러 지역 어민들이 생계를 유지하는 데 도움이 되길 바란다(가게에서 파는 냉동 페코닉 만 가리비는 아시아산으로, 중국이 현재 이 종들을 주로 생산한다). 최근 코넬 대학교는 자연보호위원회 및 지자체들과 협력하여 페코닉 만 내에 광범위한 산란 보호 구역을 지정하는 3년짜리 프로젝트를 시작했다.

가장 고무적인 이야기 하나는, 한 지역 학교 조리사가 지역 먹거리를 중심으로 급식에 사용한 결과 식사의 맛과 영양이 좋아지고, 학생들에게 먹거리가 어디에서 오는지 가르치는 필수적인 과정이 시작되었다는 것이다(8장의 뉴욕 이스트햄튼 사례를 보라). 앤 쿠퍼는 이스트햄튼의 로스 학교에 뉴욕 주 내에서 길러진 먹거리, 그리고 대부분 롱아일랜드 농민과 어민에게서 가져오는 먹거리로 음식을 조리하여 매일 1,500명분을 제공한다. 점심 메뉴에는 피자(농장 치즈로 만든)나 차가운 조각 샌드위치(유기농 고기로 만든) 같은 일반적인 요리들 말고도, 토스카나 콩 수프, 푸른 칠리소스와 생크림을 얹은 검은콩 칠라킬레스(토티야를 이용한 멕시코 요리—옮긴이), 가리비 파스타같이 창조적인 음식들도 있다. 그는 학생들에게 미국 평균에 거의 가까운 비용만을 받는데, 식사가 건강에 더 좋고 신선하며 맛있다는 점을 감안한다면 놀라운 일이다(그는 최근 너무 많은 학부모, 친구, 이웃들이 주변에서 가장 괜찮은 점심 식사를 일부러 찾아서 먹으러 오자 이들에게서 밥값을 받기 시작했다.) 그의 주방은 이미 근처 공립학교에 식사를 제공하고 있으며 몇몇 다른 학교들은 이 사례를 따르기를 원해서, 현재 미국에서 가장 큰 뉴욕 시 교육청과 논의를 시작했다. 내 생각엔 그가 미국에서 이런 일을 하고 있는 유일한 점심 조리사인 것 같다.

매우 활동적인 슬로푸드 지역 지부는 아이들을 양봉장, 농장 판매대, 조개 부화장에 데려가고 먹거리를 키울 수 있는 학교 운동장(텃밭)을 가꾸고, 먹거리가 어떻게 길러지는지 가르치는 어린이 슬로푸드 프로그램을 이제 막 시작했다. 이스트햄튼에 있는 이스트엔드 유기농 농장의 관리자이자 슬로푸드 지부 대표인 케이트 플럼은 "아이들에게 좋은 식습관을 들이고, 먹거리가 플라스틱 용기에서 갑자기 나타나는 게 아니라는 것을 가르치는 일이 매우 중요하다고 생각한다"고 말한다. 예컨대 아이들이 이스트햄튼의 만과 자신과의 관계를 이해하게 되면 어른들처럼 집 마당 잔디밭에 농약을 들이붓고, 페인트를 하수구에 버리고, 습지 및 농지 보호 예산을 삭감하진 않을 것 같다. 한 학교는 과학 실험실과 주방을 짝지어주는 새로운 시도를 하고 있다. "요리와 텃밭 가꾸기는 아이들이 정말로 과학을 체험할 수 있는 방법"이라고 브리지햄튼 헤이그라운드 학교 기숙사에 거주하는 예술가 존 스노우는 말한다. "과학을 가르치는 더 좋은 방법이 무엇일까? 주방에서 바로 관찰할 수 있는 모든 일들을 생각해보자. 가열과 냉각, 단 것과 짠 것, 산과 알칼리의 작용이 있다. 화학 수업 전체를 배울 수 있는 것이다."

내가 이런 사람들을 정기적으로 만나고 다닌 이래로, 이런 노력들이 더욱 고양되는 것으로 보인다. 이들은 신문 기사나 텔레비전 다큐에 나오는 인물들이 아니라, 내 친구이고 이웃이다. 그리고 내가 사는 먹거리나 마을 모임에서 내가 제기하는 어떤 문제 같은 나 자신의 행동들이 이들에게 영향을 준다는 점은 나 역시 이런 변화에 참여한다는 느낌을 준다.

물론 '엎어지는 구덩이' 가에 있는 모든 농장이 아스팔트로 뒤덮이고, 페코닉 만 가리비가 사라지는 현상을 나 혼자 걱정하는 것이 아니다. 지역 먹거리가 주는 만족감이 경관과 미각을 보전하는 것 그 이상으로 넘어가야 한다. 어린아이가 있는 몇몇 친구들은 아이가 교육용 비디오 앞에 몇 시간 앉아 있는 것보다 지역 농장에서 오후를 보내는 것이 실천적인 지식, 노동 윤리, 생명에 대한 존중이라는 점에서 더 많이 배우는 것을 느낀다고 말한다(아마간셋에 있는 지역사회지원형농업 농장인 퀘일 힐 농장(Quail Hill Farm)은 다문화적인 닭장에 15종의 아름다운 닭을 키워서 학교의 단체 견학지로 각광받는다). 먹거리 업계의 사람들은 9·11 테러로 뉴욕 시 내외의 교통이 차단되어 이스트엔드 지역 식당들이 공급자가 없어서 문을 닫았을 때의 당혹감을 아직도 기억하고 있다. 어선 선단에 에워싸인 생선 없는 초밥집, 그리고 상추와 토마토 밭에 둘러싸인 샐러드 없는 음식점의 광경은 많은 요리사들에게 농장과 부두를 방문하게 만들었다.

농가 판매대에서 올린 첫물 옥수수의 매상에서, 그리고 농민의 새로운 사업에 대한 지역 신문기사에 이르기까지 관심이 퍼져나가고 있다는 많은 징조들이 보이고 있다. 종합해보면 이런 노력들이 강력해서 마치 내가 요리의 르네상스 한 가운데 살고 있는 것같이 느끼기 쉽다. 하지만 학교급식이나 음식점에서 지역 먹거리를 제공하는 경우는 여전히 드물다. 많은 지역 식료품 가게들이 철마다 대표적인 지역 생산물을 가져다 놓고 있지만, 근처의 생산물은 아직 드물다. 소비자들도 그 이상 더 잘 알지 못한다.

사람들은 우리의 식습관과 농촌 상황을 서로 연결시키고자 노력한다. 이런 연결은 조 그레디의 『문화 논리Culture Logic』에 따르면 "자급자족하는 농촌 지역이 우리가 살고 있는 산업화된 현대 미국과는 전혀 다르다는 농업에 관한 신화"로 인해 왜곡되었다. 그가 속한 모임은 언어와 문화에 대한 지식을 이용하여 이들의 메시지를 전파하는 단체들을 지원하고, 사람들이 농경지와 주변의 농민이 사라지는 것을 어떻게 생각하는지를 분석했다. "대부분의 사람들은 자신의 행동이 이들 주변 농촌과 연결되어 있다는 생각의 틀을 가지고 있지 않다."

이런 틀은 이미 내 마음속에는 확고히 자리 잡았는데, 이것은 내가 먹거리와 농사에 대한 글을 집필할 뿐만 아니라 나와 아내가 농촌 지역 사회의 일원이 되기 위해, 먹거리의 생산지와 더 가깝게 가기 위해, 그리고 스스로 많은 부분을 기르기 위해 롱아일랜드 이스트엔드의 농촌 지역으로 이사 왔기 때문이다. 내게 지역 먹거리를 먹자는 주장은 나와 아내가 1,200평의 자급용 텃밭과 과수원을 돌보는 일까지 포함하고 있다.

거기엔 우리가 작년에 알아냈던 것들도 포함된다. 순무는 10월에 파종할 수 있고, 겨울 내내 저장할 수 있는 야구공만 한 순무를 수확할 수 있다는 것. 잘 익은 토마토를 비닐봉지에 넣어 통째로 얼리면 늦겨울에 소스로 만들어도 맛이 살아있다는 것. 흙 묻은 감자는 저장하면 썩지 않지만 씻으면 썩는다는 것. 겨자, 청경채, 상추, 케일은 모두 씨앗을 손으로 가볍게 뿌리면 잔디처럼 빽빽하게 싹이 난다는 것. 김치와 사워크라우트(독일에서 맥주 안주로 먹는 절인 양배추—옮긴이)같이 남는 양배추를 보존할 수 있는 군침 도는 요리를 생각보다 쉽게 만들 수 있다는 것. 만에 가까운 저지대의 온화한 텃밭에는 완두꽃과 열매가 주변 농장보다 2주 일찍 피고 연다는 것(한 농민은 부러워하며 "당신은 이곳 기후 덕을 보고 있다"고 했다). 회색 개똥지빠귀가 재수 없이 나온 벌레를 잡기 위해 강아지처럼 농민을 따라 다닌다는 것. 부식된 배합토, 진흙, 모래가 섞인 우리 흙은 "이회토"라 불리며, 만 옆의 텃밭에 내려앉은 아침 안개는 목마른 식물을 적셔준다는 것 등등.

내가 전향한 사람이라는 것을 나는 인정한다. 그러나 장차 지역 먹거리가 가격, 포장, 브랜드를 제치고 모든 소비자의 최우선 고려 사항이 되기 전에, 점점 더 많은 사람들이 지역 먹거리를 먹는 비중을 높여나갈 필요가 있다.

내가 링컨의 센터빌 식료품 가게를 떠난 그 날, 존 엘리스(이 모든 것을 시작한 농민)가 가게 뒤에 있는 상업 조리실(commercial kitchen)의 배관 공사를 막 끝냈다. 농민과 식자재 공급업자들이 농산물을 절이고 얼리는 등 가공할 공간으로 빌려 쓰게 될 것이다. 지역 요리사들은 지금 시장에서 구할 수 있는 식재료로 어떻게 굉장한 요리를 만드는지 보여줄 것이다. 예컨대 어떻게 마늘로 페스토(마늘, 바질, 올리브유 등을 재료로 한 이탈리아 소스—옮긴이)를 만드는지, 어떻게 토마토소스를 병조림으로 만드는지. 이것은 쇼핑객들을 더 많이 끌어오는 동시에, 제철의 가능성을 널리 알리는 쉬운 방법이 될 것이다.

"금방 땅에서 뽑아내 흙이 묻어 있는 진짜 채소를 한 번도 못 본 사람이 많다"고 엘리스는 말했다. 그는 최근에 전국의 학생들이 시달리고 있는 유행병인 비만에 관한 TV 프로그램을 봤다. "우리가 해결책을 가지고 있는 것 같다. 사람들이 정크푸드에 대한 욕구를 극복하는 데 우리가 도움을 줄 수 있을 것이다."

센터빌은 담장을 지역 학생들의 그림으로 꾸며 미술관으로 바꾸면서, 아이들에게 먹거리를 가르치는 장으로 만들고자 하는 계획을 세우고 있다. 엘리스는 이웃의 소규모 양조장에서 만드는 맥주와 네브래스카 와인을 팔기 위해 주류 판매 면허를 신청했다(맞다. 네브래스카도 와인을 생산한다. 최근 집계에 따르면 네브래스카에는 일곱 개의 와인 제조장이 있다). 그는 커피 볶는 기계를 갖춰서 고객들이 "커피를 한 잔 마시고 시 낭송을 듣고 우리의 빵, 고기, 채소로 만든 샌드위치를 먹을 수 있는" 카페를 추가할 계획을 세웠다.

가게 화장실의 새는 수도꼭지를 고치려고 소매를 걷어붙인 것처럼 ―가게를 운영하기 위한 수많은 잡일 중 하나이다― 그는 이런 일을 하면서도 그 너머에 있는 장기적인 비전을 바라보고 있다. 그는 확신에 찬 목소리로 "기회는 무한하다"고 말한다.

부록

1. 더 알아보기
   - 1-1. 농민장터
   - 1-2. 우리나라 먹거리 이동 거리(푸드 마일)
   - 1-3. 전 세계 농식품 분야 독점 현황
   - 1-4. 대구의 지역식량체계 실험
   - 1-5. 학교급식: 우리나라 로컬푸드의 첫걸음
   - 1-6. 슬로푸드
   - 1-7. 기업의 사회적, 환경적 책임과 지역 먹거리
   - 1-8. 일본의 지산지소(地産地消) 운동

2. 더 볼 만한 책들
3. 지역 먹거리 관련 웹사이트 목록
4. 로컬푸드의 등장 배경과 향후 제도화의 가능성
5. 내가 할 수 있는 일

1-1. 농민장터

　　소비지 도시 내의 특정 장소에서 지역 농민들이 직접 생산물을 들고 나와 소비자들을 대면하면서 판매하는 직거래 시장으로, 생산자와 소비자가 직접 대면함으로써 신뢰도가 높아지고 커뮤니케이션을 통한 피드백이 가능하다. 90년대 중반 이후 서구 각국에서 농민과 소비자 모두의 폭발적인 인기를 끌고 있다.

　　농민장터가 가장 활성화되어 있는 미국의 경우, 2004년 현재 미국 전역에 3,706개의 농민장터가 열리고 있다. 미 농무부는 농민장터에 대해 재정적 지원을 비롯한 지원 정책을 펴고 있는데, 소농들의 소득 보전 정책에 대한 의지를 보여주는 한 가지 예는 농무부 스스로가 1996년부터 농무부 주차장에서 매주 농민장터를 열고 있다는 것이다 (평균 2,500명의 소비자가 방문). 미국의 농민장터는 기본적으로 지역에서 지역 소농들에 의해 생산된 지역 농산물을 농민들이 직접 가져와서 지역 소비자들에게 직판하는 형태이다. 대신 시장에서 거래되는 농산물의 품질을 유지하기 위해 각 농민장터는 운영

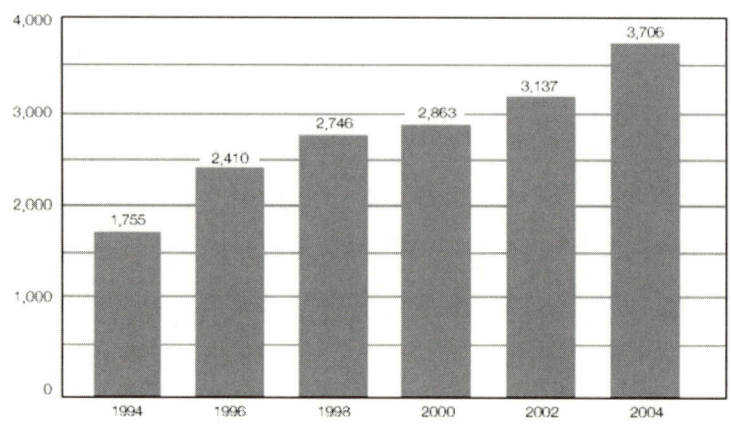

미국 농민장터 수의 변화 (출처: 미 농무부 웹사이트)

주체가 존재하면서 규칙을 만들어 운영한다. 그리고 지자체들과 지역 시민 단체들이 적극적으로 참여하고 지원한다.

또한 영국은 1990년대 후반부터 시작되어 현재 약 500여 개, 호주에는 80여 개, 캐나다에는 온타리오 주에서만도 120개가 운영되고 있는데, 이런 농민장터가 이들 국가에서 의미를 갖는 점은, 자국 소농들에게 안정적인 판로를 마련해 줌으로써 시장에 의존해서는 불가능한 안정적인 생계유지를 가능하게 해준다는 것이다. 실제로 이들 국가들의 농민 소득 중 적게는 10퍼센트, 많게는 50퍼센트까지를 농민장터에 의존하고 있다(미국에서 1만 9,000여 명의 농민은 농민장터만을 이용해 소득을 얻는다).

농민장터는 지자체에도 좋은 정책 아이디어를 던져준다. 미국이나 영국, 캐나다의 대도시 도심에서 열리는 농민장터는 그냥 농산물만 파는 장소가 아니라 먹거리와 결부된 다양한 볼거리, 그리고 수제 가공품을 중심으로 하는 다양한 먹거리와 향토 음식을 제공하는 중요한 관광 장소(먹거리 관광) 역할까지 겸한다. 대도시들의 도심 재활성화 정책에 있어서도 농민장터는 시민들이나 외지 관광객들을 도심지로 끌어들일 수 있는 중요한 수단으로서 가치를 인정받고 있다.

또한 저소득층 주민들에 대한 먹거리 복지 정책 시행에 있어서 중요한 공간을 열어준다. 미국에서는 저소득층에 대한 푸드 스탬프를 비롯하여 노인과 청소년 등 다양한 계층을 상대로 먹거리 쿠폰을 나눠주는데, 이런 쿠폰의 주 사용처가 바로 농민장터이다(농민장터의 58퍼센트가 이런 프로그램에 참여하고 있다). 이를 통해 사회복지 정책과 농민 소득 보장뿐 아니라(2004년 자료를 보면, FMNP 프로그램에서만도 약 250억 원의 소득이 농민에게 돌아갔다), 저소득층에게 신선한 지역 농산물에 대한 접근권을 보장해 줌으로써 건강 불평등 해소라는 정책 목표까지도 다룰 수 있다.

우리나라의 경우, 농협에서 운영하는 '파머스 마켓'이라는 농산물 상설 매장이 몇 년 전부터 생겨나서 현재 전국적으로 운영되고 있긴 하다. 이것은 농산물을 직거래하는 외국의 농민장터 개념을 도입한 것이다. 하지만 농민들이 매주 정해진 날짜에 직접 농산물을 가져와서 판매하는 서구의 농민장터와는 달리, 농협에서 도입한 파머스 마켓은 일본의 지역 농산물 상설 직매장 형태에 가깝다(일본에서는 '농민장터'가 말 그대로 장터가 아니라, 지역 농협에서 운영하는 지역 농산물 상설 직매장의 형태를 띤다).

농민과 소비자가 직접 대면하는 형태가 아니라, 농협이 판매를 대행하는 형태라는 점에서 진정한 농민장터의 의미가 많이 퇴색된다(그나마도 일본에서는 농민들이 상설 직매장의 운영과 판매에 많은 부분 참여한다). 게다가 여기서는 지역 농산물만 독점적으로 판매하는 것이 아니라 다른 지역 농수산물(심지어는 수입 농산물까지도) 및 가공식품까지도 포괄적으로 판매하고 있어서, 실제 지역 농산물 판매 비율은 몇몇 지역을 제외하고는 그리 높지 않은 실정이다.

1-2. 우리나라 먹거리 이동 거리(푸드 마일)

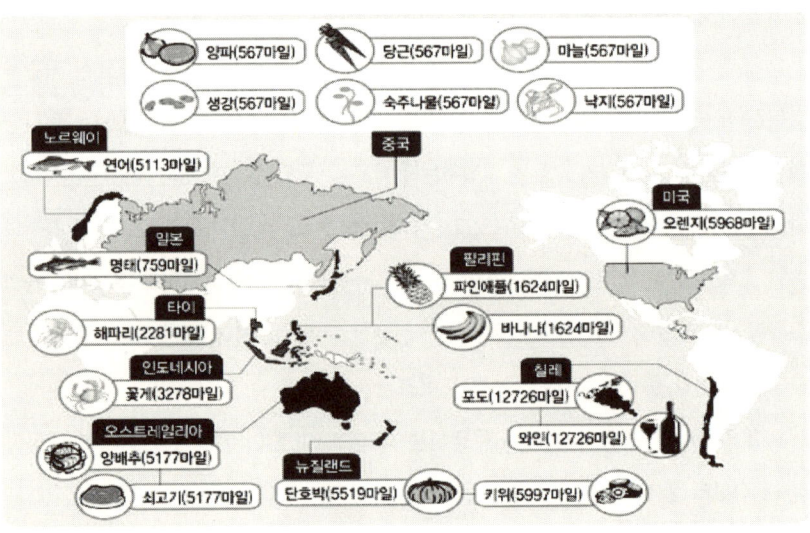

계: 7만 1,938마일(11만 5,000킬로미터) 출처: 『한겨레』 2004. 7. 31

1-3. 전 세계 농식품 분야 독점 현황

<세계 10대 식품유통 기업>

기업	2004년 매출	시장 점유율
1. 월마트(미국)	287,989	8%
2. 까르푸(프랑스)	99,119	3%
3. 메트로 AG(독일)	76,942	2%
4. 어홀드(네덜란드)	70,439	2%
5. 테스코(영국)	65,175	2%
6. 크로거(미국)	56,434	2%
7. 코스트코(미국)	52,935	2%
8. ITM 엔터프라이즈(프랑스)	51,800	1%
9. 알버트슨즈(매각중-미국)	39,897	1%
10. 에데카 젠트랄(독일)	39,100	1%

<세계 10대 음식료 기업>

기업	2004년 음식료 부문 매출(백만 달러)	2004년 총매출 (백만 달러)
1. 네슬레	63,575	69,862
2. 아처 대니얼스 미들랜드(ADM)	35,944	35,944
3. 알트리아 그룹	32,168	69,963
4. 펩시	29,261	29,261
5. 유니레버	29,205	52,267
6. 타이슨 푸드	26,441	26,441
7. 카길	24,000	62,907
8. 코카콜라	21,962	21,962
9. 마스	18,000	18,000
10. 다농 그룹	17,040	17,040

<세계 10대 농화학 기업>

기업	2004년 매출(백만 달러)	시장 점유율
1. 바이엘 (독일)	6,120	17%
2. 신젠타 (스위스)	6,030	17%
3. 바스프 (독일)	4,141	12%
4. 다우 (미국)	3,368	10%
5. 몬산토 (미국)	3,180	9%
6. 듀폰 (미국)	2,211	6%
7. 쿠어 (이스라엘)	1,358	4%
8. 스미토모 (일본)	1,308	4%
9. 누팜 (호주)	1,060	3%
10. 아리스타 (일본)	790	2%
전 세계 총계	32,665	

<세계 11대 종자 기업>

기업	2004년 종자 매출 (백만 달러)	비고
1. 몬산토 (미국) + 세미니스	2,277+526 = 2,803	한국 자회사
2. 듀폰 / 파이오니어 (미국)	2,600	한국 지사
3. 신젠타 (스위스)	1,239	한국 지사
4. 그룹 리마그레인 (프랑스)	1,044	
5. KWS AG (독일)	622	
6. 랜드 오레이크 (미국)	538	
7. 사카타 (일본)	416	한국 지사
8. 바이엘 크롭사이언스 (독일)	387	한국 지사
9. 다키이 (일본)	366	한국 지사
10. DLF-트리폴리움 (덴마크)	320	
11. 델타 & 파인랜드 (미국)	315	

<농화학 부문 기업의 주요 인수합병 사례들>(1994-2005)

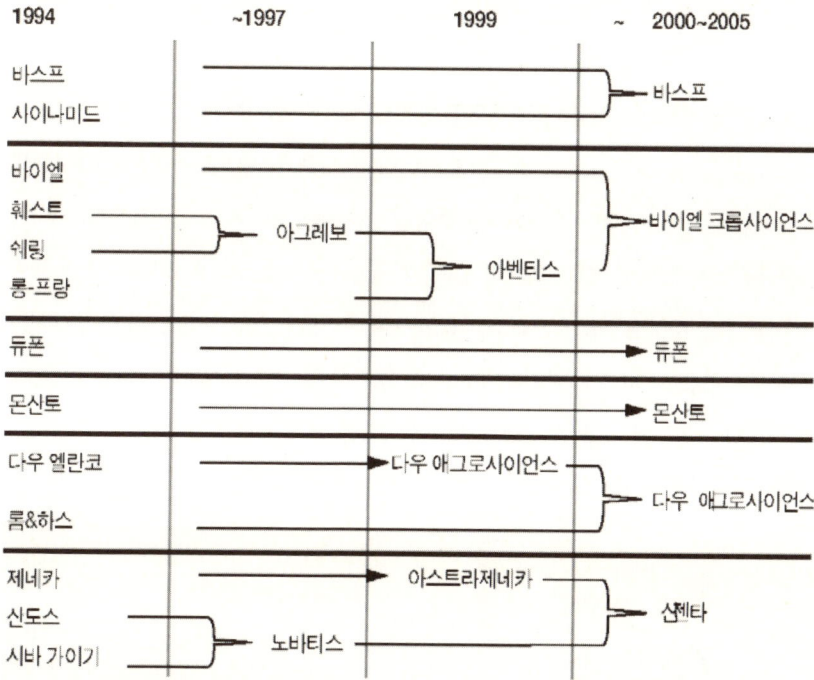

출처: UNCTAD, 2006, "Tracking the Trend towards market concentration: the case of the agricultural input industry", UNCTAD study report.

1-4. 대구의 지역식량체계 실험

2006년 2월 22일 전국농민회총연맹 경북도연맹, 안동가톨릭농민회, 생명의공동체 등 생산자 단체와 민주노총 대구지역본부, 전교조 대구시지부, 대구 한살림, 대구경북 기독교생명살리기위원회 등의 사회단체들이 중심이 되어 <대구경북 농업회생과 지역자치를 위한 사회연대 준비위원회>(이하 농업자치연대)를 구성했다. 지역식량체계의 구축과 이를 위한 지역 농산물 직거래 체계의 구축을 목적으로 하고 있다. 현재 이 연대체는 구체적인 사업으로 지역 농산물 직거래의 필요성을 사회적으로 확산시키기 위해 농민장터를 진행하고 있으며, 이를 중심으로 동시에 사업장 급식과 학교급식 운동을 전개하고 있다.

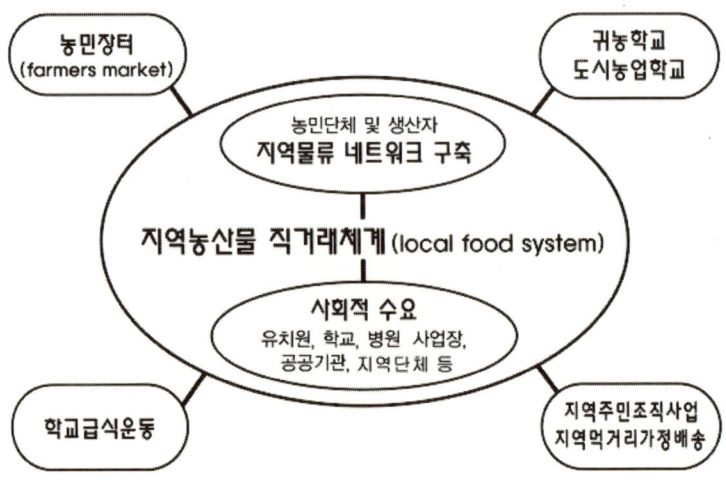

농업자치연대의 구상

1) 농민장터

　　2006년 7월 21일부터 11월 초순까지 매주 금요일 오전 10시 ~ 오후 6시까지 대구 시내 각지를 돌아다니며 진행되고 있다. 전국농민회총연맹 경북도연맹 소속 각 시군 농민회들이 지역 농민들을 조직하여 직접 농산물을 판매하고 있다. 특히 대구문화방송이 이것을 정규 방송으로 편성해 오전 11시~12시까지 생방송으로 방영하고 있다. 이런 농민장터는 지역 농산물 직거래의 필요성을 사회적으로 확산시키고 농민회를 중심으로 지역물류체계를 준비하는 것을 목적으로 하고 있으며, 대구 시내에 농민장터를 한 곳 이상 정기화하는 계획을 갖고 있다.

2) 사업장 급식

　　아직 시작된 곳은 없지만, 사전 작업으로 민주노총 산하 지역 사업장들 담당자와 농민회 관계자들이 참여하는 간담회가 한 차례 열렸고, 직접 사업장을 방문하여 급식 실태를 파악하는 현장 실사가 있었다. 우선은 시범 사업이 가능한 몇 군데 사업장부터 가능한 품목 몇 가지를 직거래한 뒤 차후 품목을 확대해 나갈 계획이고 다른 하나는 가능한 사업장에서 지역 농산물을 사내 급식에 사용하겠다는 협약서를 확보하고자 하고 있다.

　　이처럼 사업장 급식은 농민 운동 조직과 노동 운동 조직 간의 연대라는 상징적 의미뿐만 아니라, 실질적으로 지역농산물직거래체계 구축을 위한 디딤돌이 될 수 있다는 점에서 의미를 찾을 수 있다.

3) 학교급식

　　2006년 6월 29일 <학교급식대구운동본부>가 창립되었는데, 여기서는 학교급식의 공공성을 강화하는 것을 목표로 '직영의 원칙', '지역 친환경 및 우수 농산물의 직거래 원칙', '무상 급식의 원칙'을 3대 원칙으로 세웠고 당면 과제로 '학교급식 식품비 지원

예산 확보', '지역 친환경 및 우수 농산물의 직거래', '학교급식을 둘러싼 비리 척결'이라는 3가지 과제를 선정했다.

4) 기타 사회적 수요 창출

어린이 집, 유치원, 대학, 공공 기관, 병원, 복지 기관 등 지역 먹거리의 사회적 수요를 창출하기 위한 계획과 노력을 강구하고 있다. 일례로 캠퍼스 내 학생 식당을 운영하고 있는 경북대학교 생활협동조합에서 많은 관심을 보이고 있다.

아직까지 가시적인 성과를 보이고 있지는 못하고 있지만, 6개월이 넘는 기간 동안 관련 당사자들 간의 긴밀한 협의가 상당 부분 진행되어 목적과 필요성에는 공감대를 형성하게 되었고, 경북도에서도 많은 관심을 가지고 협조하고 있다(앞으로 대구시의 전향적인 자세가 절실하게 필요한 시점이다). 그리고 광주·전남 지역에서도 이런 연대체를 결성하기 위한 준비가 이루어지고 있다. 앞으로 유사한 사례가 전국적으로 확대되고, 또한 기초 지자체 수준에까지도 이런 움직임이 구체화되는 데 있어서 좋은 선례가 될 것이며, 장기적으로는 지역의 먹거리 사안들을 결정하는 지역식량정책협의회로까지 발전될 수 있을 것이다.

1-5. 학교급식: 우리나라 로컬푸드의 첫걸음

들어는 봤나, 별 4개짜리 학교급식 - 급식 파문, '제주'에 물어보라
오마이뉴스 2006년 7월 11일 이재홍 기자

"아니! 자기 아이들에게 먹이는 밥을 다른 데다 맡기는 곳도 있네?" 얼마 전 수도권 학생 1700여 명이 식중독에 걸리는 사상 최대의 학교급식 파동이 일어났을 때 제주 지역 학부모들은 의아하다는 반응을 보였다. 그도 그럴 것이 제주도에서는 이미 직영급식은 물론이고 친환경 급식까지 하고 있기 때문이다. 제주도는 초등학교는 1994년, 중학교와 고등학교는 1996년부터 완전 학교급식을 했으며 도내의 모든 학교가 직영급식을 운영하고 있다. 여기에다 2005년에는 도내 학교의 10퍼센트, 올해 2006년에는 30퍼센트가 친환경 농산물로 만들어진 급식을 학생들에게 제공하고 있다.

제주가 학교급식 모범 도시가 된 까닭

전국 최초 학교급식 시설 완비, 전국 최초 학교급식 직영, 전국 최초 친환경 급식 조례 제정, 전국 최초 친환경 급식 실시. 제주도의 학교급식에는 '전국 최초'라는 별이 4개나 달렸다. 급식 파동이 일어났을 때 언론의 눈길이 제주로 쏠린 것도 다 그 때문이다. 제주는 어떻게 해서 학교급식 모범 도시가 될 수 있었을까?

직영 급식을 하는 데는 돈이 많이 든다고 사람들은 말한다. 서울 지역의 초·중·고등학교 급식은 2004년 말을 기준으로 48.9퍼센트가 외부에 위탁하고 있는데 이는 둘 중 한 곳만 직영을 하고 있다는 것이다. 그렇다면 직영 급식을 하는 제주의 학교들은

돈이 많은 걸까? 단적으로 2006년 서울시 예산은 15조 1600억 원이고 제주도는 1조 1100억 원으로 서울의 14분의 1정도에 지나지 않는다. 서울시와 제주도의 급식 규모를 감안하더라도 돈이 절대 변수는 아니란 말이다.

제주도는 전국 최초로 학교급식 시설을 완비하고 직영 급식을 시작했다. 이는 해당 교육청뿐만 아니라 자치 단체와 정부의 지원이 있었기에 가능했다. 당시 관광복권을 발행한 제주도는 복권 발행 수익금의 상당액을 학교 급식소 시설에 투자했다. 또 제주도청 예산 69억 원 이상을 교육청에 전출시켜, 학교 급식소를 지을 수 있게 했다. 이것이 바로 제주의 학교급식의 첫 번째 변화였다.

애들 급식상태 보니 맘 바뀌더라

그리고 2003년 제주시 아라중학교에서는 조용하지만 의미 있는 두 번째 시도를 시작했다. 직영 급식에 이어 학교운영위원회를 중심으로 '친환경유기농급식준비위원회'가 결성된 것. "그때만 해도 급식에 대한 개념이 없었습니다. 아이들에게 점심 한 끼를 먹이는 것으로만 생각했습니다. '이제는 집에서 도시락을 싸지 않아서 좋다' 정도일 뿐 우리 아이들이 무엇을 먹는지에 대해서는 관심이 덜했죠." 당시 친환경유기농급식준비위원회에 참여했던 진희종 운영위원의 말이다. 그가 친환경 급식을 고민하게 된 것은 우리 농업에 대한 관심과 애정 때문이었다. "주변에 농사짓는 선후배들이 있었는데 그들 대부분이 수억 원의 빚을 지고 있는 거예요. 정부 말을 따라 무슨 작물, 무슨 농법을 하면서 빚을 지게 됐고, 이어 친환경 농업에까지 손을 댔는데 판로가 없어 빚더미에 앉아 버린 거죠. 학교급식에서 엄청난 물량의 농산물을 소비하는데 학교와 농가들을 직접 연결할 수 있는 방법이 없을까 고민했죠."

아이들이 먹는 학교급식을 직접 봤을 때 말이 나오지 않을 정도였다고 진희종씨는

술회했다. 예산이 부족하다가 보니 값싼 재료를 쓸 수밖에 없었고 수입산 식품을 쓰는 경우도 부지기수였던 것. 그때 우리 아이들도 제대로 먹이고 농민에게는 희망을 줄 수 있는 게 바로 학교급식이라는 생각이 진씨의 머릿속에 떠올랐다.

최고의 식품을 부자가 독점하는 건 우리나라뿐

이후 진씨는 학교운영위원회를 어렵게 설득해 친환경유기농급식준비위원회를 결성하고 전교조와 함께 '학교와 1차 산업의 아름다운 만남을 위하여'라는 주제로 학교운영위원회 연수회를 갖기도 했다. "우선 친환경 급식을 위한 '초록 학교'를 출범해 학부모와 교사·학생들에게 친환경 급식의 필요성을 강조했죠. 예산이 없어서 친환경 식재료를 구입할 수 없었는데 학교 주변의 땅 700평을 빌어 학부모와 학생이 직접 참여하는 '초록빛 농장'도 운영했고요. 그리고 마침내 초록빛 농장에서 생산된 친환경 야채로 2003년 11월 3일 아라중학교가 전국 최초로 친환경 급식을 시작했죠."

이런 시도에 발맞춰 전교조와 종교계, 시민 단체가 제주 지역 시민 사회단체 확대대표자회의를 열어 2003년 6월 55개 시민 사회단체가 참여한 '친환경우리농산물 학교급식연대(이하 친환경급식연대) 준비위'를 발족시켰다. 그리고 그때만 해도 정말 생뚱맞게만 들렸던 친환경 급식 문제를 공식적으로 제기했다. 다시 진희종씨의 이야기다. "아이들은 가장 안전하고 가장 우수한 먹을거리를 받을 권리가 있고, 어른은 그것을 제공할 의무가 있습니다. 미국은 가장 우수한 식품을 먼저 군인에게 먹인다고 하더군요. 미군에게 군납하는 식품은 세계적인 브랜드로 제품의 우수성을 인정받고 있습니다. 일본은 최고의 식품을 아이들에게 먹인다고 합니다. 그런데 한국은 어떻습니까? 가장 우수한 식재료는 부자가 먹습니다. 아이들에게는 정부미를 먹이고 어른들은 비싼 음식을 먹으면서도 아무런 문제의식을 못 느낀다면 우리 사회가 야만적인 거죠."

1만여 도민의 이름으로 지자체에 예산을 요구하다

의지는 충천했지만 친환경 급식을 하려면 돈이 들었다. 친환경급식연대는 한두 해 자치 단체장에게 구걸해 예산을 받는 게 아니라 처음부터 제도적으로 정착화하기로 했다. 그를 위해 조례 제정 운동에 들어갔다. "밥 한 끼 제대로 못 먹는 이들도 있는데 어떻게 아이들에게 친환경 급식을 한단 말입니까? 배부른 소립니다." "친환경 급식 좋습니다. 하지만 예산이 부족한데 어떻게 해마다 수십억 원씩을 내놓습니까. 불가능합니다." 자치 단체의 반응은 싸늘했다. 결국 도민의 힘을 빌리기로 결정했다. 먼저 여론조사로 분위기를 잡았다. "만일 학부모의 추가 부담 없이 친환경 급식을 한다면 어떻겠습니까"라는 질문에 당연한 결과로 90퍼센트 이상의 학부모들이 '찬성'했다.

여기에 힘을 받은 친환경급식연대는 2003년 11월 21일 친환경급식조례제정을 위한 도민발의를 선포하고, 도 전역에서 조례제정 청구 서명에 돌입했다. 각급 학교와 종교계, 시민 사회단체에서 받기 시작한 조례제정 청구는 2개월 만에 법적 요건인 7,800명을 훌쩍 뛰어넘어 1만 1천여 명의 도민이 서명, 2004년 1월 제주도에 친환경급식조례를 제정해줄 것을 공식적으로 요청했다. 그리고 5월 제주도의회에서 의결해, 전국 최초의 친환경급식조례가 만들어졌다.

물론 모든 과정이 순탄했던 것은 아니다. '우리 농산물을 사용해야 한다'라는 조례 문구가 관세와무역에관한일반협정(GATT) 위반이라며 행정자치부가 수정을 지시했던 것이다. 제주도가 도의회에 '우리 농산물'이라는 문구를 빼달라고 요구했지만 도의회는 이를 거부했고, 조례는 원안대로 공포됐다. 대법원에 조례제정 무효 가처분 소송을 제기하겠다던 행정자치부도 방침을 철회했고 2005년부터 제주도에서는 친환경급식조례가 시행됐다.

계란으로 바위를 뚫어 만든 친환경급식 조례

　　도민이 만든 조례의 힘은 대단했다. 조례에 따라 학교급식지원심의위원회를 만들어 '친환경 우리농산물 학교급식 지원계획'을 수립했다. 제주 초·중·고등학교를 대상으로 2005년에는 10퍼센트, 2006년에는 30퍼센트로 점차 넓혀간 후 2007년부터 모든 학교의 전 학생들에게 우리 농산물로 만든 친환경 급식을 제공한다는 청사진을 확정했다. 그리고 2005년 10억 원, 2006년 20억 원의 예산이 편성됐다.

　　2006년 현재 제주 지역에서는 초등학생 1,500원, 중학생 1,800원, 고등학생은 2,000원을 하루 급식비로 내고 있다. 친환경 급식비로는 초등학생 340원, 중학생 390원, 고등학생에게는 430원이 지원되고 있다. 2005년에 학생 1인당 500원이 지원되던 것이 2006년에는 인원이 확대되면서 다소 낮아졌다.

　　곡류와 서류, 채소류, 과일류, 육류와 란류, 수산물을 도내산 또는 국내산으로 사용할 경우에 친환경 급식비를 지원하고 있다. 그렇다고 친환경 우리 농산물을 1인당 340~430원 어치만 사용하는 게 아니다. 기존 음식 재료비에 추가분을 보태 대부분의 음식 재료를 친환경 우리 농산물로 사용하고 있다. 친환경 급식의 모태가 된 아라중학교에서는 70퍼센트 가량을 친환경 우리 농산물로 쓰고 있다. 지난해 제주 지역 초·중·고등학교 전체 급식 예산은 410억 원. 이중 시설 운영비와 인건비를 제외한 순수 식재료비는 250억 원가량인데 이중 절반가량이 친환경 우리 농산물을 구입하는 데 쓰이고 있다.

　　친환경 급식은 악화 일로를 걷고 있던 제주의 농업에 새로운 희망을 안겨 주는 성과를 낳기도 했다. 판로가 마땅치 않아 섣불리 친환경 농업에 손을 대지 못하고 있던 농민들에게 친환경 급식은 새로운 시장이 되고 있다. 제주도 김충의 친환경 농업담당은 "친환경 급식은 우리 아이들에게 안전한 먹을거리를 제공할 뿐만 아니라 우리 농업을 부강하게 할 수도 있다. 아직 시범 단계여서 모든 사람들이 만족한다고는 할 수 없지만 친환경 농사를 짓는 농민들 소득이 늘고 있는 것만은 분명한 사실"이라고 말했다.

물론 문제가 전혀 없는 것은 아니다. 아직 친환경 농산물 공급체계가 확실하지 않아 친환경 농민들 사이에서 '부익부 빈익빈' 문제가 발생하고 있다. 공급 유통망이 제대로 확립되어 있지 않아 급한 대로 농협을 유통망으로 선정한 결과, 농협의 친환경 농업작목반에 속하지 않은 나머지 농가들이 소외되고 있는 것. 최근 국회를 통과한 학교급식법 개정안에 따라 만들어지게 될 급식 센터가 모든 농가에 혜택이 골고루 돌아가게 조율하는 역할을 맡게 됐다.

학생들의 점심 한 끼, 제주도를 바꾸다

2003년 제주시 아라중학교에서 조용히 시작된 친환경 급식은 제주도 전략 산업을 바꾸는 수준으로까지 발전해 나가고 있다. 2002년 제주도가 '국제자유도시'를 발전 전략으로 채택하자 제주의 농업은 깊은 시름에 잠겼다. 국제자유도시는 모든 시장을 활짝 열겠다는 것이며 그에 따라 농업은 바람 앞의 촛불이 될 것이라는 정서가 형성됐던 것. 또 지난해 제주특별자치도 준비 과정에서 수립한 제주 핵심 산업 발전전략에서도 관광과 교육, 의료산업만이 대상이 되었을 뿐 농업은 제외돼 있었다. 하지만 친환경 급식으로 친환경 농업에 눈을 돌리기 시작한 농축수산인들과 도민들은 '친환경 농업'을 제주의 핵심 산업으로 채택할 것을 요구했고, 결국 2005년 정부와 제주도도 이를 수용, 친환경 농업 육성을 제주의 핵심 산업으로 채택하기에 이르렀다.

단순한 점심밥 한 끼가 조용히, 그러나 도도하게 제주 사회를 바꾸고 있다.

1-6. 슬로푸드

슬로푸드(slow food)는 패스트푸드에 대한 반대의 의미로서, 인공의 속도가 아니라 자연의 속도에 의해 생산된 먹거리, 사철 먹거리가 아니라 제철 먹거리, 그리고 소비자에게서 먼 곳이 아니라 가까운 곳에서 생산된 지역 먹거리라는 의미를 갖는다.

이런 개념이 운동화된 것은 1986년 이탈리아에 진출하려는 맥도날드를 반대하면서 시작된 것으로, 음식을 표준화하고 전통음식을 소멸시키는 패스트푸드의 진출에 대항하여 식사, 미각의 즐거움, 전통음식의 보존 등의 기치를 내걸었으며, 1989년에 파리에서 선언문이 발표됨으로써 국제적인 운동으로 발돋움하였다.

현재 슬로푸드 본부는 이탈리아의 브라(Bra)에 있는데, 전 세계 100여 회원국에 83,000명의 회비납부 회원을 두고 있으며, 전 세계 50여개 국가에 지부인 콘비비움이 설치되어 있다. 최근 들어서 미국에서 회원증가가 괄목할 만하게 이루어지고 있어서, 『뉴욕 타임스』는 2001년 지구촌 유행 및 발명품으로 '슬로푸드'를 선정한 바 있다.

김치, 된장, 고추장 등 장류와 젓갈류 같은 발효식품을 중심으로 하는 우리나라의 전통음식들도 모두 상당한 숙성기간과 지역적 특징을 갖고 있다는 점에서 슬로푸드의 범주에 들어간다고 할 수 있다.

슬로푸드의 이념과 활동

― 즐거움을 누릴 권리, 생활의 리듬에 대한 존경, 자연과의 조화로운 관계를 보호하기 위해 활동한다.
― 음식 문화의 연구와 서술 그리고 그것의 향상에 힘쓴다.
― 아이들의 미각 및 향에 대한 적절한 교육프로그램을 개발하고 교육에 힘쓴다.
― 개별국가의 음식을 존중하면서 농산업 유산의 보호와 보전에 힘쓴다.

— 자연환경에 대한 올바른 태도를 견지하며 품질 좋은 산물의 확산에도 힘쓴다.
— 음식이 인간의 건강에 근본적인 요인이라는 것을 인식하고, 음식 재료의 적합한 이용을 장려하면서, 인간과 환경간의 관계를 향상시키고자 한다.
— 슬로라이프를 지향한다. 이탈리아에서 슬로시티 운동의 확산.

슬로푸드 선언문 (1989년 11월 9일 프랑스 파리)

"산업문명의 이름하에 전개된 우리 세기는 처음으로 기계의 발명이 이루어졌고, 이후 기계를 생활모델로 삼고 있다. 우리는 속도의 노예가 되었으며, 우리의 습관을 망가뜨리며, 우리 가정의 사생활을 침해하고, 우리로 하여금 패스트푸드를 먹도록 하는 빠른 생활 즉 음흉한 바이러스가 우리 모두를 굴복시키고 있다.

호모 사피엔스라는 이름에 상응하기 위해서 사람은 종이 소멸되는 위험에 처하기 전에 속도로부터 벗어나야 한다. 보편적인 어리석음인 빠른 생활에 반대하는 유일한 방법은 물질적 만족을 고정시키는 것이다. 이미 확인된 감각적 즐거움과 느리며 오래가는 기쁨을 적절하게 누리는 것은 효율성에 대한 흥분에 의해 잘못 이끌린 군중에게서 우리가 감염되는 것을 막을 수 있을 것이다. 우리의 방어는 슬로푸드 식탁에서 시작되어야 한다. 우리는 지역 요리의 맛과 향을 다시 발견하고, 품위를 낮추는 패스트푸드를 추방해야 한다. 생산성 향상의 이름으로, 빠른 생활이 우리의 존재방식을 변화시키고, 우리의 환경과 경관을 위협하고 있다. 그러므로 지금 유일하면서도 진정한, 진취적인 해답은 슬로푸드이다.

진정한 문화는 미각을 낮추기보다는 미각을 발전시켜야 한다. 이렇게 하는데는 경험, 지식, 프로젝트의 국제적인 교환이 가장 좋은 방법이다. 슬로푸드는 보다 나은 미래를 보장한다. 슬로푸드는 그것의 상징인 작은 달팽이와 함께 이 운동이 국제 운동으로 나아가는데 도울 능력을 갖춘 다수의 지지자를 필요로 한다."

1-7. 기업의 사회적, 환경적 책임과 지역 먹거리:
구글의 150마일 사내 식당과 급식업체 '보나페티'의 지속 가능한 먹거리 사용

지난 3월 미국 캘리포니아 주 실리콘밸리 지역의 마운틴뷰에 있는 세계 최대의 인터넷 검색엔진 업체 구글(google) 본사(4,000여 명이 일하고 있는)의 사내 식당 하나가 추가로 문을 열었다. 그 이름은 "카페 150", 이곳에서 반경 150마일(240킬로미터) 안에서 생산되는 먹거리만으로 음식을 조리하여 내놓는다는 의미에서 이름 붙은 것이다.

이 식당의 요리사는 신선하고 질 좋은 지역산 식재료를 사용하여 최고의 요리를 만들어(매일 600식), 본사 직원들에게는 공짜로, 그리고 방문객에게도 제공하고 있다. 얼마나 인기가 좋은지 외부 손님들도 그 명성을 듣고 줄지어 찾아온다고 한다. 이곳에서 제공되는 먹거리의 사회적·생태적 생산 과정의 '지속 가능성'도 중요하게 생각되고 있지만, 무엇보다도 이 식당의 모든 것이 '건강하고' '다양하며' '신선하다'는 점에 대해 먹는 사람들이 높이 평가하고 있다.

하지만 구글에서 이런 시도가 처음인 것은 아니다. 이미 구글 본사에는 그 외에 4개의 사내 식당이 있는데, 이들 식당들도 모두 100퍼센트 지역산은 아니지만 가급적 지역산 비율을 높이려 하면서 호르몬이 첨가되지 않은 자연방목 육류와 신선한 유기농 채소와 과일로 직접 요리하고 있다.

이런 구글의 정책은 이 지역의 농민들을 비롯하여 지역 사회에 여러 가지 반향을 일으키고 있다. 구글에 농산물이나 1차 가공 먹거리를 공급하는 지역 농민들의 안정적인 판로 확보 및 소득보장은 물론이고, 지역 내 소비자들에게도 긍정적인 변화를 불러일으키고 있다.

또한 실리콘밸리 여러 기업들도 이와 비슷한 움직임을 보이고 있는데, 그 이유가 실리콘밸리에서 근무하는 고급인력의 상당수가 구글 식당에서 구글 직원과 함께 식사를

하고자 하며, 구글 직원들도 밖에 나가서 먹지 않으려 하면서, 구글 사내 식당을 중심으로 첨단 기술이나 업계동향 등과 관련한 대면접촉이 이루어진다는 것이다. 요사이 혁신의 원동력으로서 기업이나 지자체들에게 각광받고 있는 '암묵적 지식'이 구글에 모이고 있다는 것이다(실제로 우리나라 각 지자체들은 '이노카페'라는 것을 만들어놓고 관련업계 종사자들이 모여서 암묵적 지식을 나눌 수 있는 대면접촉을 극대화하는 효과를 노리고 있는데, 전혀 효과를 거두지 못하고 있다).

이런 움직임은 캘리포니아에 본사를 두고 있는 급식업체 '보나페티'(Bon Appetite Management Co.)의 영향이 컸다고 할 수 있다. 1987년 창업한 이 급식업체는 좀 더 정확히 말하면 우리나라의 급식업체처럼 반조리 식자재를 공급하고 이걸 각 식당의 영양사들이 조리하여 제공하는 것이 아니라, 각 사업장마다 고용된 독립적인 요리사가 메뉴를 자체 선정하여 처음부터 완전히 요리를 만들어 공급하는 것이다. 이 회사에서도 자신들은 '레스토랑'을 운영하는 것이지 '식당'이라는 말을 쓰는 것을 싫어한다고 한다. 현재 이 급식업체는 매주 100만 식을 야후와 오라클, 이베이 본사, 아디다스 미국, MIT 구내식당, 스탠포드대 경영대학원, 시카고 미술관 등 400곳이 넘는 식당에 공급하고 있으며, 연간 3,000만 달러를 지역 농산물 구매에 사용하고 있다.

홈페이지 상단에 적힌 "지속 가능한 미래를 위한 먹거리 서비스"라는 슬로건처럼, 이 기업이 가장 신경 쓰는 것은 사회적으로 책임성 있는 방식으로 고객과 지역 사회와 환경을 위해 먹거리를 제공하는 것이다. 성장호르몬과 항생제가 사용되지 않은 닭고기, 방사한 닭이 낳은 유정란, 트랜스지방산이 들어있지 않은 식용유 등을 사용한다. 또한 2000년 이후로는 식당에서 150마일(240킬로미터) 이내에서 생산된 지역 농산물을 20퍼센트 사용한다는 기준을 정해놓고 있고, 태평양 북서부 지역(시애틀 주변)은 이 비율을 80퍼센트로 높여서 준수하고 있다. 그뿐 아니라 1년에 하루는 "지역산 먹는 날"(eat local challenge)—2006년은 10월 3일—로 정해 전국의 식당에서 100퍼센트 지역산 농산물로만 요리를 공급하기도 한다.

이 기업의 도전은 여기서 그치지 않는다. 30곳 정도에 매주나 격주로 사내 식당 옆에 농민장터를 열어서 지역 농민이 회사나 학교 직원들에게 농산물을 직접 판매하는 장을 만들어주고, 그곳에서 팔고 남은 농산물은 식당 식자재용으로 전량 구매하고 있다(야후 본사도 참여하고 있다). 더 나아가 지속 가능한 농업과 먹거리 증진과 소농 보호, 저소득층들의 질 좋은 먹거리 보장을 위해 기업의 수익을 끊임없이 학교 텃밭이나 도시농업 프로젝트를 지원하는 데 사용하고 있다(연간 1억 원 가량).

이런 미국 기업들의 지역 먹거리 증진 사례들은 농업을 희생하면서 공산품을 수출하여 막대한 수익을 올리고 있는 우리 기업들에게도 많은 시사점을 주고 있다. 얼마 전 있었던 학고급식사고 때 급식공급업체는 책임을 회피하기에 급급했고, 지역의 대형 할인마트들은 자신들이 파괴하고 있는 지역 사회에 도움이 되는 일을 하는 것을 극히 꺼린다.

또한 우리나라에서도 최근 1사 1촌 운동 열풍이 불면서 기업들이 앞 다투어 농촌마을과 결연관계를 맺고 일손 돕기나 사회봉사, 농산물 구입 등에 나서고 있긴 하지만, 미국 기업들처럼 실질적으로 농민과 농촌 지역 사회에 도움이 된다는 증거는 보이지 않고 있다. 결연 후에 아무런 교류활동도 없거나(약 80퍼센트) 사내급식에 지속적으로 지역 농산물을 공급받는다거나 하는 지속적인 관계형성은 이루어지지 않는 까닭에 기업들의 일회성 홍보 전략에 악용되는 경우가 많은 것이 현실이다.

1-8. 일본의 지산지소(地産地消) 운동

(사)한국농어촌사회연구소 연구원 코노 다이스케

지역에서 생산한 농산물을 지역에서 소비하는 운동이다. 어느 정도의 범위를 자기 지역이라고 하는지는 어려운 문제지만, 지산지소 운동에서는 일본의 광역 행정단위인 도·도·부·현을 자기 지역으로 허용하는 것이 주류인 것 같다.

지산지소라는 말이 등장한 것은 1980년대 전반이다. 그때 농촌의 전통적인 식사에서 염분을 줄여, 당시 사망 원인 1위였던 뇌졸중을 일으키는 고혈압을 해소함과 더불어, 전통적인 식사로는 부족한 경향이 있는 영양소를 섭취하자는 실천이 있었다. 이를 위해 필요한 식재료를 지역에서 만들고 먹자는 이념으로 지산지소가 등장했다는 것이다.

현재의 지산지소는 거품 경제 이후, 단순히 싼 뿐인 가짜가 아니라, 진품인 재료를 쓴 진품(예를 들면 대규모 공장에서 화학 양조한 술이 아니라, 제대로 된 재료를 쓰고 전통적인 방법으로 만든 술)을 원하는 지향의 흐름 속에 있다. 또 값싼 수입 채소가 늘어남에 따라, 식품의 안전성에 대한 불안이 확대된 것도 배경에 있다. 누가 만들었는지 알 수 있어 안심할 수 있는 농산물을 추구하는 지역 소비자의 지향과, 수입 농산물의 압박에 시달리고 있는 농촌의 이해가 일치한 것이 지산지소라고 할 수 있다.

지역산 농산물 판매는 도로 옆의 간이 직매장, 농협 직영점포, 생활협동조합 외에도 일반 대규모 소매점포 등에서도 하고 있다. 또 최근에는 지방 간선 도로변에 '길의 역'이라는 휴게소가 많아지고 있는데, 이 안에 지역의 농산물이나 그것을 사용한 가공품의 판매장, 식당 등이 설치되고, 그 운영을 지역의 농협, 주민 단체, 여성 단체 등이 하는 경우도 많이 볼 수 있다. 어디서 팔든 간에 생산자마다 박스가 할당되고, 그것에 생산자 이름을 달고 파는 것이 유행이 되고 있다. 이 농산물들은 적어도 농약이나 화학 비료를 줄이고 재배된 것이 일반적이다.

농민들이 직접 운영에 참여하는 매장의 경우, 상품을 반입, 회수하러 온 생산자와 단골 소비자 사이에 아무 일도 아닌 것처럼 일어나는 교류가 하나의 자랑거리가 되어 있기도 하다. 생산자에 있어서는 소비자의 의견이나 자기 산물에 대한 평가를 듣는 자리가 되며, 소비자에게는 아는 사람이 만들고 있다는 것이 신뢰감을 주는 것이다. '길의 역' 등의 판매소는 지역내 주요 도시에서 차로 1시간 이내의 거리에 있는 것들이 주말에 번창하고 있다.

최근에 주목받고 있는 것은 학교급식에 지역산 농산물을 사용하는 것이다. 학교라는 큰 소비처를 상대로 하면, 생산자의 수입을 안정화시킬 수 있으며, 교육 현장에서도 이를 농사체험·식습관·식문화·영양·요리 등 식생활 전반에 관한 식육(食育)교육으로 실천하고자 하는 움직임이 벌어지고 있다. 그 가운데 2005년 6월 '식육기본법'이 국회를 통과되었다. 이 법은 현대인의 흐트러진 식생활과 식습관을 개선하기 위한 교육을 강조하는 가운데 지역의 음식과 식문화를 지켜 가야 함을 강조하고 있다. 이 법을 통해 도도부현의 광역 지자체 단위에서 지산지소의 활성화, 특히 지역산 농산물을 이용한 학교급식이 확대될 것으로 기대되고 있다. 그런데 이 법은 제정되었다는 사실 자체에 의한 홍보 선전효과를 노린 것이지 각 지자체에 의무를 부여한 것은 아니기 때문에 그것이 활성화될지의 여부는 결국 각 지자체의 의지에 달려 있다고 할 수 있다.

2. 더 볼 만한 책들

- 권영근 외, 『농업 농촌의 이해: 21세기 농업 농촌의 재편전략』(박영률출판사, 2006)
  - 현재 한국의 농업과 농촌의 상황을 이해할 수 있는 종합 개설서.

- 반다나 시바, 류지한 옮김, 『누가 세계를 약탈하는가』(울력, 2003)
  - 전 세계 먹거리를 쥐고 흔드는 다국적 농기업들의 실태와 이에 저항하는 농민과 시민들의 모습을 쉽게 풀어쓰고 있다.

- 브루스터 닌, 안진환 옮김, 『누가 우리의 밥상을 지배하는가』(시대의창, 2004)
  - 전 세계의 밥상을 지배하고 있는 가장 대표적인 다국적 곡물 기업인 "카길"을 다각도로 분석한다.

- 프란시스 라페 외, 허남혁 옮김, 『굶주리는 세계』(창비, 2003)
  - 먹거리에 관해 사람들이 잘못 알고 있는 신화들을 차례로 벗겨나가면서, 오늘날 비만과 기아가 역설처럼 공존하고 있는 상황을 날카롭게 분석한다.

- 존 벨라미 포스터 외, 윤병선 외 옮김, 『이윤에 굶주린 자들』(울력, 2006)
  - 전 세계 먹거리의 현 상황과 다국적 자본의 독점에 대해 심도깊은 역사적 분석을 행하고 있는 고급 수준의 교양서.

- 조제 보베 외, 홍세화 옮김, 『세계는 상품이 아니다: 세계화와 나쁜 먹거리에 맞선 농부들』(울력, 2002)
  - 맥도날드와 GMO 반대 운동으로 전 세계적으로 유명해진 프랑스의 농부 조제 보베와의 인터뷰를 담고 있다.

- 반다나 시바, 한재각 외 옮김, 『자연과 지식의 약탈자들』(당대, 2000)
  - 농업 생명공학 기업들의 전략과 생명특허 문제를 집중적으로 다루고 있다.

• 헬레나 노르베리-호지 외, 정영목 옮김, 『모든 것은 땅으로부터』 (시공사, 2003)
- 근대화 이후 산업화, 대규모화된 농업의 문제점을 조목조목 짚어나가면서, 그에 대한 대안적인 형태의 농업을 모색한다.

• 천규석, 『쌀과 민주주의』 (녹색평론사, 2004)
- 쌀을 포기하려는 우리 사회를 통렬하게 비판하면서, 쌀의 회복을 통해 농업의 회복과 민주주의의 회복을 이야기한다.

• 김환표, 『쌀밥 전쟁: 아주 낯선 쌀의 역사』 (인물과사상사, 2006)
- 쌀을 통해 본 근대화 이후 우리나라 쌀의 문화사로서, 쌀이 우리 사회에서 어떤 위상을 갖고 있고 앞으로 어떤 변화가 발생할 것인지를 생각해 본다.

• 에릭 슐로서, 김은령 옮김, 『패스트푸드의 제국』 (에코리브르, 2001)
- 패스트푸드 및 패스트푸드 산업이 불러일으키는 각종 사회적, 환경적 문제들을 다루고 있다.

• 호세 루첸베르거 외, 홍명희 옮김, 『지구적 사고 생태학적 식생활』 (생각의나무, 2000)
- 먹거리가 갖고 있는 다양한 가치들을 탐색하면서, 유전자 변형 식품과 패스트푸드가 제공하는 세계적으로 획일화된 맛에서 벗어나 지역의 요리와 지속 가능성을 고려한 식생활로 돌아가야 한다고 주장한다.

• 조지 리처, 김종덕 옮김, 『맥도날드 그리고 맥도날드화』 (시유시, 2003 개정판)
- 미국 주도의 문화적 세계화를 대표하는 첨병인 맥도날드를 중심으로 그것이 가져오는 사회적, 문화적 합리성이 갖는 함의들을 살펴본다.

• 박정훈, 『잘먹고 잘 사는법』 (김영사, 2002)
- SBS PD인 필자의 동명 다큐멘터리를 글로 풀어낸 책으로, 현재 우리 식탁에 올라오는 먹거리의 문제와 그에 대한 실천들을 매우 쉽게 설명해준다.

- 카를로 페트리니, 김종덕 외 옮김, 『슬로푸드』(나무심는사람, 2003)
- 김종덕, 『슬로푸드 슬로라이프』(한문화, 2003)
- 패스트푸드에 대한 반격으로서 전 세계적으로 엄청난 파급효과를 불러일으키고 있는 슬로푸드 운동에 대한 개설서.

- 프란시스 라페·안나 라페, 신경아 옮김, 『희망의 경계: 풍요로운 세계에서의 빈곤과 굶주림의 역설』(시울, 2005)
- 세계 각지에서 먹거리와 관련하여 현재의 시스템에 저항하면서 희망을 일구어가고 있는 사람들의 이야기를 담고 있는 책.

- 제인 구달 외, 김은영 옮김, 『희망의 밥상』(사이언스북스, 2006)
- 저명한 생물학자가 우리 밥상이 안고 있는 각종 문제와 그에 대한 대안적 실천들을 쉽고 재미있게 전달해준다.

- 쓰노 유킨도, 성삼경 옮김, 『소농: 누가 지구를 지켜왔는가』(녹색평론사, 2003)
- 농업의 규모화와 세계화 추세 속에서 점차 사라져가고 있는 소농들이 갖고 있는 사회적, 생태적 의미를 되새겨보고, 농업과 먹거리의 민주주의를 생각해본다.

- 오대민·최영애, 『자연과의 만남으로 나와 세상을 치유하는 도시 농업』(학지사, 2006)
- 도시 내 공터와 아파트 텃밭, 학교 텃밭 등으로 대표되는 도시 농업이 갖는 여러 가지 장점들을 소개하고 있다.

- 요시다 타로, 안철환 옮김, 『생태도시 아바나의 탄생: 작은 나라 쿠바의 커다란 도전』(들녘, 2004)
- 유기 농업과 도시 농업을 언급할 때 빼놓을 수 없는 성공사례인 쿠바의 이야기를 들려준다.

- 메리 아펠호프, 마용운 옮김, 『지렁이를 기른다고?』(시금치, 2006)
- 집에서 손쉽게 음식물 쓰레기로 지렁이를 키우고 지렁이가 만들어내는 분변토로 채소를 키우는 방법을 쉽게 이야기해준다.

- 백승우·안철환, 『내 손으로 가꾸는 유기농 텃밭』(들녘, 2006)
- 안철환, 『(틈만나면 텃밭으로 달려가는) 도시농부들 이야기』(소나무, 2005)
- 도시 텃밭을 가꾸는 지은이의 농사이야기로, 주말 농장이나 텃밭 가꾸기에 관한 유익한 정보와 이야기를 담고 있다.

- 임경수, 『이래서 나는 농사를 선택했다』(양문, 1999)
- 도시에서 탈출하여 귀농을 선택한 젊은 농사꾼들의 이야기를 지은이가 인터뷰를 통해 재미있게 들려줌으로써 농사일이 갖는 여러 장점을 잘 보여준다.

- 박진도, 『그래도 농촌이 희망이다』(한울, 2005)
- 저명한 진보적 농업경제학자인 지은이가 한국사회의 농업과 농촌에 대해 분석하고 그 속에서 희망을 찾고 있는 에세이들을 담고 있다.

- 계간 『농정연구』 2005년 가을호(통권 15호) "특집: 대안적 푸드시스템의 모색" (농정연구센터)
- 미국, 일본, 영국 및 우리나라 사례 논문(http://www.farp.info)
  => 우리나라에서 처음으로 전 세계 및 우리나라의 로컬푸드 제도 및 운동을 특집으로 다룬 특집호.

- 지방의제21 2006 전국대회 "지속 가능한 지역 사회와 농업" 자료집 중에서 로컬푸드 관련 발표문
- 미국, 캐나다, 영국, 일본 참가자의 사례 발표(www.la21.or.kr)
  => 4개국 발표자들의 가장 최신 이야기(2006년 10월)를 들어볼 수 있다.

3. 지역 먹거리 관련 웹사이트 목록

국내

<지역(유기)농산물 구매 및 사용>
   대구경북 농업회생과 지역자치를 위한 사회연대 www.dglocalfood.net
   학교급식네트워크 www.schoolbob.org
      학교급식법 개정과 조례제정을 위한 국민운동본부 http://www.geubsik.org
      학교급식제주연대 http://www.jejugreen.net
   (사)생태유아공동체 http://www.ecokid.or.kr
<도시 농업>
   전국귀농운동본부 www.refarm.org
      도시농업위원회 http://www.dosinongup.net
   서울특별시 농업기술센터 주말 농장 분양 정보
      http://www.seoul.go.kr/info/organ/center/agritec/people/vegetable_garden/garden_farm/1206002_13030.html
   최영애 원예치료연구소 http://www.choiyoungae.com
<연구 및 교육>
   (사)흙살림 www.heuk.or.kr
   (사)한국농어촌사회연구소 www.agri-korea.or.kr
   (사)농정연구센터 www.farp.info
   (재)지역재단 www.krdf.or.kr
<유기농산물 직거래>
   생활협동조합전국연합회 www.co-op.or.kr
   한살림 www.hansalim.or.kr
   한국생협연합회 www.coop.co.kr
   두레생협연합 www.dure.coop
   우리농촌살리기운동본부 www.wrn.or.kr
   인드라망생협 http://www.budcoop.com

해외

<지역식량정책협의회>

Toronto Food Policy Council / 캐나다 토론토
www.city.toronto.on.ca/health/tfpc_index.htm

Vancouver Food Policy Council / 캐나다 밴쿠버
www.vancouver.ca/commsvcs/socialplanning/initiatives/foodpolicy/policy/council.htm

London Food / 영국 런던 www.lda.gov.uk/londonfood

지속 가능한 런던 먹거리: 런던시장 전략보고서(2006) /
www.lda.gov.uk/server/show/ConMediaFile.1544

<농민장터>

미국 www.farmersmarketsusa.org

영국 www.farmersmarkets.net

캐나다 온타리오 주 www.farmersmarketsontario.com
　　브리티시컬럼비아 주 www.bcfarmersmarket.org
　　알버타 주 www.albertamarkets.com

호주 www.farmersmarkets.org.au

<먹거리 교육>

Sustainable Table / www.sustainabletable.org

Slow Food in Schools / www.slowfoodusa.org/education

미국 예일대학교 지속 가능한 먹거리 프로젝트 / www.yale.edu/sustainablefood

미국 스탠포드 대학교 지역 사회 텃밭 / www.stanford.edu/group/scfarm

미국 Edible Schoolyard 프로그램(먹거리를 키울 수 있는 학교 운동장) www.edibleschoolyard.org

<학교 및 공공 기관 급식과 로컬푸드>

미국 Farm to School 프로그램 / www.farmtoschool.org

미국 Farm to College 프로그램 / www.farmtocollege.org

영국 정부 학교급식 www.foodinschools.org

영국 School Food Trust / www.schoolfoodtrust.org.uk

영국 요리사 제이미 올리버의 학교급식 프로젝트 "Feed me Better" /
www.jamieoliver.com/schooldinners

미국 요리사 앤 쿠퍼의 "Lunch Lessons" / www.lunchlessons.org

영국 런던 병원급식 개선 프로젝트 / www.sustainweb.org/page.php?id=97

영국 정부 "지속 가능한 학교급식 구매조달" /
www.defra.gov.uk/farm/policy/sustain/procurement

영국 환경식품농촌부(DEFRA) 로컬푸드 보고서(2003) /
www.defra.gov.uk/foodrin/foodname/lfood

영국 감사원 먹거리 공공구매조달 개선 보고서(2006) /
www.nao.org.uk/pn/05-06/0506963.htm

<영양보조 프로그램과 로컬푸드>

미국 "여성·영유아·노인 영양보조(WIC) 농민장터 프로그램" 한글 팜플렛 /
http://nutrition.wsu.edu/markets/pb/171846_Korean.pdf

영국 NHS "학교급식 과일 채소" 프로그램 / www.5aday.nhs.uk/sfvs

영국 NHS "Healthy Start" 프로그램(저소득층 영유아 및 임산부 신선한 먹거리 영양보조 프로그램) / www.healthystart.nhs.uk

<정책 관련 단체>

Citynet / 일본 요코하마 www.citynet-ap.org

International Council for Local Environmental Initiatives (ICLEI) / 캐나다 토론토
www.iclei.org

International Union of Local Authorities / 네덜란드 헤이그 www.iula.org

World Federation of United Cities / 프랑스 파리 www.fmcu-uto.org

<먹거리 및 농업 연구 단체>

Center for Rural Affairs / 미국 네브래스카 주 www.cfra.org

Community Food Security Coalition / 미국 캘리포니아 주 베니스 www.foodsecurity.org

Crossroads Resource Center / 미국 미네소타 주 미니애폴리스 www.crcworks.org

Food First/Institute for Food and Development Policy / 미국 캘리포니아 주 오클랜드
www.foodfirst.org

Henry A. Wallace Center for Agricultural and Environmental Policy / 미국 버지니아
주 알링턴 www.winrock.org

Institute for Agriculture and Trade Policy / 미국 미네소타 주 미니애폴리스
www.iatp.org

Nebraska Sustainable Agriculture Society / 미국 네브래스카 주 www.nebsusag.org

International Society for Ecology and Culture / 영국 데본 www.isec.org.uk

<농민들과 협력해 판매 및 가공 능력과 소비자와의 관계 구축에 나서는 단체>

Appropriate Technology Transfer for Rural Area / 미국 아칸소 주 www.attra.org

Community Involved in Sustainable Agriculture / 미국 매사추세츠 주 사우스디어필드
www.buylocalfood.com

Food Alliance / 미국 오레건 주 포틀랜드 www.foodalliance.org

Food Circles Networking Project / 미국 미주리 대학교 농촌사회학과

   www.foodcircles.missouri.edu
  Leopold Center for Sustainable Agriculture / 미국 아이오와 주립대학교
   www.leopold.iastate.edu
  New Farm.org / 미국 펜실베이니아 주 www.newfarm.org
  Soil Association / 영국 런던 www.soilassociation.org
  Intermediate Technology Development Group / 영국 러그비 www.itdg.org
  Association for Better Land Husbandry / 케냐 나이로비 www.ablh.org

<로컬푸드 증진 단체>
  ANDES(Kechua-Aymara Association for Sustainable Livelihoods) / 페루 쿠스코
   www.andes.org.pe
  Farm Folk/City Folk Society / 캐나다 밴쿠버 www.ffcf.bc.ca
  Food Share / 캐나다 토론토 www.foodshare.net
  FoodRoutes Network / 미국 펜실베이니아 주 밀하임 www.foodroutes.org
  The Food Trust / 미국 필라델피아 www.thefoodtrust.org
  Hartford Food System / 미국 코네티컷 주 하트포드 www.hartfordfood.org
  Kitchen gardeners International / 미국 메인 주 스카보로 www.kitchengardners.org
  LocalHarvest / 미국 캘리포니아 주 산타크루즈 www.localharvest.org
  Vermont Fresh Network / 미국 버몬트 주 몽펠리에 www.vermontfrech.net
  Navdanya / 인도 뉴델리 www.navdanya.org
  Slow Food / 이탈리아 브라 www.slowfood.com
  Friends of the Earth Mednet / 벨기에 브뤼셀 www.foeeurope.org
  Foundation for Local Food Initiatives / 영국 브리스톨 www.localfood.org.uk
  Sustain: The Alliance for better Food and Farming / 영국 런던 www.sustainweb.org
  Localfoodworks / 영국 브리스톨 www.localfoodworks.org

<도시 농업 단체>
  City Farmer, Canada's Office of Urban Agriculture / 캐나다 밴쿠버 www.cityfarmer.org
  Earth Pledge / 미국 뉴욕 www.earthpledge.org
  Just Food / 미국 뉴욕 www.justfood.org
  The Urban Agriculture Network / 미국 워싱턴 urbanag@compuserve.com

4. 로컬푸드의 등장 배경과 향후 제도화의 가능성

허남혁

로컬푸드의 정의 및 의미

로컬푸드라는 용어 자체는 상당히 모호한 성격을 갖고 있다. 로컬의 범위를 어떻게 규정하느냐에 따라서 실질적으로 내용이 달라질 수 있기 때문이다. 크게 보면 먹거리 생산지와 소비지 간의 공간적인 거리의 측면(물리적/자연적인 거리와 사회적인 거리)와, 먹거리 생산의 시간적인 측면(계절)으로 나누어 살펴볼 수 있고, 이를 우리말로 풀어보자면 제철에 특정 지역에서 생산되는 먹거리로 요약될 것이다.[1]

1. 물리적인 거리

많은 국가들에서 로컬푸드는 반경 50킬로미터(30마일) 이내에서 생산된 먹거리로 규정한다.[2] 정책적인 편의를 위해 그 정도 반경을 가진 지자체를 단위로 설정되는 경우가 대부분이다. 원래 로컬푸드 개념이 등장할 때에는 동일한 수계 단위를 하나의 권역으로 보아야 한다는 것이 핵심이었다.

하지만 주의할 점이 있다. 로컬푸드가 생산지와 소비지 사이의 거리만으로 따지는 것이 아니라, 실제로 생산물이 이동한 거리 전체를 따져야 하는 것이다. 먹거리라는

---

1) 요컨대 농업과 먹거리의 산업화와 세계화 과정에서 점차 상실된 공간적 맥락(지역성)과 시간적 맥락(자연적 주기와 계절)을 오늘날 사회여건에 맞게 다시금 회복하자는 것이다.
2) 미국의 경우에는 하루 동안 적당한 운전 거리인 150마일(240킬로미터)로 보기도 한다.

것이 그 속성상 운송거리가 멀어지고 운송시간이 길어질수록 신선도가 급속히 떨어지기 때문이다. 예컨대 인근 지역에서 생산된 농산물이라 하더라도 서울 가락동 시장을 들렀다가 다시 생산지 근처의 도시로 넘어온 경우에는 로컬푸드라고 보기 어려울 것이다.

물리적인 거리의 단축이 가져오는 여러 가지 이점들 중에서도 최근에 전 세계적으로 가장 주목받는 것은, 먹거리 운송에 들어가는 엄청난 화석연료 사용량을 감축함으로써 지구온난화 방지에 기여할 수 있다는 점이다. 실제로 각 국가나 지역 수준에서 이산화탄소 배출량 감축계획을 수립하는 데 있어서 로컬푸드의 증진을 통한 수송거리 단축이 중요한 요인으로 고려되고 있다.[3]

2. 사회적인 거리

생산지와 소비지의 거리가 아니라 실제 운송거리와 시간이 문제라면, 실제 더 중요한 것은 어떤 농산물의 생산자와 소비자 사이에 여러 단계(중간 상인)를 거치지 않고 직접 직거래가 이루어지느냐의 여부일 것이다. 그래야만 로컬푸드 본래의 목적인 소농의 생계유지와 소비자의 이익(가격 측면과 품질 측면) 모두가 달성되기 때문이다. 그러면 소비자는 생산물의 출처에 대한 정보를 갖고서 이를 신뢰할 수 있게 되고, 그런 관계는 더욱 강화될 수 있다. 반대로 지금까지 우리의 먹거리는 사회적 거리가 멀었던 관계로 중간에서 새어나가는 돈이 대부분이었고, 그 때문에 농민은 헐값에 생산물을 팔고 소비자는 잘 알지도 못하는 먹거리를 비싸게 사먹게 되는 상황이었다.

그뿐 아니라 그동안 생산자와 소비자와의 관계가 단절된 상태로 익명성이 극대화된 먹거리는 생산 과정에 대한 정보가 부족하고 생산자로서도 소비자의 상황을 알 수 없기 때문에 생산 과정에서 수확량의 극대화와 비용의 최소화에만 전념하게 되어 먹거리의

---

[3] 예컨대 일본의 몇몇 지자체에서는 로컬푸드의 증진과 녹색 지역화폐의 사용을 서로 연결시켜서 지역 내 이산화탄소 배출량을 감소시키는 노력을 하고 있다.

건강성이 전혀 보장되지 못한다. 그에 따라 화학 물질의 사용이라는 환경적인 측면에서도 부정적인 영향이 극대화된다.

　　물리적 거리나 사회적 거리 양쪽 모두의 측면에서 이상적으로 가장 바람직한 로컬푸드의 모습은 자신이 직접 텃밭에서 길러서 먹는 것이다. 그러면 물리적 거리와 사회적 거리 모두 0이 될 것이다[4]. 하지만 100퍼센트 이렇게 하는 것이 현실적으로 불가능하기 때문에, 가능하면 이 거리를 줄여보자는 것이 로컬푸드의 본래 취지라고 할 수 있다. 어떤 농촌마을 사람들이 재배한 농산물을 그 자녀들이 다니는 농촌학교에 공급하는 것이 그다음으로 바람직한 경우일 것이고, 가능한 그런 모습에 가깝게끔 농산물의 생산과 소비를 조직화하는 것이다.

　　이런 측면에서 본다면, 우리는 물리적 거리는 멀지만 사회적 거리는 가까운 경우가 로컬푸드의 본래 취지에 좀 더 가까운 것 아니냐는 질문을 던져볼 수 있다. 실제로 서구 선진국의 소비자와 제3세계 생산 농민 간에 열대 농산물(커피, 바나나 등)을 중심으로

소비자의 경우	물리적/사회적 거리	신뢰도
1. 직접 텃밭에서 길러먹는다	0	100%
2. 동네사람이 기른 것을 사먹거나 얻어먹는다	매우 가깝다	매우 높다
3. 지역의 한 농가와 계약해서 갖다먹는다	조금 가깝다	매우 높다
4. 농민장터에서 로컬푸드를 사먹는다	중간	높다
5. 대형마트에서 로컬푸드를 사먹는다	중간	중간
6. 대형마트에서 수입 먹거리를 사먹는다	매우 멀다	0%

직거래를 추진하면서 폭발적으로 성장하고 있는 공정 무역(fair trade)이 그런 경우라고

---

[4] 실제 로컬푸드가 탄생하게 된 배경인 미국과 캐나다의 지역 사회 먹거리 보장 운동(community food security)은 텃밭 가꾸기를 통해 지역 내 저소득층(특히 노인과 여성, 유색인종) 주민들의 자급 능력을 향상시키는 것이 목적이었다.

학교급식/음식점의 경우	물리적/사회적 거리	신뢰도
1. 직접 텃밭에서 길러서 공급한다	0	100%
2. 동네 사람들이 기른 것을 공급받는다	매우 가깝다	매우 높다
3. 지역 내 농가들과 계약해서 직접 공급받는다	조금 가깝다	높다
4. 식자재 공급업자로부터 로컬푸드를 공급받는다	중간	중간
5. 식자재 공급업자로부터 출처 불명의 먹거리를 공급받는다 / 급식업자가 직접 급식을 운영한다	매우 멀다	0%

할 수 있다. 어차피 특정 범위의 지역 내에서 먹거리의 전부를 자급하는 것이 현실적으로 불가능한 상황에서, 우리나라에서 생산되지 않는 그런 생산물들은 그런 방식으로 확보하는 것은 사회적으로 커다란 의미가 있다고 보여진다.

3. 시간적인 측면

하지만 아무리 로컬푸드라 하더라도 요즘처럼 제철이 따로 없는 먹거리들은 로컬푸드 본래의 신선도나 영양을 갖기 어렵다. 특히 요즘 농작물들은 이미 영양적인 측면보다는 수확 시기나 수확의 편의성 등에 초점을 두어 육종된 품종들이기 때문에 더더욱 그러하다. 자연적으로 농산물들이 나오는 시기에 맞추어 음식을 먹는 것이 가장 신선하고 영양도 많다는 점을 감안했을 때, 지역에서 제철에 나오는 농산물을 되도록 많이 섭취하도록 하는 것이 여러 가지로 이점을 가질 수 있고, 이는 글로벌 먹거리로는 달성이 불가능한 점이다.

로컬푸드의 등장: 배경과 맥락

1. 등장 배경

1) 먹거리 질의 하락

로컬푸드가 관심을 얻고 있는 가장 큰 이유는, 사람들은 점점 더 건강에 관심을 갖게 되고 건강과 직결되어 있는 먹거리에 점점 더 주의를 기울이고 있는 반면, 전 세계적으로 운송되는 글로벌 먹거리들이 질적으로 신선도나 영양 측면에서 로컬푸드보다 많이 떨어질 뿐 아니라, 최근 전 세계적으로 문제가 되고 있는 광우병이나 각종 식중독 등 먹거리의 안전성을 위협하는 요소들이 특정 지역에 국한되지 않고 전 세계로 빠르게 확산된다는 점이다. 로컬푸드는 그런 요소들로부터 비교적 자유롭다고 할 수 있다. 그뿐 아니라 먹거리 안전을 위협하는 실질적인 요소들도 문제이지만 이에 대한 소비자들의 심리적인 불안감이 사실 더 큰 작용을 하고 있는데, 출처를 알기가 어려운 글로벌 먹거리의 경우 소비자들의 신뢰를 얻기가 어려우며, 그런 점에서 출처가 확실한 로컬푸드가 소비자들의 신뢰를 얻는 데 훨씬 더 유리하다는 점이 있다.

또 다른 측면으로는 글로벌 먹거리와 가공된 먹거리의 섭취비율이 높아지면서 비만이나 아토피 같은 식원성 질병들도 더욱 빠르게 확산되고 있는데, 신선한 과일과 채소를 중심으로 하는 로컬푸드가 그에 대한 대안으로서 인정받고 있다는 점이다.

2) 전 세계 소농의 몰락과 이에 대한 지원

우리나라뿐만 아니라 세계 각국, 심지어는 농산물을 대량으로 수출하는 선진 농업 국가들(미국, 캐나다, 호주 등)에서조차 농업생산성과 노동 비용 측면에서 규모가 큰 기업농들에 경쟁이 되지 못하면서, 가족 노동력으로 경영하는 소농들은 빠르게 몰락하는 추세에 있다. 따라서 이들 선진 농업 국가들도 이런 자국 소농들의 몰락이 지역 사회의 몰락과 환경생태적인 악영향을 가져온다는 점을 1990년대 들어 인식하기 시작하면서, 기업농 중심의 수출농업의 경쟁력은 계속적으로 유지하면서도 소농들의 생계와 지역사회의 유지를 위해 의도적으로 직거래와 유기 농업을 중심으로 하는 양면적인 정책을 펴오고 있다. 이를 위해 로컬푸드를 제도화하면서, 로컬푸드의 직거래가 이들 소농들이 갖는 장점들을 계속적으로 유지할 수 있는 유일한 방법이라는 점을 사회적으로 홍보하고 있는 것이다.

3) 유기농의 의미와 한계

우리나라를 비롯하여 전 세계적으로 운동 진영이나 정부 차원 모두 노동집약적인 유기 농업이 기존의 관행농법이 갖고 있는 사회적, 생태적 문제들을 해결하면서 소농의 생계와 소득 유지를 달성할 수 있는 대안이라고 여기고 이를 제도화하는 데 한동안 전력해왔다. 특히 농민 운동과 환경 운동 진영에서는 유기 농업은 자연적인 순환을 되살림으로써 자본화된 농자재 구입이 필요 없다는 점에서, 농업에 대한 자본의 지배로부터 벗어나는 대안으로 여겨져 왔다.

하지만 최근 유기 농업을 둘러싼 상황은 반드시 그렇지만도 않다는 점을 여실히 보여주고 있다. 즉 유기농조차도 지역에 기반하지 않는 경우 하나의 산업으로 규모화되면서 소농들의 생계유지와는 그다지 상관이 없을 수 있다는 것이다. 최근 세계 각국들이 유기농산물을 주요한 수출상품으로 적극 육성하고 있으며, 기존의 농기업들도 속속 유기농 시장에 뛰어들면서 점점 더 유기 농업의 생산과 소비가 규모화, 자본화되고 있다. 유기농 시장 역시 기존의 글로벌 농산물 시장에 포섭되어 들어가면서, 유기농을 통한 소농의 생존 가능성 역시 점점 더 낮아지고 있다.

4) 새로운 시장의 창출

로컬푸드가 생산자와 소비자가 서로 일치되거나 가장 가까운 관계를 가질 때 그

효과가 극대화되긴 하지만, 현실적으로 그렇지 못할 경우가 많이 있다. 생산자와 소비자 사이에 최소화된 매개자가 필요할 수도 있다는 점이다. 그 매개자가 NGO나 정부, 지자체 같은 공적인 기구들일 수도 있지만, 시장(market)이 개입되는 경우도 있다.

그런데 유기농이 '건강'과 '친환경성'을 무기로 그간의 먹거리 시장과는 차별적인 새로운 틈새시장을 형성하고 점차 주류 속으로 진입하는 모습을 보이고 있는 것처럼, 로컬푸드 역시 '지역성'이라는 새로운 특성을 바탕으로 기존 먹거리 시장과는 차별적인 새로운 시장을 형성할 수 있는 잠재력을 갖는다. 예컨대 최근 서구에서 각광받고 있는 먹거리 관광(food tourism)의 경우 지역 고유의 음식이나 요리, 식사 자체가 핵심적인 관광 상품화되는 것이지만, 그 요리의 진정성(authencity)을 더욱 배가시키는 것은 요리의 식재료도 지역에서 신선한 상태로 공급받아 요리한다는 점이다. 그뿐 아니라 그 음식이 생산, 가공, 조리, 판매되는 과정 역시 관광 상품화 되는데, 그런 과정 모두는 특정 지역에서 전개된다는 점에서 그에 따르는 부가가치들 모두 지역에 귀속된다는 특징을 갖고 있다(예컨대 미국이나 영국의 대도시 한복판에서 열리는 농민장터는 그 자체로 하나의 훌륭한 관광 상품이다). 따라서 기존의 먹거리나 유기농과는 달리 로컬푸드 시장은 아무리 시장이 커진다 하더라도 그 특성상 식재료를 공급하거나 이를 직접 가공하여 부가가치를 높이는 지역 농민들에게 유리하게 전개되지 않을 수 없는 것이다.

관광뿐만이 아니라 일반 먹거리 시장에 있어서도 마찬가지다. 로컬푸드의 유통, 가공, 판매, 요리에 이르는 전 과정에서 새로운 틈새시장이 창출되는데, 마찬가지로 이 틈새시장은 지역성을 특징으로 하기 때문에 창출되는 이익이 지역 외부로 빠져나갈 가능성이 기존의 먹거리에 비해 상대적으로 매우 낮다.

그런데 이런 시장이 초기에는 형성되는 것이 쉽지 않기 때문에, 제도적인 차원에서 정부나 NGO 등이 개입하는 것이 가장 빠른 방법이고, 특히 정부나 지자체의 공공구매조달은 시장이 작동할 수 있는 임계치를 넘어서는 데 가장 확실한 방법이다.

2. 전체적인 맥락

이처럼 로컬푸드가 최근에 전 세계적으로 농업과 농민을 살릴 수 있는 새로운 대안으로 떠오르고 있는데, 이런 맥락을 종합해보면 다음과 같다.

1) 농업 정책에서 먹거리 정책으로, 생산 경쟁력 제고에서 판매 중심으로

농업도 따지고 보면 '먹거리'를 생산하는 산업으로 볼 수 있다. 하지만 요즘에는 '먹거리'의 소비가 훨씬 더 사회적으로 관심을 많이 받고 있다는 점에서, 협소한 농업 정책이 아니라 먹거리 안전성의 문제까지도 포함하는 종합적인 '먹거리' 정책(food policy)으로 가는 것이 전 세계적인 추세이다. 이는 달리 말하면 소농들의 경제적 생존 가능성은 이들이 규모화나 기술화를 통해 생산 비용을 절감하고 품질을 향상시키는 데 달려 있는 것이 아니라(이런 것들은 현실적으로 기업농에 비해 경쟁력 높이는 것이 어렵다. 이를 위한 정책자금도 실제로는 농민이 아니라 농민 이외의 농기업들이 가져가게 된다), 이들만이 갖고 있는 특성을 살려서 소비자들에게 어떻게 전달하느냐에 달려 있다는 것이다. 소농의 생산물을 소비자에게 전달하는 방법에는 여러 가지가 있겠지만, 수입된 저가 생산물과 무한경쟁해야 하는 시장이 아니라 이들만의 특성을 살릴 수 있는 시장을 제도적으로 창출하는 것이 가장 확실한 방법이라는 것이다. 그 대부분은 바로 농민장터나 공공기관 급식 같은 직거래에 해답이 있다. 이 때문에 미국 같은 나라에서도 소농의 생계유지를 위해 미 농무부가 상당한 예산을 지역 소농과 지역 소비자 간의 직거래를 강화하는 데 사용하고 있는 것이다.

2) 도시/농촌 이분법을 넘어서는 '먹거리'

도시 사람들에게 농업을 살려야 한다는 주장은 점점 더 설득력을 잃어가고 있다. 우리나라의 경우에도 전 국민의 90퍼센트가 도시에서 살고 있는 상황에서, 인구의 5퍼센트

남짓한 농민들을 위해 우리 농업을 살려야 하며 이를 위해 정부가 예산을 써야 한다는 주장은 도시민의 온정주의에 호소할 뿐이며 따라서 제도화되기 어렵다. 반면에 도시민들도 각종 먹거리 안전성 문제나 식원성 질병 등으로 인해 '먹거리'는 자신의 일로 생각한다. 따라서 '농업'이 아니라 '먹거리'로 접근해야만 10퍼센트가 아니라 90퍼센트 국민들의 관심을 이끌어낼 수 있는 것이며, 도시냐 농촌이냐, 농업이냐 제조업이냐 하는 과거의 이분법을 넘어설 수 있다. 그렇게 되면 과거에는 농업 정책과 전혀 상관이 없었던 도시 지역의 지자체들도 '먹거리'를 중심으로 정책이나 계획을 수립하고 집행할 수 있게 된다(현재 우리나라에는 지자체 수준에서의 먹거리 정책이 없다).

3) '유기농'에서 '지역농'으로

서구 선진국 정부와 운동 진영은 최근 '유기농'보다는 '지역농'에 더 강조점을 두고 있다. 그 이유는 유기농은 반드시 지역농으로 귀결되지 않지만, '지역농'은 많은 부분 '유기농'으로 귀결되기 때문이다. 지역의 농민과 소비자들을 가깝게 연결시키면 시킬수록, 그 생산물들은 처음에는 유기농이 아니었다 하더라도 자연스럽게 친환경화 되면서 궁극적으로는 유기농화된다는 것이다. 그뿐 아니라 가급적 지역 내에서 많은 품목을 자급하는 것을 목표로 삼게 되면 과거에는 전 세계나 일국 전체를 겨냥한 특정 품목을 특화하여 재배했던 것을 점차 다각화시키는 것이 가능해지며, 그렇게 되면 다품종 소량생산을 통해 생태적으로도 바람직한 결과를 가져오게 된다(농업 생물 다양성의 증진).

3. 로컬푸드의 의의

이런 맥락 속에서 로컬푸드가 갖는 여러 가지 의의를 정리해보면 다음과 같다.

영 역	효 과
건강 및 보건의료	식원성 질병(비만, 아토피 등) 예방을 통한 사회적 비용 절감 어린이 및 청소년 건강유지
환경	농촌환경과 도시환경의 개선 농업 생물 다양성의 증진 지구온난화 방지에 기여
지역 사회 및 경제	농촌 지역 사회 유지 및 지역 경제 활성화
교육	농사체험-생태교육-학교급식-먹거리교육의 연계
사회복지	저소득층의 먹거리 보장과 소농 생계보장의 연계
문화	농산물-음식-요리의 지역성/전통문화/다문화성의 극대화

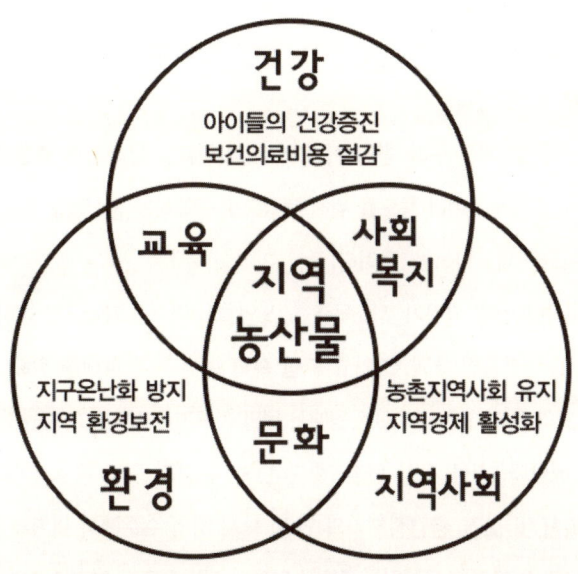

로컬푸드(지역 농산물)의 다면적 가치와 관련 정책영역

로컬푸드 제도화의 수단

무엇보다도 지역 내에 먹거리 분야의 제도적 수단들을 관장하는 민주적 형태의 거버넌스(의사 결정 제도)를 형성하는 것이 가장 중요하다.

1. 지역식량정책협의회(local food policy council): 지역 내 먹거리 분야의 의사 결정을 총괄하는 일종의 민관협력 협의체로서, 관련 이해관계 당사자들이 모두 참여하여 민주적으로 의사를 결정하게 된다.
2. 농민장터(farmers' market): 특히 도시 내의 특정 장소에서 지역 농민들이 직접 생산물을 들고 나와서 소비자들을 대면하면서 판매하는 직거래 시장으로, 생산자와 소비자가 직접 대면함으로써 신뢰를 높이고 커뮤니케이션을 통한 피드백이 가능하다. 90년대 중반 이후 서구 각국에서 농민과 소비자 모두의 폭발적인 인기를 끌고 있다.
3. 공공 조달 및 기관 구매: 공공 기관(학교, 지자체 및 산하기관, 병원 등)과 사업체 등에서 급식이나 기타 용도를 위해 대량으로 구매하는 농산물을 가능한 지역산으로 하도록 제도화하는 것이다.
4. 도시 농업과 텃밭 가꾸기: 저소득층 및 노인들의 먹거리 자급도를 높이고 시민들의 교육 및 여가증진 효과, 그리고 도심 속의 녹색 공간 확대를 위해 도시 내부와 교외 지역에 지자체나 NGO 차원에서 텃밭 가꾸기를 장려하고 지원하는 것이다(아파트 베란다, 건물 옥상 텃밭, 학교 텃밭, 공한지 텃밭 등 다양한 형태 가능).
5. 사회복지 및 보건, 환경정책과의 연결: 현재 지역 수준에서 먹거리 복지를 위해 공적으로 먹거리를 구매하는 정책수단이 산발적으로 여러 가지가 존재하는데, 이를 로컬푸드로 대체하고 통합적으로 관리함으로써 사회복지-보건-환경정책의 목표를 다중적으로 달성할 수 있게 된다.

6. 인센티브 정책: 먹거리의 생산, 유통, 가공, 판매 전 과정에 걸쳐 로컬푸드를 사용하는 행위자에 지자체가 금전적인 인센티브를 부여함으로써 로컬푸드 사용을 확대한다.

7. 각종 직거래 및 도농 교류 활동: 현재 우리나라에서 각광받고 있는 1사1촌이나 1교1촌 결연 사업같이 특정 단위와 지역 내 농촌마을 간의 실질적인 인적, 물적 교류를 확대해 나간다. 도시민들의 농촌체험 시간을 늘려나가고 농민들에게는 실질적인 일손 및 경제적 도움이 되도록 하여 양자 간의 신뢰 회복에 기여한다.

8. 교육 및 캠페인 활동: 위에서 언급한 모든 활동들은 로컬푸드에 대한 지역 주민들의 이해 정도에 성패가 달려 있다. 따라서 지자체나 NGO차원에서 로컬푸드에 대한 홍보 캠페인과 교육을 지속적으로 전개해 나간다. 특히 어린이와 청소년을 대상으로 학교급식이 텃밭 농사체험과 결합되면서 실질적인 먹거리 교육과 생태교육이 효과를 발휘하도록 하는 것이 중요하다.

나가며

로컬푸드는 그동안 먹거리의 출처에 무관심했거나 국가 수준에서의 사고('신토불이 국산 농산물')에만 익숙해져 있던 우리나라에 인식틀의 새로운 전환을 요구하고 있다. 혹자들은 우리나라처럼 면적이 그리 크지 않은 나라에서 굳이 로컬푸드를 국산 먹거리와 차별성을 둘 필요가 있느냐고 주장하기도 한다. 하지만 이는 앞서 언급한 먹거리의 지역성과 관계성과는 거리가 먼 주장이다. 로컬푸드라는 것이 단지 거리의 측면에서만 계측되는 것은 아니기 때문이다.

다음으로, 로컬푸드가 갖고 있는 지역성이라는 것이 반드시 폐쇄적인 지역성인 것은 아니라는 점이다. 영국 런던이나 캐나다 토론토같이 전 세계의 인종과 민족들이 모여사는 세계도시들에서도 로컬푸드를 강조하지만, 그것이 반드시 그곳에서 먼저 살았던 백인들의 전유물이 아니라 그곳에서 살아가는 다민족들의 먹거리 전부를 존중하고 이를 생산-소비하는 것을 장려하고 있다는 것이다. 즉 로컬푸드의 지역성이라는 것이 세계로 열려 있는 지역성이라는 점이다.

앞으로 우리나라에서도 조만간에 로컬푸드의 영역이 활짝 열리게 될 것이다. 중요한 것은 로컬푸드가 그동안 글로벌 먹거리 시스템 속에서 약자로 남아있던 사람들 - 전 세계 소농과 소비자들 - 과 지역에 도움이 되는 방향으로 발전되어야 한다는 점이다.

하지만, 우려가 되는 한가지 난관이 있다. 현재 진행 중인 미국과의 FTA 협상이 체결될 경우 우리나라에서 로컬푸드를 제도화하는 시도가 처음부터 난관에 봉착할 가능성이 크다는 점이다. 미국은 이미 캐나다나 멕시코와의 FTA 협정문에 미 농무부의 정책 프로그램용 먹거리 구매에 대해서는 예외로 함을 규정하고 있고, 주 정부나 지자체 수준에서는 연방 정부의 통제 바깥에 있다고 빠져나가고 있는 반면에, 현재까지 들려오는 이야기에 따르면 우리나라는 광역 지자체의 공공 조달도 FTA 협정의 적용을 받게 됨으로써 미국산 먹거리를 차별할 수 없게 될 것으로 보인다. 우리 정부는 현재 학교급식용 먹거리 조달만 예외로 인정해줄 것을 요청하고 있는 상태인데[5], 학교급식 이외에도 로컬푸드의 적용범위는 훨씬 넓다는 것을 생각해보면 앞으로 그대로 체결될 경우 광역 수준에서의 효과적인 정책 실행은 어려워질 것으로 보인다(만약 그런 정책을 시행하게 될 경우 잘못하면 미국 농기업들로부터 제소를 받고 엄청난 배상금을 물어야 하는 상황이 발생할 수도 있다).

---

[5] 일본의 경우에는 WTO 정부조달협정(GPA) 하에서 농협이 구매하는 농산물은 예외로 인정받고 있다. 학교급식보다 훨씬 더 포괄적인 예외를 적용받는 것이다.

5. 내가 할 수 있는 일

"지역" 먹거리를 규정하는 것은 무엇인가? 한 국가에서 나오는 먹거리인가? 한 주나 지방에서 나오는 것인가? 집에서 50킬로미터 안에 있는 농가들에서 나온 것인가? 생물학자 게리 나브한이 한 해 동안 지역 먹거리를 먹기로 결심하고는, 자신이 살고 있는 수계의 규모를 부분적으로 감안하여 자신의 집에서부터 400킬로미터에 이르는 선을 그었다. 영양학자 조앤 구소는 "하루 동안 집에서부터 여유롭게 차로 이동 가능한 거리 내"에서 생산된 먹거리를 사려고 노력할 것을 제안한다. 이런 목표는 "살만한 농촌을 유지하기 위해 고안된" 것이다.

정확한 정의와는 상관없이, 지역식량체계를 증진하기 위해 일반인들이 취할 수 있는 몇 가지 행동들이 있다.

1. 자기 지역에서 철마다 어떤 먹거리들이 있는지 배우면서, 이를 중심으로 식단을 구성하고자 노력한다.
2. 지역 농민장터에서 장을 본다. 농민장터가 없는 지역에서 사는 사람들은 관심 있는 이웃과 친구들을 연결하고 인근 농민과 농업 관료들에게 도움을 요청하면서 직접 시작해볼 수도 있다. 지역사회지원형농업 참여 프로그램에 있어서도 마찬가지로 해볼 수 있다.
3. 단골로 가는 식당 지배인이나 요리사에게 메뉴 중에 얼마만큼의 먹거리가 지역에서 재배되는지 물어보고, 지역에서 가져오도록 권고하면서, 그 비율이 늘어나도록 요청하라. 지역의 대형 슈퍼체인이나 학교급식에 있어서도 마찬가지 행동을 할 수 있다.
4. 지역에 있는 농가들을 방문하여 무엇이 생산되는지 알아본다.

5. 지역에서 나는 제철 먹거리들로 추수감사축제를 집이나 동네에서 열어본다.
6. 지역사회지원형농업, 농민장터, 생협, 제철 요리와 지역 농산물을 강조하는 식당, 그리고 소비자에게 연중 직거래 하고자 하는 농민들을 포함하여 자기 지역에 있는 지역 먹거리 입수가 가능한 모든 장소들을 목록으로 만들어본다.
7. 좋아하는 과일이나 채소가 제철일 때 필요량보다 더 많이 구입하여 이를 말리고 병조림하고 잼을 만들거나 다른 방법으로 보존하는 실험을 해본다.
8. 텃밭을 가꾸면서 좋아하는 먹거리를 가능한 많이 재배한다.
9. 지역 먹거리 영역에 영향을 미치는 의사 결정을 유도하는 데 기여하도록 지역 정치인들에게 지역 먹거리정책협의체를 만들 것을 요청한다.

먹거리 이슈들에 대해, 특히 지역 먹거리에 대해 더 많은 정보를 얻는 데 관심 있는 독자들은 월드워치연구소 웹사이트를 찾아가 보라. www.worldwatch.org/features/food